Neurologie du sujet âgé

CHEZ LE MÊME ÉDITEUR

Du même auteur :

COMPLICATIONS NEUROLOGIQUES EN MÉDECINE INTERNE, par P.-A. ULDRY, F. REGLI, J.-P. BERGER. 1991, 256 pages.

Autres ouvrages :

NEUROLOGIE, par J. CAMBIER, M. MASSON, H. DEHEN et collaborateurs. *Collection Abrégés de Médecine*. 1989, 6e édition revue et corrigée, 600 pages, 131 figures, 30 tableaux.

ÉLECTROMYOGRAPHIE, SÉMIOLOGIE ET PHYSIOPATHOLOGIE, par E. GODAUX. Dessins de M.-C. GOUVAT. 1989, 336 pages, 143 figures.

LES POTENTIELS ÉVOQUÉS, par J.-M. GUERIT. 1991, 368 pages.

DÉMENCES ET SYNDROMES DÉMENTIELS. APPROCHE NEUROPSYCHOLOGIQUE, sous la direction de M. HABIB, Y. JOANETTE, M. PUEL. 1991, 312 pages, 38 figures.

NEUROTRANSMETTEURS. BASES NEUROBIOLOGIQUES ET PHARMACOLOGIQUES, par J.-M. MEUNIER, A. SHVALOFF. *Collection Abrégés de Médecine*. 1992, 272 pages, 56 figures, 20 tableaux.

MANUEL DE NEUROPATHOLOGIE, par J. POIRIER, F. GRAY, R. ESCOUROLLE, avec la collaboration de R. GHERARDI et J.-J. HAUW. 1989, 3e édition refondue, 288 pages, 282 figures, 11 tableaux.

MALADIES D'ALZHEIMER, par P. THOMAS, A. PESCE, J.-P. CASSUTO. *Collection ABC de Médecine*. 1989, 112 pages, 27 figures, 11 tableaux.

MÉMOIRE ET AMNÉSIES, par M. TRILLET, B. LAURENT et collaborateurs. 1988, 312 pages, 41 figures, 10 tableaux.

Neurologie du sujet âgé

P.-A. ULDRY

Chef de clinique
Service de neurologie
C.H.U. Vaudois
Lausanne, Suisse

F. REGLI

Professeur et chef
du Service de neurologie
C.H.U. Vaudois
Lausanne, Suisse

Préface de J.-C. GAUTIER

MASSON

Paris Milan Barcelone Bonn

1993

ISBN : 2-88036-065-X (Fribourg)
ISBN : 2-225-82835-0 (Paris)

MASSON S.A. 120, bd Saint-Germain, 75280 Paris Cedex 06
MASSON S.P.A. Via Statuto 2, 20121 Milano
MASSON S.A. Avenida Principe de Asturias 20, 08012 Barcelona
DÜRR und KESSLER Maarweg, 30, 5342 Rheinbreitbach b. Bonn

PRÉFACE

La gériatrie, la médecine avancée de l'âge avancé, a conquis droit de cité, il y a une vingtaine d'années, et connaît depuis lors une expansion ininterrompue. A ceci, il y a plusieurs raisons. La première est évidemment l'accroissement régulier de la longévité dans les pays de civilisation occidentale. Une seconde raison réside dans les progrès de la médecine au sens large : diagnostics non invasifs, particulièrement fructueux chez les patients âgés, thérapeuthiques, nursing. Une autre encore est l'amélioration de la protection sociale assurant des logements décents et un large accès aux soins.

Encore que les échéances du vieillissement soient extrêmement variables d'un sujet à l'autre, les changements biologiques inhérents à l'âge confèrent une personnalité propre à la pathologie des sujets très âgés. Et comme ces changements affectent toutes les pièces constitutives de l'organisme, la gériatrie est fondamentalement, et pourrait être en pratique, le paradigme de la pluridisciplinarité. Au contraire, par une évolution inéluctable, elle est devenue une spécialité, sorte de «médecine interne» comme on dit maintenant, ou, terme préférable, je pense, de «médecine générale du grand âge».

Et pourtant, chez les patients très âgés, plus encore peut-être que chez les autres, la neurologie occupe une place prééminente parce qu'elle s'applique à l'organe de décision, de communication et de régulation de l'organisme et à l'organe qui est le support de ce que la vie a d'humain. Un ouvrage consacré à la neurologie du sujet âgé est donc particulièrement justifié et particulièrement bienvenu.

En clinique neurologique, le diagnostic se déroule toujours en deux étapes distinctes, intriquées et tacites, il est vrai, lorsque l'expérience est venue : diagnostic topographique d'abord, diagnostic étiologique ensuite, et c'est très justement le plan qu'ont choisi P.-A. Uldry et F. Regli pour emmener le lecteur dans un périple qui lui fera découvrir les divers aspects originaux de la neurologie du sujet âgé. Les auteurs rappellent, en premier lieu, ce qu'est le vieillissement normal avec les linéaments de l'examen neurologique clinique, puissamment aidé de nos jours — mais seulement aidé — par les investigations physiologiques et l'imagerie. Les caractéristiques spécifiques de la neuropathologie — étalon or de la clinique neurologique — en ce qu'elles concernent la sénescence sont solidement exposées. Après ce prélude, le lecteur est en mesure d'assimiler les principales affections neurologiques des sujets âgés, citons, en particulier, l'affaiblissement intellectuel, les confusions mentales, les troubles de la marche et de l'équilibre.

La vigueur et le dynamisme de l'École neurologique de Lausanne, sous l'impulsion et la sage direction de Franco Regli, sont connus de tous. Le livre de P.-A. Uldry et F. Regli est un nouveau et brillant témoignage de l'à-propos et de la pondération que seule une exceptionnelle expérience clinique et pédagogique peut conférer en neurologie.

Cet ouvrage est aussi, bien sûr, une pierre blanche dans le domaine des publications neurologiques francophones, à la vitalité desquelles F. Regli et ses collaborateurs ont apporté de si nombreuses et précieuses contributions. Il est rituel de souhaiter un grand succès à un livre nouveau mais ici, ce succès est d'ores et déjà assuré.

J.-C. GAUTIER

AVANT-PROPOS

Les problèmes neurologiques de la personne âgée sont difficiles à appréhender compte tenu de la fréquente intrication des processus pathologiques, d'une part, et des chances de guérison, voire de survie, souvent réduite, d'autre part. La difficulté de l'anamnèse et certaines particularités à l'examen clinique font que les erreurs par excès sont nombreuses, par exemple un tremblement est fréquemment attribué à tort à une maladie de Parkinson, mais aussi les erreurs par défaut, comme les états confusionnels qui sont trop souvent confondus avec une démence. D'autre part, il est important de distinguer les modifications les plus fréquentes et normalement observées chez la personne âgée, des symptômes et signes spécifiques d'une affectation neurologique. Cependant, nous ne pensons pas que la neurologie du sujet âgé soit une sous-spécialité de la neurologie.

Nous n'avons pas la prétention de présenter un ouvrage encyclopédique mais de fournir une synthèse des troubles neurologiques les plus fréquemment observés chez le vieillard en se basant sur notre expérience quotidienne en clinique neurologique et sur les principaux articles de la littérature. Ce traité est destiné à tous les médecins qui, dans leur pratique hospitalière ou ambulatoire, ont affaire à des malades âgés souffrant d'une affection neurologique.

La présentation de ce livre est classique, étant basée sur l'évaluation clinique, les examens complémentaires et les traitements. Chaque fois que cela est possible, nous avons introduit des résumés et des tableaux de synthèse, cinquante et un au total. Ce traité est divisé en dix-sept chapitres. Les trois premiers chapitres réunissent les notions de base concernant les problèmes neurologiques de la sénescence, c'est-à-dire en rapport avec le vieillissement normal. Puis sont successivement abordés les problèmes et les pathologies neurologiques les plus fréquemment retrouvés chez le vieillard. Il existe de nombreux traités de gériatrie et probablement, encore plus d'ouvrages concernant la démence, mais les problèmes neurologiques du vieillard sont malheureusement et trop souvent résumés à cette affection. Sans vouloir sous-estimer l'importance de celle-ci, nous avons cherché, dans un effort de synthèse, à réunir les éléments principaux de la neurologie de la sénescence et, volontairement, nous avons placé le chapitre sur les démences à la fin de l'ouvrage.

Nous n'avons pas voulu réécrire un traité de neurologie standard mais il est parfois difficile, voire impossible, de différencier certains aspects de la neurologie classique de celle du sujet âgé, et des chevauchements sont obligatoires. Lorsqu'une affection se manifeste par plusieurs symptômes, comme cela est souvent le cas chez la personne âgée, cette maladie est signalée à chaque symptôme, et il en résulte obligatoirement des renvois dans le texte mais, dans la mesure du possible, les redites ont été évitées et cela nous a semblé la manière d'obtenir la meilleure clarté dans la complexité. D'autre part, il est souvent compliqué de faire la différence entre un trouble neurologique survenant dans l'âge avancé d'une autre affection ayant débuté dans la jeunesse ou à l'âge moyen, et dont les séquelles ou l'évolution se poursuivent durant la sénescence, par exemple la sclérose en plaques.

Cet ouvrage doit permettre une orientation rapide sur les connaissances cliniques et thérapeutiques concernant tel ou tel problème neurologique de la personne âgée. Nous avons cité les schémas thérapeutiques les plus largement admis et appliqués mais il est inévitable que des traitements ne correspondent pas à ceux utilisés dans certains centres. Nous sommes conscients du caractère imparfait et parfois discutable des choix qui ont été faits. Le propos de ce livre est principalement de fournir un appui pour les médecins au chevet de leurs malades âgés, et qu'il soit un guide utile dans un domaine particulièrement complexe.

Pierre-Antoine Uldry
Franco Regli

* *
*

La médecine est une science en perpétuelle évolution, notamment concernant les traitements. Lorsque, dans ce livre, un médicament ou un dosage sont cités, le lecteur peut être assuré que les auteurs et l'éditeur ont apporté le plus grand soin à ce que ces indications correspondent exactement au stade des connaissances au moment de l'achèvement de ce traité mais, malgré l'attention apportée à la réalisation de cet ouvrage, des erreurs ont pu se glisser dans le texte. Selon l'usage, le lecteur doit vérifier les notices accompagnant les préparations utilisées pour s'assurer, en pleine responsabilité, de ce que les recommandations concernant les doses proposées ou les contre-indications ne diffèrent pas des indications contenues dans ce traité.

TABLE DES MATIÈRES

1

Examen neurologique

GÉNÉRALITÉS [23, 24, 25, 27]

Le vieillissement des neurones et leur disparition contribuent à la lente dégradation du fonctionnement du système nerveux. Cette détérioration peut être aggravée par de nouvelles lésions organiques (ictus). Le nombre initial de neurones est de 14 milliards, et la perte quotidienne est estimée à 10 000 cellules à l'âge de 20 ans et de 100 000 à 45 ans. Si la perte n'est que de 1 milliard de cellules à 70 ans, il faut tenir compte des altérations et de la dégénérescence physiologique des neurones restant. Le volume du cerveau a diminué de 5 à 10 % à l'âge de 80 ans et le système nerveux périphérique a perdu 25 % de ses fibres.

L'interrogatoire est souvent difficile. La personne âgée répond plus lentement qu'un jeune et il est souvent nécessaire de répéter les questions, rendant l'examen plus long. L'anamnèse est souvent plus courte et plus concise que chez le sujet jeune, et les plaintes fonctionnelles sont rares. Il existe fréquemment des troubles mnésiques, le vieillard ayant de la peine à préciser les dates et présente souvent une mauvaise appréciation des symptômes actuels. Une hypoacousie ou une détérioration intellectuelle modérée sont aussi des facteurs limitants. En cas de surdité et si le malade possède un appareillage, il est essentiel de s'assurer que celui-ci fonctionne. Il est important de s'informer sur le degré d'indépendance du patient : capacités de subvenir à ses besoins de façon autonome (toilette, habillage, repas), possibilité de se déplacer et de sortir, de conduire un véhicule, de prendre les transports publiques. Quelques questions (orientation spatiale et temporelle, motif d'hospitalisation, ordres simples) permettent de se faire une idée générale du malade avant de procéder au status méthodique. Un examen rapide permet de constater la manière dont le patient s'exprime, s'il peut bouger les membres de façon symétrique ou s'il existe une héminégligence. La façon de se lever d'une chaise, de faire quelques pas ou de se déshabiller (apraxie) apporte des renseignements utiles. Si l'anamnèse est difficile ou le patient confus, l'interrogatoire sera recommencé plus tard, par exemple après que le malade se soit reposé ou qu'une déshydratation et des désordres électrolytiques aient été corrigés. L'impression des proches (famille, voisins, amis) est indispensable pour se prononcer sur la gravité d'un cas, et savoir si les plaintes sont d'apparition récente ou plus anciennes. Cependant, cette appréciation est influencée par les relations affectives entre le malade et sa famille, ainsi que par le degré de tolérance de celle-ci vis-à-vis des symptômes présentés.

Dans l'examen neurologique de la personne âgée, il est important de déterminer si les anomalies observées peuvent être considérées comme normales compte tenu de l'âge ou si elles possèdent une signification pathologique. L'examen n'est pas différent du status neurologique standard. Il doit être systématique, les différentes fonctions étant analysées les unes après les autres : tête et cou, nerfs crâniens, réflexes, système moteur et coordination, sensibilité, position debout et épreuves de la marche. Il est important de souligner que le processus involutif normal touche l'ensemble du système nerveux. Le tableau 1-1 résume les principales modifications normalement constatées chez le sujet âgé.

EXAMEN NEUROLOGIQUE

Tête et cou [25]

L'aspect général du visage au repos apporte des renseignements intéressants : traits figés et mimique pauvre du parkinsonien, dyskinésies bucco-linguo-faciales, asymétrie faciale et signe du « fumeur de pipe » en cas d'ictus.

Une raideur de nuque peut prêter à confusion avec un syndrome méningé. Une arthrose cervicale est radiologiquement constatée chez 80 à 90 % des sujets de plus de 70 ans, bien qu'elle soit souvent observée dès 50 ans. Une spondylose cervicale prononcée limite la flexion antérieure de la tête chez 30 à 50 % des personnes après 80 ans.

Les artères de l'axe cervico-céphalique sont systématiquement palpées : artères carotides, temporales et angulaires (branches de l'artère ophtalmique). Une asymétrie du pouls des artères angulaires peut faire suspecter une sténose d'une artère carotide interne avec une suppléance par l'artère carotide externe via l'artère ophtalmique. L'auscultation peut faire entendre un souffle de type holosystolique continu en rapport avec une sténose (carotide interne ou externe).

Tableau 1-1. – Principales modifications pouvant être constatées à l'examen neurologique du sujet agé.

Tête et cou
Nuque raide secondaire à une spondylose cervicale : 30 à 50 % des sujets de plus de 80 ans.
Nerfs crâniens
Olfaction : diminuée chez 75 % des sujets de plus de 80 ans
Pupilles et oculomotricité :
– rétrécissement modéré des pupilles avec conservation des réflexes photo-moteurs direct et consensuel, mais diminution ou disparition du réflexe d'accommodation-convergence ;
– signe de Charles Bell : diminue vers 60 ans et disparaît après 80 ans ;
– poursuite oculaire : ralentie et saccadée, avec limitation des mouvements de verticalité vers le haut ;
– nystagmus : fréquemment présent dans le regard latéral extrême et s'épuisant en 15 à 30 sec ; diminution de la phase rapide du nystagmus optocinétique.

TABLEAU 1-1. – PRINCIPALES MODIFICATIONS POUVANT ÊTRE CONSTATÉES A L'EXAMEN NEUROLOGIQUE DU SUJET AGÉ.

Réflexes
Réflexe : – réflexe achiléen : diminué ou aboli dans 10 % des cas; – réflexe massétérin : fréquemment augmenté chez la personne âgée; – réflexe cutané-plantaire : indifférent ou en extension dans 5 % des cas; Réflexes archaïques : – réflexe palmo-mentonnier : constaté chez 60% des sujets de plus de 70 ans, bilatéral dans 75 % des cas; – réflexes péri-buccaux : déclenchés de façon modérée chez 50 à 70 % des cas; – réflexe naso-palpébral : peut être constaté de façon isolée sans autres signes extrapyramidaux; – réflexe cornéo-mandibulaire : présent chez 5 % des cas; – réflexe de préhension : fréquemment constaté, même en l'absence d'autres signes frontaux.
Trophicité, tonus et force musculaire
Trophicité : éminence thénar : hypomyotrophie constante après 70 ans. Tonus : légèrement augmenté chez le sujet âgé. Force musculaire : diminution physiologique de 20 à 30 % de la force musculaire.
Epreuves de stabilisation et de coordination
Ralentissement de l'exécution des gestes et allongement du temps de réaction chez la plupart des sujets âgés.
Tremblements et mouvements anormaux
Tremblement sénile : présents chez 5 % des sujets. Dyskinésies idiopathiques : notées dans 10 % des cas.
Epreuves de la marche
Démarche sénile : présente chez 15 à 20 % des cas entre 70 et 80 ans, et chez 50 à 75 % des sujets de plus 80 ans : – augmentation modérée du polygone de sustentation ; – attitude générale en flexion; – diminution du ballant des bras; – station sur une jambe difficile ou impossible chez 80% des cas de plus de 75 ans.
Sensibilité
Sensibilité tactile : diminuée chez 25 % des vieillards. Sensibilité vibratoire : diminuée chez 10 % des sujets de plus de 60 ans, et chez 30 à 50 % des personnes de plus de 75 ans.

NERFS CRÂNIENS

• *Olfaction* [7, 18]. Chez 75 % des sujets de plus de 80 ans, il existe une diminution physiologique de l'olfaction qui contraste avec un respect de l'innervation sensitive des muqueuses (nerf trijumeau). Une rhinite sèche (tabagisme) est fréquente et plus souvent observée chez l'homme que chez la femme, qui conserve plus longtemps ses capacités olfactives. Il existe une perte progressive des cellules du bulbe olfactif. Cette dégénérescence est plus nette chez les parkinsoniens et les patients souffrant d'une maladie d'Alzheimer. Une anosmie progressive doit faire évoquer la possibilité d'un méningiome de la base antérieure du crâne.

• *Nerf optique* [24]. L'acuité visuelle est diminuée de 10 à 12 % chez le vieillard. Une cataracte entraîne une progressive et importante perte d'acuité visuelle mais il n'existe normalement pas de modification des champs visuels. Le fond d'œil est difficile à effectuer (myosis relatif), l'examen étant également compliqué par la présence d'une cataracte, et une dilatation avec un mydriatique est parfois nécessaire (contre-indication : glaucome). En plus de la papille, il est important d'examiner la macule. La dégénérescence maculaire sénile est la première cause de cécité dans les pays occidentaux. Elle correspond à une dégénération du métabolisme des cellules de l'épithélium pigmentaire de la rétine. L'ophtalmoscopie montre de multiples druses ou une atrophie maculaire plus ou moins étendue.

• *Pupilles et oculomotricité* [4, 9, 10, 11, 14, 15, 18, 31]. Il existe un rétrécissement des pupilles secondaire à un affaiblissement du muscle du corps ciliaire (fibrose, dépôts hyalins), mais les réactions pupillaires (réflexe photo-moteur direct et consensuel) sont conservées bien que ralenties. Le réflexe d'accommodation-convergence peut disparaître chez le sujet très âgé. Le signe de Charles Bell est un mouvement physiologique des globes oculaires vers le haut à la fermeture des yeux. Il est en rapport avec une contraction synergique et physiologique du muscle droit supérieur. Ce phénomène diminue vers 60 ans et disparaît après 80 ans.

Les saccades sont des mouvements rapides et volontaires de fixation fovéale. L'autre mouvement brusque des yeux, mais ayant une composante réflexe, est la phase rapide du nystagmus optocinétique. La latence des saccades augmente avec l'âge. Une diminution de la vitesse et de l'amplitude des saccades horizontales est observée dans plusieurs affections extra-pyramidales (maladie de Parkinson, paralysie supranucléaire progressive). Une altération des saccades verticales prédomine dans la maladie de Steele-Richardson-Olszewski, où une atteinte nucléaire y est fréquemment associée en fin d'évolution provoquant une paralysie complète de l'oculomotricité (syndrome de Roth-Bielschowsky).

Les mouvements volontaires de poursuite oculaire sont ralentis et saccadés chez le vieillard. Une limitation des mouvements de verticalité vers le haut est une constatation fréquente chez la personne âgée. La verticalité vers le haut est anormale si la déviation de l'œil ne dépasse pas 5 mm. Cette limitation progressive serait secondaire à une diminution d'utilisation des champs visuels supérieurs. Cette hypothèse est basée sur le fait que les vieillards ayant une cyphose dorsale sévère ont une bonne conservation des mouvements oculaires verticaux car l'exploration du champ visuel supérieur leur est indispensable pour diriger le regard devant soi. La verticalité vers le bas est anormale si le déplacement de l'œil est inférieur à 7 mm (1 mm correspondant à 7° de déviation de l'axe visuel). Une limitation du regard vers le bas est typique de la maladie de Steele-Richardson-Olszewski. Normalement, les mouvements de poursuite sont plus rapides que les saccades. Cette rapidité diminue chez le sujet âgé avec parallèlement une augmentation des saccades permettant un ajustement de la vision, ces anomalies étant surtout observées dans le syndrome parkinsonien et la maladie d'Alzheimer (oculomotricité saccadée). Lors de la saccade, la vision n'est pas nette mais floue, et de nombreux parkinsoniens ou patients souffrant d'une maladie d'Alzheimer se plaignent d'une vision incertaine, sans rapport avec l'acuité visuelle ou une cataracte. Ces symptômes sont secondaires aux troubles de l'oculomotricité avec augmentation des saccades qui ont des conséquences graves (mauvaise appréciation de l'environnement, chutes).

Le nystagmus consiste en un mouvement oculaire involontaire et biphasique (phase lente et phase rapide). Un nystagmus horizontal survenant dans l'excentration des yeux et s'épuisant lentement (15 à 30 s) est fréquemment noté, de même qu'une diminution de la phase rapide du nystagmus optocinétique. Il faut rappeler que physiologiquement le nystagmus optocinétique vers le bas est plus lent que celui vers le haut.

Une atteinte isolée du III est fréquente chez le vieillard diabétique. Elle se traduit par une ptose secondaire à une paralysie du muscle releveur de la paupière supérieure, associée à un strabisme externe par prédominance du muscle droit externe, les fibres pupillaires étant généralement épargnées. Les troubles sont précédés de douleurs orbitaires ou d'hémicrânies dans 50 % des cas. Une dermatochalasie est souvent observée chez le vieillard, en relation avec une augmentation du tissu adipeux des paupières, et peut évoquer une pseudo-ptose.

• *Nerf trijumeau* [3, 18, 19, 21].Le réflexe cornéen concerne la réponse du muscle orbiculaire de la paupière après stimulation mécanique de la cornée. Son étude est utile pour distinguer les névralgies symptomatiques du trijumeau des formes idiopathiques, qui ne modifient habituellement pas le réflexe. Le réflexe cornéen et le réflexe de clignement peuvent aussi être altérés par une atteinte des voies pyramidales ou une lésion hémisphérique. Une hypœsthésie du nerf ophtalmique associée à une diminution du réflexe cornéen évoque un ancien zona ophtalmique, même s'il n'existe pas de modifications cutanées.

• *Nerf facial* [1]. Avant de conclure à une paralysie faciale centrale ou périphérique, il faut se méfier d'une asymétrie du pli naso-génien pouvant être secondaire à un appareil dentaire mal ajusté. Dans une population générale, l'incidence annuelle de paralysie faciale périphérique est de 10 à 20 cas pour 100 000 personnes, atteignant 30 à 35 nouveaux cas pour les sujets de plus de 70 ans. Deux étiologies doivent être plus particulièrement recherchées chez la personne âgée : le diabète et le zona du ganglion géniculé. La gustation en général et la discrimination gustative diminuent avec l'âge parallèlement à l'olfaction, et bien qu'il n'existe pas de perte notable des bourgeons gustatifs. Une dysgueusie peut compliquer une insuffisance rénale, un manque de vitamine (acide folique, hypovitaminose B12) ou la prise de médicaments (lithium, carbamazépine, nifédipine).

• *Nerf statoacoustique, nerf glossopharyngien et nerf vague* [8]. Il n'existe pas d'altération sénile spécifique du VIII, mais une presbyacousie est très fréquente. Une hypoacousie peut aussi compliquer une maladie osseuse de Paget. Les nerfs IX et X sont examinés simultanément. Une atteinte de ces deux nerfs peut survenir lors d'ictus, notamment dans le syndrome pseudo-bulbaire. Il existe un état paréto-spasmodique de la motilité laryngo-pharyngée avec perturbation des mouvements volontaires (parole, déglutition).

• *Nerf spinal et nerf hypoglosse* [8, 22]. Il n'existe normalement pas de modifications concernant l'innervation des muscles sterno-cléido-mastoïdiens et trapèze chez le vieillard. Quelques affections plus fréquentes chez le sujet âgé peuvent entraîner une atteinte du XII, comme la maladie osseuse de Paget. Un syndrome pseudo-bulbaire provoque une limitation de la protusion linguale mais il s'agit d'une atteinte supra-nucléaire.

Réflexes

L'étude des réflexes apporte des éléments parfaitement objectifs au status neurologique et leur examen nécessite une technique précise. Le patient doit être bien installé et détendu, des manœuvres de distraction permettant aussi de renforcer la réponse réflexe (manœuvre de Jendrassik) : traction sur les deux mains entrelacées, flexion plantaire forcée des pieds. Avant d'affirmer une augmentation ou une diminution des réflexes, il faut s'assurer qu'il n'existe pas d'asymétrie gauche-droite, ni de différence entre les membres supérieurs et inférieurs.

Réflexes tendineux [5, 6, 16, 24]

Les réflexes des membres supérieurs et le réflexe rotulien sont normalement obtenus chez la personne âgée. Le réflexe achiléen est difficile à déclencher chez le vieillard et les manœuvres de distraction ou la répétition de l'examen sont parfois nécessaires. Une diminution ou une abolition du réflexe achiléen est constatée chez 10 % des personnes âgées, sans autre signe de polyneuropathie ni d'anamnèse d'une ancienne sciatique S1. Cette anomalie est secondaire à une perte d'élasticité du tendon d'Achille. Le réflexe massétérin est un réflexe monosynaptique dont l'arc réflexe ne sort pas du nerf trijumeau. Il est obtenu en percutant le menton la bouche demi ouverte, ce qui provoque une contraction des muscles masséters. Il est relativement faible chez le sujet normal, étant vif dans les lésions supra-nucléaires ou la sclérose latérale amyotrophique. Ce réflexe est fréquemment augmenté chez la personne âgée.

Signe de Babinski et hyperréflexie [19, 33, 34]

La stimulation plantaire entraîne normalement une flexion du gros orteil (réflexe postural). Une atteinte pyramidale provoque une disparition des réflexes polysynaptiques non douloureux avec inversion du réflexe postural : extension du gros orteil avec signe de l'éventail des autres orteils correspondant au signe de Babinski. Des réflexes vifs aux 4 membres avec augmentation de la zone réflexogène, une certaine spasticité et un signe de Babinski sont souvent observés chez les patients très âgés. Ces troubles sont secondaires à une compression progressive de la moelle épinière et la dégénérescence arthrosique de la colonne cervicale est la cause la plus fréquente de myélopathie du sujet âgé. Chez 5 % des vieillards, on observe un réflexe cutané plantaire indifférent ou en extension, qui est secondaire à une déformation du pied (hallux valgus, arthrose de l'articulation métatarso-phalangienne, pied varus) ou à une hyperkératose plantaire.

Réflexes archaïques ou primitifs [12, 17, 18, 19, 20]

Ces réflexes sont présents chez le nouveau-né, puis disparaissent avec la maturation du système nerveux. Les réflexes palmo-mentonnier, péri-buccaux, naso-palpébral, de la moue et cornéo-mandibulaire ont leur origine dans la partie caudale du tronc cérébral. Les réflexes de la moue, naso-palpébral et palmo-mentonnier sont considérés comme des réflexes nociceptifs car ils correspondent à une contraction d'un muscle de la face après une stimulation douloureuse de la peau. Le réflexe palmo-mentonnier est le plus constant et le plus précoce. Le réflexe naso-palpébral est aussi très fréquent après 70 ans, de même que celui de la moue après 80 ans. Ils ne sont pas considérés comme pathologiques s'ils sont notés de façon isolée. Les réflexes palmo-mentonnier, de la moue et cornéo-mandibulaire sont souvent constatés chez le sujet âgé souffrant d'une ancienne schizophrénie avec des dyskinésies tardives. Le réflexe de préhension traduit une atteinte frontale.

• *Réflexe palmo-mentonnier.* Une stimulation du bord latéral de l'éminence thénar provoque une protusion et une élévation de la lèvre inférieure du même côté, ainsi qu'un ridement du menton. Ce réflexe est constaté chez 15 % des sujets de moins de 40 ans et chez 60 % des personnes de plus de 70 ans, étant bilatéral dans 75 % des cas. Le réflexe est épuisable. Une seule stimulation entraîne une contraction unique du menton suivie d'une phase d'épuisement pendant laquelle le réflexe n'est plus obtenu, celui-ci pouvant à nouveau être déclenché après 15 à 30 secondes de pause. Il pourrait être en rapport avec une diminution de l'activité du système dopaminergique.

• *Réflexes péri-buccaux.* Ils sont obtenus en approchant un objet de la bouche du patient, celui-ci essayant de l'attraper avec les lèvres. Ils sont mis en évidence de façon modérée chez 50 à 70 % des vieillards, même en l'absence d'autres signes d'altération neuropsychique.

• *Réflexe naso-palpébral (glabéllaire).* Il est déclenché en percutant 8 à 10 fois la glabelle avec l'index, le patient regardant devant lui. La réponse normale est un clignement des paupières qui s'épuisent après 2 à 3 coups, les yeux restant alors ouverts. La persistance du clignement à la percussion répétée est anormale, et ce réflexe est typiquement exagéré et inépuisable dans la maladie de Parkinson. Il peut aussi être mis en évidence chez le vieillard sans autre signe extra-pyramidal. Il est en rapport avec une diminution de l'activité des circuits dopaminergiques centraux.

• *Réflexe de la moue (snout reflexe).* Il se traduit par une grimace caractérisée par une protusion la lèvre inférieure avec abaissement des commissures labiales lorsque l'examinateur appuie sur la lèvre supérieure. Ce réflexe n'est pas épuisable et persiste après plusieurs stimulations.

• *Réflexe cornéo-mandibulaire.* Il consiste en un déplacement latéral de la mandibule lorsque l'examinateur appuie doucement sur la cornée contro-latérale. C'est un réflexe rarement observé, n'étant mis en évidence que chez 5 % des sujets âgés.

• *Réflexe de préhension (grasping).* Le patient s'agrippe des doigts à la main de l'examinateur malgré la consigne de lâcher l'extrémité tenue. Ce réflexe est typique du syndrome frontal. Cependant, il est fréquemment constaté chez le vieillard, même en l'absence d'autres signes frontaux nets. Il est en relation avec la perte de l'inhibition corticale.

TROPHICITÉ, TONUS ET FORCE MUSCULAIRE [12, 18, 19, 24, 32]

Les modifications du tonus et de la force reflétent les altérations structurelles survenant avec l'âge dans les fibres musculaires et les nerfs. Des signes extra-pyramidaux sont fréquents chez le sujet âgé : antéflexion modérée du tronc, discrète rigidité axiale, diminution du ballant des bras, marche à petits pas. La distinction entre ces signes et une maladie de Parkinson est essentiellement quantitative. Ces troubles sont secondaires à un vieillissement précoce des noyaux gris centraux.

• *Trophicité*. Le sujet âgé présente une hypomyotrophie d'involution touchant surtout les cuisses, les mollets et la musculature intrinsèque des mains. Il est important de distinguer une hypomyotrophie modérée et généralisée d'une atrophie localisée. Une atrophie de l'éminence thénar est constante après 70 ans, en rapport avec un syndrome du tunnel carpien d'installation progressive et généralement asymptomatique. Un syndrome du canal carpien complique toujours une polyarthrite rhumatoïde après plusieurs années d'évolution. Une atrophie localisée aux jambes, asymétrique et lentement évolutive, peut être en relation avec un syndrome pluriradiculaire secondaire à un canal lombaire étroit. Une amyotrophie du membre supérieur avec blocage de l'épaule peut survenir dans un syndrome épaule-main compliquant une hémiparésie. La présence de fasciculations est toujours pathologique et doit évoquer la possibilité d'une maladie du motoneurone.

• *Tonus*. Le tonus correspond à la tension de base d'un muscle ressentie par l'examinateur lors de l'étirement passif. Il faut tenir compte d'éventuelles modifications de l'appareil locomoteur (arthrose des articulations) pouvant limiter et fausser l'appréciation du tonus chez le vieillard, mais de façon générale, il est légèrement augmenté chez le sujet âgé. Une spasticité est en rapport avec une atteinte des voies cortico-spinales mais une exagération des réflexes doit aussi être constatée avant de conclure à un syndrome pyramidal. Une hypotonie flasque est observée dans la phase initiale d'une hémiplégie massive. Chez le patient comateux, elle est mise en évidence par une chute plus lourde des membres du côté atteint lorsqu'on les laisse retomber sur le lit après les avoir soulevés. La paratonie (Gegenhalten) consiste en une opposition intermittente aux mouvements que l'examinateur tente de réaliser, le patient étant incapable de se relaxer. Cet oppositionnisme peut s'accompagner d'une anticipation du mouvement passif et de phénomènes de répétition motrice. Ce signe est fréquent dans les démences et les atteintes frontales, et il est à distinguer de la rigidité régulière de la maladie de Parkinson ainsi que de la spasticité.

• *Force musculaire*. La force musculaire isométrique atteint son maximum à 18 ans pour se maintenir jusqu'à 50 ans, puis diminue parallèlement à une réduction physiologique des fibres musculaires. Cette baisse de la force résiduelle varie entre 20 et 30 %, et prédomine aux membres inférieurs et sur l'hémicorps dominant. Il existe un affaiblissement de la force musculaire isométrique contrastant avec les performances obtenues contre résistance, qui s'amenuisent peu avec l'âge.

ÉPREUVES DE STABILISATION ET DE COORDINATION [24]

De façon générale, l'exécution des gestes se fait lentement chez le vieillard, et il existe un allongement du temps de réaction ainsi qu'une diminution de la fréquence des mouvements répétés. Il n'existe pas d'anomalie des épreuves de stabilisation et de coordination chez le sujet âgé. L'épreuve des bras tendus et celle des jambes fléchies (épreuve de Mingazzini) doivent être correctement tenues pendant 5 à 10 secondes, même en présence d'une faiblesse généralisée. Cependant, des modifications des membres (arthrose principalement) peuvent les rendre difficiles à exécuter et prêter à confusion avec une atteinte du système nerveux central ou un syndrome cérébelleux. Une arthrose du coude, une polyarthrite rhumatoïde avec déviation des doigts vers le bord cubital, ainsi qu'une maladie de Dupuytren (notée chez 10 à 60 % des vieillards) peuvent fausser l'épreuve des bras tendus en empêchant une supination correcte des avant-bras ou en montrant un écartement spontané du 5e doigt. De discrètes anomalies motrices traduisent une atteinte des voies cérébelleuses se manifestant par des troubles de l'équilibre avec difficulté à se tenir sur une jambe, une instabilité aux changements de position et une imprécision aux mouvements volitionnels.

Position debout et épreuves de la marche [6, 29, 30]

Il existe habituellement une attitude générale en flexion chez le vieillard, associée à une diminution caractéristique de tous les mouvements et de discrets signes extrapyramidaux peuvent être mis en évidence, sans être associés à une maladie de Parkinson. Ces modifications sont en rapport avec une diminution générale de l'élasticité des tissus et à une ostéoporose entraînant une cyphose progressive.

La marche est une activité complexe qui nécessite un fonctionnement correct du système afférentiel (afférences visuelles, vestibulaires, proprioceptives), des centres d'intégration (cortex frontal, noyaux de la base, cervelet), des voies cortico-spinales et de l'appareil locomoteur (muscles, articulations). Il existe un vieillissement de ces structures entraînant des modifications physiologiques de la marche qui sont mises en évidence chez 15 à 20 % des personnes entre 70 et 80 ans et chez 50 à 75 % des sujets de plus 80 ans. La démarche normale de la personne âgée (démarche sénile) est caractérisée par une augmentation modérée du polygone de sustentation, une attitude générale en flexion, une diminution du ballant des bras ainsi qu'un ralentissement, un raccourcissement et une diminution de la hauteur du pas. La vitesse normale de déplacement d'une personne de 80 ans est de 1 à 1,2 m/s, soit une perte de 10 à 20 % par rapport à un sujet jeune (1,4 m/s) (cf. chapitre 5).

L'épreuve de Romberg est correctement effectuée en l'absence de pathologies spécifiques (atteinte vestibulaire, syndrome cérébelleux, troubles de la sensibilité) mais la station sur une jambe est difficile ou impossible chez 80 % des sujets de plus de 75 ans, de même que la marche un pied devant l'autre. Ces modifications sont secondaires à une perte de la régulation fine de l'équilibre.

Sensibilité [2, 5, 13, 24, 26, 28]

Les vieillards présentent une ralentissement du temps de réaction aux stimulations externes. La réponse à la stimulation plantaire (réflexe cutané-plantaire) s'allonge après 70 ans, le retard étant de 1 ms/année comparativement à une population jeune. Le temps de réaction est également perturbé lors d'atteintes du système nerveux central (ictus, affections dégénératives), indépendamment du sexe ou de l'hémisphère touché.

Une diminution de la sensibilité tactile est notée chez 25 % des vieillards, touchant surtout la paume et la plante des pieds, les sensibilités thermique et douloureuse étant conservées plus longtemps. La sensibilité posturale est aussi diminuée mais de façon moins importante que la pallesthésie. L'examen de la sensibilité complexe est difficile et les réponses parfois incertaines : graphesthésie, stéréognosie, réponse à une double stimulation. La sensibilité vibratoire se modifie après 50 ans, une diminution étant notée chez 10 % des sujets de plus de 60 ans et chez 30 à 50 % des personnes de plus de 75 ans. Ce sont les fréquences comprises entre 60 et 600 Hz qui sont touchées et les troubles prédominent aux membres inférieurs (malléoles). Concernant la graphestésie, les erreurs sont plus fréquentes chez les patients ayant une démence débutante ou une maladie d'Alzheimer, les perturbations étant parallèles à la sévérité des troubles cognitifs. La sensibilité proprioceptive est souvent altérée chez les parkinsoniens par rapport aux sujets normaux de même âge. Ces modifications seraient en relation avec une diminution des interactions entre les ganglions de la base et les voies lemniscales.

Les étiologies des troubles de la sensibilité sont diverses : diminution des récepteurs périphériques (corpuscules de Meissner et de Pacini), vieillissement des nerfs périphériques, mauvaise intégration au niveau central (thalamus, cortex pariétal). Il existe aussi une diminution des neurones dans les ganglions rachidiens avec une perte progressive des fibres nerveuses dans la racine dorsale puis dans la moelle, les racines lombo-sacrées étant les plus fréquemment atteintes. L'étude des potentiels évoqués somesthésiques montre une diminution des vitesses de conduction d'environ 0,78 m/s pour les membres inférieurs après 60 ans. Les troubles sont aussi secondaires au vieillissement progressif de la peau et du tissu sous-cutané (épaississement, sclérose).

BIBLIOGRAPHIE

[1] ADOUR K.K. — Diagnosis and management of facial paralysis. *N. Engl. J. Med.*, 1982, *307*, 348-351.

[2] BAKER P.C.H. — The aging neuromuscular system. *Semin. Neurol.*, 1989, *9*, 50-59.

[3] BARTOSHUK L.M., RIFKIN B., MARKS L.E., BARS P. — Taste et aging. *J. Gerontol.*, 1986, *41*, 51-57.

[4] BODIS-WOLLNER I., MARX M.S., MITRA S. *et al.* — Visual dysfunction in Parkinson's disease. *Brain*, 1987, *110*, 1675-1698.

[5] CRITCHLEY M. — The neurology of old age. *Lancet*, 1931, *1*, 1221-1230.

[6] CRITCHLEY M. — Neurologic changes in the aged. *J. Chronic Dis.*, 1956, *3*, 459-477.

[7] DOTY R.L., SHAMAN P., APPLEBAUM S.L. — Smell identification ability : changes with age. *Science*, 1984, *226*, 1441-1443.

[8] DUUS P. — Brainstem and cranial nerves. In : *Topical diagnosis in neurology.* 2nd edition. Georg Thieme Verlag. Stuttgart, New York, 1989, 70-159.

[9] FLETCHER W.A., SHARPE J.A. — Saccadic eye movement dysfunction in Alzheimer's disease. *Ann. Neurol.*, 1986, *20*, 464-471.

[10] FLETCHER W.A., SHARPE J.A. — Smooth pursuit dysfunction in Alzheimer's disease. *Neurology*, 1988, *38*, 272-277.

[11] FRANCIS I.C., LOUGHEAD J.A. — Bell's phenomenon : a study of 508 patients. *Aust. J. Ophthalmol.*, 1984, *12*, 15-21.

[12] FRANSSEN E.H., REISBERG B., KLUGER A., SINAIKO E., BOJA C. — Cognition-independent neurologic symptoms in normal aging and probable Alzheimer's disease. *Arch. Neurol.*, 1991, *48*, 148-154.

[13] GALASKO D., KWO-ON-YUEN P.F., KLAUBER M.R., THAL L.J. — Neurological findings in Alzheimer's disease and normal aging. *Arch. Neurol.*, 1990, *47*, 625-627.

[14] HAAS A., FLAMMER J., SCHNEIDER U. — Influence of age on the visual fields of normal subjects. *Am. J. Ophthalmol.*, 1986, *101*, 199-203.

[15] HUTTON J.T., MORRIS J.L. — Looking and seeing with age-related neurologic disease and normal aging. *Semin. Neurol.*, 1989, *9*, 31-38.

[16] IMPALLOMENI M., KENNY R.A., FLYNN M.D., KRAENZLIN M. — The elderly and their ankle jerks. *Lancet,* 1984, *1*, 670-672.

[17] JACOBS L., GOSSMAN M.D. — Three primitive reflexes in normal adults. *Neurology,* 1980, *30*, 184-188.

[18] JENKYN L.R., REEVES A.G., WARREN T. *et al.* — Neurologic signs in senescence. *Arch. Neurol.*, 1985, *42*, 1154-1157.

[19] JENKYN L.R. — Examining the aging nervous system. *Semin. Neurol.*, 1989, *9*, 82-87.

[20] MAERTENS DE NOORDHOUT A., DELWAIDE P.J. — The palmomental reflex in Parkinson's disease. Comparisons with normal subjects and clinical relevance. *Arch. Neurol.*, 1988, *45*, 425-427.

[21] MANFREDI M., BERARDELLI A., CRUCCU G., FABIANO F. — Le réflexe cornéen chez les sujets normaux et pathologiques. *Rev. Neurol.*, 1985, 141, 216-221.

[22] MARTIN B.J., ROBERTS M.A., TURNER J.W. — Normal pressure hydrocephalus and Paget's disease of bone. *Gerontology,* 1985, *31*, 397-402.

[23] REEVES A.G. — Aging brains : some observations. *Semin. Neurol.*, 1989, *9*, 1-2.

[24] REGLI F. — L'examen neurologique du vieillard. *Médecine et Hygiène*, 1986, *44*, 2656-2658.

[25] REGLI F., MUMENTHALER M. — *Guide d'examen neurologique.* Payot Lausanne/Doin Paris, 1987.

[26] SCHNEIDER J.S., DIAMOND S.G., MARKHAM C.H. — Parkinson's disease : sensory and motor problems in arms and hands. *Neurology,* 1987, *37*, 951-956.

[27] SILLIMAN R.A. — Aging, neurologic disability, and family caregiving. *Semin. Neurol.*, 1989, *9*, 3-7.

[28] SMITH M.C. — Neurophysiology of aging. *Semin. Neurol.*, 1989, 9, 68-81.

[29] SUDARSKY L., RONTHAL M. — Gait disorders among elderly patients. A survey study of 50 patients. *Arch. Neurol.*, 1983, *40*, 740-743.

[30] SUDARSKY L. — Geriatrics : gait disorders in the elderly. *N. Engl. J. Med.*, 1990, *322*, 1441-1446.

[31] TROBE J.D. — Isolated third nerve palsies. *Semin. Neurol.*, 1986, *6*, 135-141.

[32] ULDRY P.A., REGLI F. — Hémiplégie : diagnostic et diagnostic différentiel. *Schweiz. Rundsch. Med. Prax.*, 1990, *79*, 1285-1290.

[33] VAN GIJN N. — The Babinski sign and the pyramidal syndrome. *J. Neurol. Neurosurg. Psychiatry,* 1978, *41*, 865-873.

[34] YU Y.L., WOO E., HUANG Y. — Cervical spondylotic myelopathy and radiculopathy. *Acta. Neurol. Scand.,* 1987, *75*, 367-373.

2

Affaiblissement intellectuel global

GÉNÉRALITÉS [10, 12, 18, 19, 21, 23]

Avant toute appréciation neuropsychologique, il faut connaître les possibilités cognitives antérieures du patient, son passé intellectuel et culturel. Le sujet âgé a plus de difficultés que le jeune à s'adapter à une situation donnée. Il existe des troubles de l'appréciation et des possibilités de prévision, pouvant entraîner des conduites inadéquates et absurdes, parfois dangereuses lors de l'utilisation d'instruments ménagers (risque d'incendie ou d'explosion). Le vieillard est généralement plus introverti que le jeune, restant souvent en retrait. La différence entre les générations est un facteur d'appréciation important. Avant de conclure à une détérioration intellectuelle, il faut toujours connaître les possibilités de scolarisation et d'éducation dont a bénéficié le sujet âgé.

Le comportement du patient fournit des renseignements utiles sur la présence d'une détérioration intellectuelle. Le vieillard se situe mal dans le temps, ce trouble touchant successivement l'année, puis la saison, le mois et enfin le jour de la semaine. La difficulté à effectuer des tâches familières (cuisiner, faire le ménage) est aussi un signe de détérioration progressive. Une désorientation spatiale peut survenir et l'égarement dans le quartier d'habitation, pourtant familier, est un signe typique de détérioration intellectuelle. Des altérations du caractère et de la personnalité sont responsables de modifications du comportement avec une labilité émotionnelle et une pauvreté du jugement. Il faut apprécier si les troubles sont en rapport avec une réaction psychologique à une situation particulière (deuil, déménagement) et s'il existe une dépression. Le tableau 2-1 résume les principaux éléments permettant un diagnostic différentiel entre une détérioration et une dépression. Il est également prudent de rechercher une affection générale devant une détérioration intellectuelle d'installation subaiguë, pouvant être l'expression d'une maladie de système (troubles thyroïdiens, inflammation, hématome sous-dural, tumeur). Le degré d'indépendance du sujet âgé est aussi un élément important pour apprécier une détérioration intellectuelle.

TABLEAU 2-1. — DIAGNOSTIC DIFFÉRENTIEL ENTRE DÉTÉRIORATION INTELLECTUELLE ET DÉPRESSION

Détérioration intellectuelle	Dépression
Symptômes minimisés par le patient	Exagération des symptômes par le patient
Troubles aggravés la nuit	Pas de variation nycthémérale
Sommeil peu perturbé	Sommeil perturbé et fréquents réveils matinaux
Anxiété et agitation : rare	 fréquente
Peu d'idées suicidaires	Idées suicidaires fréquemment exprimées
Les troubles cognitifs précède la dépression	La dépression précède les troubles cognitifs
Attention et concentration : systématiquement perturbées	 normales
Orientation : perturbée	 normale
Troubles mnésiques : perturbation de la mémoire des faits récents supérieure à la mémoire d'évocation	 difficultés aussi bien pour la mémoire récente que d'évocation
Tests neuropsychologiques : diminution constante des performances	 performances variables d'un jour à l'autre

TROUBLES NEUROPSYCHIQUES ET AFFAIBLISSEMENT INTELLECTUEL GLOBAL

ATTENTION [18]

L'attention correspond à la concentration de l'activité mentale sur un objet déterminé. Il existe une diminution progressive de l'attention soutenue avec l'âge, se traduisant par une gêne à pouvoir effectuer plusieurs activités en parallèle. Le vieillard a plus de difficultés à pouvoir reprendre une occupation lorsque celle-ci a été interrompue, par exemple recommencer un travail d'écriture lorsqu'il a été dérangé pour répondre au téléphone. Le vieillard présente souvent des oublis concernant les événements quotidiens ainsi qu'une diminution d'intérêt pour les faits d'actualité.

LANGAGE [16]

La production spontanée n'est normalement pas diminuée avec l'âge, mais il existe un ralentissement modéré de la fluence et du débit dont la valeur maximale est située autour de 120 mots par minute. On constate aussi une perte progressive du vocabulaire précis.

MÉMOIRE [2, 3, 7, 8, 20, 22]

• *Oubli bénin de la sénescence.* La mémoire est la faculté de conserver et de se rappeler des souvenirs. Les performances mnésiques sont liées de façon étroite aux autres capacités cognitives, notamment l'attention et le langage, et surtout par la motivation de s'intéresser, d'apprendre ou de retenir des faits ou des événements. Les possibilités mnésiques du vieillard sont en relation avec ses aptitudes mnésiques anciennes et son niveau culturel. Les souvenirs personnels s'effacent en remontant dans le passé, ceux de la jeunesse et de l'enfance disparaissant les derniers. Les troubles mnésiques (« trou » de mémoire) sont des plaintes fréquemment notées chez le sujet âgé. Ils sont souvent accentués ou révélateurs d'une dépression ou d'un état anxieux, notamment lorsqu'ils ne sont pas objectivés par les tests neuropsychologiques. Il n'existe pas de troubles mnésiques si la mémorisation et le rappel différé d'un matériel nouveau est aussi bon que le souvenir de faits anciens. Des troubles de la mémoire peuvent aussi être en relation avec des désordres métaboliques, une affection systémique ou la prise de médicaments (ex : benzodiazépine, anticholinergiques). Il semble que les difficultés mnésiques ne seraient pas plus fréquentes chez le sujet âgé comparativement au jeune, mais que le vieillard y est plus sensible et s'en inquiète plus facilement. La sénescence affecte davantage l'efficience du processus de saisie initiale des informations à mémoriser que les processus de rappel des informations préalablement engrammées.

• *Mémoire sensorielle (visuelle, auditive, de la sensibilité).* Elle représente le premier stade du processus mnésique. Elle est peu modifiée chez le sujet âgé, par exemple le temps pour identifier une lettre est le même que chez le jeune.

• *Mémoire primaire (mémoire immédiate, à court terme, de fixation).* Elle est limitée à un petit nombre d'informations analysées sur une période brève. Elle est également peu atteinte, 5 à 7 chiffres sont retenus facilement en les faisant répéter rapidement, mais elle est sensible aux interférences et aux distractions qui entraînent un effacement de l'information.

• *Mémoire secondaire (mémoire à long terme, d'apprentissage).* Elle intervient si les renseignements doivent être retenus pour une durée plus longue. Il existe des difficultés progressives concernant la mémoire d'apprentissage, car le vieillard a plus de peine à mémoriser des informations qu'une personne jeune ou d'âge moyen. Le sujet âgé utilise moins les procédés d'association mentale facilitant l'acquisition et la restitution des souvenirs. Le processus de consolidation permettant aux informations de rester en mémoire est aussi diminué. Une caractéristique de la mémoire vieillissante est la non disponibilité d'un fait récent à un moment donné, avec la possibilité de s'en souvenir un peu plus tard lorsqu'il n'est plus recherché de façon spécifique. Un indice concernant l'événement à remémorer suffit pour qu'il soit rappelé dans sa totalité. Ces troubles mnésiques peuvent être améliorés par l'apprentissage ou l'entraînement à des moyens mnémotechniques. Si un personne âgée peut contrôler le rythme des données à retenir, ses capacités mnésiques s'améliorent nettement mais moins les processus de consolidation. L'appréciation de la mémoire secondaire en demandant de retenir une liste de mots peut donner une fausse impression des capacités mnésiques du patient âgé. Il est préférable d'utiliser des tests n'utilisant pas un trop grand nombre d'informations nouvelles et dont les délais de répétition sont courts. Un vieillard peut se souvenir correctement d'une liste de 3 à 5 mots ou objets après 3 minutes, mais pas de 6 ou 10 items après 10 minutes.

• *Mémoire personnelle (mémoire d'évocation).* Elle correspond aux données sélectionnées en fonction de leur charge affective et organisées autour d'un axe biographique spatio-temporel propre à chacun. Les souvenirs ayant une importance personnelle particulière persistent très longtemps car le sujet leur a accordé une grande valeur affective. Cette mémoire est difficile à explorer par des tests stéréotypés, et elle est évaluée en demandant au patient de désigner les points importants de son existence.

Capacités d'abstraction et de raisonnement [2, 3]

De façon générale, l'abstraction et l'habileté aux raisonnements diminuent avec l'âge mais peuvent persister de façon élaborée chez certains vieillards très érudits : théologiens, grands écrivains ou universitaires. La possibilité de raisonnement ou de juger une situation abstraite est testée en demandant au malade d'expliquer des fables ou des proverbes courants («Tuer la poule aux œufs d'or», «Rien ne sert de courir, il faut partir à temps»), ou d'expliquer la relation entre des objets familiers ayant une fonction commune (table-chaise, pantalon-manteau). La possibilité d'abstraction est fortement influencée par le niveau culturel. Les sujets ayant eu peu d'éducation montrent une diminution plus rapide de leur possibilité de raisonnement comparativement aux personnes cultivées.

Aptitudes visuo-spatiales, troubles des gnosies et des praxies [2, 18]

Une agnosie spatiale peut survenir chez le sujet très âgé, celui-ci ayant de la peine à reconnaître une carte muette d'un pays ou d'une région, ainsi qu'à localiser les points cardinaux et à placer les principales villes.

Les troubles des praxies sont nombreux, le plus fréquent étant l'apraxie constructive qui est testée par le dessin d'un cube. L'appréciation de figures tridimensionnelles et leur exécution diminuent avec la sénescence. La reproduction d'un cube devient difficile, aussi bien spontanément qu'en copiant un modèle. La figure est souvent mal faite et le sujet âgé a des difficultés à reconnaître les erreurs et les déformations. Par contre, la possibilité de dessiner un carré (figure bidimensionnelle) est longtemps conservée. Les praxies idéo-motrices et idéatoires sont aussi perturbées, le vieillard pouvant progressivement perdre l'usage d'objets courants (ex : ciseaux). Des difficultés pour s'habiller peuvent traduire une apraxie modérée.

BILANS NEUROPSYCHOLOGIQUES

Généralités [2, 8, 15, 23]

L'examen de la mémoire est important car il permet de quantifier le déficit et d'évaluer son évolution par des tests répétitifs. Il n'existe pas d'épreuves unanimement acceptées pour évaluer les fonctions mnésiques. La plupart des échelles d'évaluation sont très sensibles au niveau culturel et difficilement utilisables lorsque le sujet ne sait pas lire ou écrire. Il est important de souligner que les troubles peuvent varier d'un jour à l'autre ou même pendant la journée (fatigue), et les circonstances dans lesquelles est placé le patient (hospitalisation, consultation ambulatoire). L'examen au lit du malade est souvent difficile car il existe de mauvaises conditions d'étude, pour écrire notamment, et de nombreuses possibilités de distraction. Il est conseillé de recommencer l'examen ou de le répéter lorsque les conditions ambiantes sont meilleures.

Principaux tests

L'appréciation de déficits mnésiques et cognitifs pose d'emblée un problème de choix parmi les nombreuses épreuves proposées qui proviennent de la recherche clinique ou neuropsychologiques. Les examens et leurs résultats ne sont pas les mêmes en fonction du déficit qui est recherché : troubles mnésiques, déficits cognitifs, troubles du comportement, perte de l'autonomie personnelle et de l'insertion sociale du patient. D'autre part, le résultat exprimé par l'addition de points obtenus dans des batteries de tests différents peut prêter à confusion car il ne fournit pas d'indication sur la nature du déficit impliqué mais, de façon générale, plus le score est bas et plus la détérioration intellectuelle est avancée.

• *Mini-Mental State Examination* [11, 13, 18]. C'est l'une des échelles d'évaluation les plus utilisées (tableau 2-2). Cet examen a l'avantage de fournir une exploration rapide des capacités mnésiques (10 minutes), de l'attention, du langage et des praxies constructives. Le fond mental est apprécié en fonction de l'orientation temporo-spatiale, des capacités mnésiques, de la présence de troubles phasiques (dénomination d'objets) ainsi que de désordres des praxies. L'orientation est évaluée en premier : temporelle et spatiale (grand espace puis petit espace). L'apprentissage d'une série de 3 mots permet de tester la mémoire primaire (mémoire immédiate et rappel). L'attention et la vigilance sont en relation avec la capacité d'effectuer une consigne, et évalués par le test.de soustraction qui peut être perturbé lors d'atteinte frontale. Un trouble de la compréhension peut ne pas apparaître pour des consignes simples mais être mis en évidence par l'épreuve des trois papiers. L'écriture et le dessin d'un cube permettent une appréciation rapide des praxies. Le total des points obtenus est additionné, le score maximal étant de 30. La limite inférieure de la normale se situe à 24 pour un niveau culturel moyen et supérieur, et à 21 pour les niveaux inférieurs. Au-dessous de cette limite il existe une détérioration intellectuelle légère si le score est situé entre 23 et 15, modérée entre 14 et 6, et sévère en dessous de ce chiffre. Cependant, cet examen n'est pas fiable chez les sujets peu scolarisés. C'est un examen de dépistage, qui est peu spécifique et ne permet pas un diagnostic précis des troubles mentaux.

• *Échelle de mémoire de Wechsler* [2, 7, 20, 24]. Cette échelle fournit un résultat global exprimé sous la forme d'un quotient de mémoire, donnant une appréciation générale sur le fonctionnement de la mémoire. L'examen comporte 7 tests regroupés en 3 facteurs :

— un facteur information et orientation;

— un facteur apprentissage et rappel, correspondant à la mémoire logique qui comporte la restitution de 2 histoires courtes, l'apprentissage de mots couplés, la reproduction de dessins;

— un facteur attention-concentration : répétition de séries de chiffres à l'endroit et à l'envers, contrôle mental.

TABLEAU 2-2. — MINI-MENTAL STATE EXAMINATION

Épreuve	Score maximal	Score obtenu
1. *Orientation* (1 point par réponse exacte)		
a) Temps :	5	
1. Année ?		....
2. Saison ?		....
3. Mois ?		....
4. Jour ?		....
5. Date ?		....
a) Espace :	5	
1. Dans quelle ville sommes-nous ?		....
2. Dans quel canton (département, région) ?		....
3. Dans quel hôpital ?		....
4. Dans quel service (division) ?		....
5. A quel étage ?		....
2. *Mémoire de fixation*	3	
Dénomination de 3 objets au rythme d'un par seconde. Demandez au patient de répéter immédiatement et compter un point par réponse correcte.		....
Répéter jusqu'à l'apprentissage et compter le nombre d'essais (ne pas coter).		
3. *Attention et calcul*	5	
Soustraction de 7 en série à partir de 100. Arrêter après 5 essais et donner un point par réponse correcte.		....
En cas d'échec ou de refus, faire épeler le mot « monde » à l'envers (ne pas coter).		
4. *Rappel*	3	
Faire répéter les 3 noms d'objet présentés auparavant (1 point par réponse correcte).		....
5 *Langage*	9	
1. Dénommer un crayon, une montre (2 points)		....
2. Répéter : « Il n'y a pas de mais, ni de si, ni de et » (1 point).		....
3. Triple consigne : « Prenez un papier dans la main droite, pliez-le en deux et jetez-le sur le sol » (1 point par item exact)		....
4. Lire un ordre : « Fermez vos yeux » (1 point)		....
5. Faire écrire une phrase (1 point)		....
6. Faire dessiner un cube (1 point)		....
Total		....

Avant 55 ans, il est possible de se rappeler 10 informations à partir d'un récit, 10 éléments d'une figure géométrique, d'apprendre 16 couples de mots. Après 70 ans, les résultats moyens pour ces mêmes épreuves sont respectivement de 6,5, 5 et 11.

• *Short Portable Mental Status* [17, 18]. C'est un questionnaire relativement simple qui permet une appréciation rapide et globale des capacités cognitives en se basant sur 10 questions (tableau 2-3). Cet examen n'explore que la mémoire. Son avantage réside dans sa rapidité d'exécution mais son principal inconvénient est la nécessité de tenir compte du degré d'éducation. Un patient faisant 8 à 10 erreurs présente une détérioration intellectuelle sévère, entre 3 et 7 erreurs, une atteinte modérée, et moins de 2 erreurs, un fonctionnement mental dans les normes.

TABLEAU 2-3. - SHORT PORTABLE MENTAL STATUS DE PFEIFFER

1. Quel est la date (jour, mois, année)?
2. Quel est le jour de la semaine?
3. Dans quel endroit êtes-vous?
4. Quel est votre numéro de téléphone ? votre adresse?
5. Quel âge avez-vous?
6. Date de naissance?
7. Nom du président actuel de la République française (ou des États-Unis)?
8. Qui était son prédécesseur?
9. Nom de jeune fille de votre mère?
10. Comptez à partir de 20 en retirant 3 à chaque fois

• *Empan digital* [2, 7]. Il s'apprécie en demandant au patient de répéter une série de chiffres dans un ordre direct, suivi d'un deuxième essai en cas d'erreur. Le test est effectué avec 5 séries de chiffres, de respectivement 3, 4, 5, 6 et 7 chiffres. Le nombre de points obtenus est donné au premier essai pour chaque réponse exacte dans chaque série. Ce nombre est diminué de 1 point en cas de second essai. L'addition des notes obtenues après 5 essais donne un score permettant d'apprécier l'importance des troubles mnésiques. Un score entre 25 et 18 est considéré comme normal, il existe une atteinte modérée entre 18 et 7, et des troubles importants en-dessous de 7.

• *Test de Stroop* [2]. C'est une épreuve permettant de mettre en évidence une atteinte frontale. Il s'agit de faire effectuer un test où la réponse est en conflit avec le matériel présenté. Le patient doit dénommer la couleur avec laquelle les noms de couleur sont écrits, chaque mot étant inscrit dans une autre couleur (le mot bleu est noté en rouge, le mot vert en bleu, le mot bleu en jaune etc). Une variante du test consiste à faire dénommer l'image d'un animal sur laquelle est inscrit le nom d'un autre animal. La lecture est plus simple que la dénomination de la couleur ou d'une figure, et l'inhibition nécessaire pour répondre correctement n'est pas possible ou très difficile en cas de dysfonctionnement frontal.

• *Wisconsin Card Sorting Test* [2]. C'est aussi un test sensible aux atteintes frontales. Le patient doit trouver une stratégie puis l'adapter aux modifications introduites par l'examinateur : classer des cartes selon des critères différents (couleur, forme, nombre).

• *Échelle d'évaluation hiérarchisée de la démence* [4, 5, 6]. Cette échelle est particulièrement adaptée à la quantification des déficits cognitifs et au suivi de l'évolution des syndromes démentiels, mais elle est moins utile en tant qu'examen de dépistage. Elle est constituée de 20 tests qui couvrent l'ensemble des fonctions cognitives et motrices, et constitués chacun d'une succession de sous-tests de difficulté graduée, notée de 1 à 10, 10 correspondant à l'épreuve la plus difficile. Si un sous-test est réussi, les items de moindre difficultés le sont également. Le score total permet d'obtenir un profil correspondant aux notes obtenus dans chacun des 20 tests.

DIAGNOSTIC DIFFÉRENTIEL : LA DÉPRESSION D'INVOLUTION

• *Présentation clinique* [1, 9, 15]. Chez le vieillard, la dépression commence fréquemment suite à une situation existentielle difficile : deuil, déménagement, ennuis financiers, départ d'un enfant. Les causes exogènes ont un rôle plus important que chez le sujet jeune, et les antécédents de psychose bipolaire sont rares, mais l'agitation anxieuse, les idées hypochondriaques et le délire à thème mélancolique sont fréquents. La présentation clinique est celle d'une mélancolie caractérisée par une asthénie générale, une idéation ralentie et des difficultés à donner des renseignements précis. Il existe une baisse de l'intérêt du patient et un désinvestissement pour ce qui se passe autour de lui. Les troubles mnésiques touchent aussi bien les faits récents que les événements anciens et la symptomatologie est exagérée par le malade. Cependant, il existe une absence d'inhibition et une anxiété parfois importante qui sont typiques de la dépression d'involution, et qui peuvent masquer la tristesse classiquement observée dans la dépression du sujet plus jeune. L'auto-accusation (remords, sentiments de culpabilité) est fréquente, de même que les hallucinations pouvant aller jusqu'au syndrome de Cotard (idées de damnation, syndrome de négation des organes). Les troubles généraux peuvent être importants compte tenu de l'agitation et du refus d'aliments mais il n'existe pas de détérioration mentale.

• *Diagnostic différentiel et échelle d'appréciation* [14, 15, 23]. L'échelle de Hamilton (tableau 2-4) permet d'apprécier la gravité d'une dépression chez le sujet âgé, mais elle ne doit pas être utilisée sans un bilan psychiatrique complet. Elle comprend 17 items cotés de 3 à 5. Un score de 18 est nécessaire pour affirmer une dépression modérée. Les examens psychométriques ne permettent pas toujours de différencier une dépression d'une détérioration mentale et un test thérapeutique avec un antidépresseur peut être utile.

TABLEAU 2-4. — ÉCHELLE DE DÉPRESSION D'HAMILTON

1. Humeur dépressive : 0. absente 1. les troubles thymiques ne sont signalés que si le patient est interrogé 2. le patient parle spontanément de sa dépression 3. attitude dépressive : visage triste, voix pauvre, pleurs fréquents 4. le patient n'évoque que sa tristesse et sa dépression dans ses communications TOTAL .....
2. Sentiment de culpabilité : 0. absent 1. reproche envers lui-même, impression d'avoir causé des préjudices à autrui 2. idées de culpabilité ou ruminations sur des erreurs passées 3. idée délirante de culpabilité, la maladie étant vécue comme une punition 4. hallucinations auditives de dénonciation, hallucinations visuelles menacantes TOTAL .....
3. Suicide : 0. absent 1. impression que la vie ne vaut pas d'être vécue 2. désir d'être mort ou son équivalent 3. idée ou geste de suicide 4 tentative de suicide TOTAL .....
4. Insomnie du début de nuit : 0. aucune difficulté à l'endormissement 1. difficulté occasionelle, endormissement parfois supérieur à 30 minutes 2. endormissement difficile chaque nuit TOTAL .....
5. Insomie du milieu de nuit : 0. aucune 1. agitation nocturne fréquente 2. réveils nocturnes fréquents TOTAL .....
6. Insomnie du matin : 0. aucune 1. réveils matinaux fréquents mais possibilité de se rendormir 2. impossibilité de se rendormir TOTAL .....

TABLEAU 2-4. — ÉCHELLE DE DÉPRESSION D'HAMILTON

7. Travail et activités 0 aucun trouble 1. sentiments d'incapacité, de fatigue ou de faiblesse se rapportant au travail ou aux loisirs 2. perte d'intérêt pour le travail et les loisirs 3. diminution du temps d'activité et de la productivité 4. incapable de travailler TOTAL .....
8. Ralentissement intellectuel : 0. aucun 1. léger ralentissement 2. ralentissement modéré 3. entretien difficile 4. stupeur ou obnubilation, entretien impossible TOTAL .....
9. Agitation : 0. aucune 1. crispations 2. absence de repos : manipulation constante de quelque chose 3. impossibilité de rester tranquille, nécessité de bouger tout le temps 4. le patient marche sans cesse, se tord les mains, se ronge les ongles, s'arrache les cheveux TOTAL .....
10 Anxiété : 0. Aucune 1. légère : irritabilité, tension subjective 2. modérée : soucis à propos de problèmes mineurs 3. sévère : inquiétude constante 4. anxiété invalidante TOTAL .....
11. Anxiété somatique : 0. aucune 1. discrète : bouche sèche, diarrhées, côlon irritable 2. moyenne 3. sévère : palpitations 4. invalidante : hyperpnée, pollakiurie, transpirations TOTAL .....
12. Troubles gastrointestinaux 0. aucun 1. perte d'appétit mais alimentation spontanément possible 2. difficultés à manger ; demande de médicaments pour la digestion TOTAL .....

TABLEAU 2-4. — ÉCHELLE DE DÉPRESSION D'HAMILTON

13. Troubles somatiques généraux :	
0. aucun	
1. plaintes multiples mais imprécises	
2. plaintes spécifiques : lombalgies, céphalées, myalgies	
TOTAL	.....
14. Diminution de la libido :	
0. aucune	
1. légère	
2. grave	
TOTAL	.....
15. Idées hypochondriaques :	
0. absentes	
1. légères : attention concentrée sur son propre corps	
2. moyennes : préoccupation sur sa santé	
3. sévères : plaintes fréquentes et sentiment d'être physiquement malade	
4. délire hypochondriaque	
TOTAL	.....
16a. Perte pondérale subjective :	
0. aucune	
1. probable	
2. certaine	
TOTAL	.....
16b. Perte pondérale objective :	
0. < 500 gr/semaine	
1. > 500 gr par semaine	
2. > 1kg par semaine	
TOTAL	.....
17. Prise de conscience de la maladie :	
0. le patient reconnaît qu'il est déprimé	
1. le patient estime être malade mais pour une autre raison que la dépression	
2. négation de la maladie	
TOTAL	.....
SCORE FINAL	.....

BIBLIOGRAPHIE

[1] AMERICAN PSYCHIATRIC ASSOCIATION. — *DSM-III-R, Manuel diagnostique et statistique des troubles mentaux*. Masson Paris, 1989.

[2] ASSAL G. — Le dépistage neuropsychologique de la démence sénile et pré-sénile. *Médecine et Hygiène*, 1986, *44*, 2697-2704.

[3] Bolla K.I., Lindgren K.N., Bonaccorsy C., Bleecker M.L. — Memory complaints in older adults. *Arch. Neurol.*, 1991, *48*, 61-64.

[4] Cole M.G., Dastoor D., Koszycky D. — The hierarchic dementia scale. *J. Clin. Exp. Gerontology*, 1983, *5*, 219-234.

[5] Cole M.G., Dastoor D. — A new hierarchic approach to the measurement of dementia. *Psychosomatics*, 1987, *28*, 298-304.

[6] Demonet J.F., Doyon B., Ousset P.J. et coll. — Étalonnage d'une échelle d'évaluation cognitive de structure modulaire et hiérarchisée applicable aux démences. *Rev. Neurol.*, 1990, *146*, 490-501.

[7] Derouesne C. — Examen de la mémoire. *Le Concours Médical*, 1990, *112*, 3639-3642.

[8] Editorial — Memory testing : no thermometers avaible. *Lancet*, 1987, *2*, 604-606.

[9] Ey H., Bernard P., Brisset Ch. — *Manuel de psychiatrie*. 6e éd., Masson Paris, 1989.

[10] Feinberg T., Goodman B. — Affective illness, dementia, and pseudodementia. *J. Clin. Psychiatry*, 1984, *45*, 99-103.

[11] Folstein M.F., Folstein S.E., McHugh P.R. — "Mini-mental state". A practical method for grading the cognitive state of patient for the clinician. *J. Psychiatr. Res.*, 1975, *12*, 189-198.

[12] Franssen E.H., Reisberg B., Kluger A., Sinaiko E., Boja C. — Cognition-independent neurologic symptoms in normal aging and probable Alzheimer's disease. *Arch. Neurol.*, 1991, *48*, 148-154.

[13] Giordani B., Boivin M.J., Hall A.L. *et al.* — The utility and generality of Mini-Mental State Examination scores in Alzheimer's disease. *Neurology*, 1990, *40*, 1894-1896.

[14] Hamilton M. — A rating scale for depression. *J. Neurol. Neurosurg. Psychiatry*, 1960, *3*, 56-70.

[15] Mulley G.P. — Differential diagnosis of dementia. *Br. Med. J.*, 1986, *292*, 1416-1418.

[16] Petros T., Tabor L., Cooney T., Chabot R.J. — Adult age differences in sensitivity to semantic structure of prose. *Devel. Psychol.*, 1983, *19*, 907-914.

[17] Pfeiffer E. — A short-portable mental status questionnaire for the assessment of organic brain deficit in elderly patients. *J. Am. Geriatr. Soc.*, 1975, *23*, 433-441.

[18] Pryse-Phillips W. — Examination of the highest cerebral functions in the elderly. *Semin. Neurol.*, 1989, *9*, 8-19.

[19] Reisberg B., Ferris S.H., De leon M.J., Crook T. — The global deterioration scale for assessment of primary degenerative dementia. *Am. J. Psychiatry*, 1982, *139*, 1136-1139.

[20] Signoret J.L. — Mémoire et âge. Les déficits mnésiques liés à l'âge. *Médecine et Hygiène*, 1986, *44*, 2682-2688.

[21] Silliman R.A. — Aging, neurologic disability, and family caregiving. *Semin. Neurol.*, 1989, *9*, 3-7.

[22] Trillet M., Laurent B., Fischer C. — La mémoire et ses troubles. *Encycl. Méd. Chir. Paris, Neurologie*, 17024 A 10, 6-1982.

[23] Uldry P.A. — Syndrome démentiel et état confusionnel de l'âge avancé : approche pratique par le praticien. *Schweiz. Rundsch. Med. Prax.*, 1987, *76*, 277-282.

[24] Wechsler D. — *Manual for the Wechsler Adult Intelligence Scale*, Psychological Corporation, 1955, New York.

3

Neuropathologie de la sénescence physiologique et imagerie médicale

La neuropathologie de la sénescence consiste à distinguer la régression physiologique des tissus nerveux et la pathologie de l'involution. C'est un sujet difficile car il n'y a pas de limites nettes entre ce qui est encore considéré comme normal compte tenu de l'âge de ce qui est pathologique. D'autre part, il existe souvent des facteurs de risque (hypertension artérielle, diabète, insuffisance rénale, troubles du métabolisme) qui peuvent favoriser les anomalies observées à l'autopsie. Seules les modifications secondaires au vieillissement normal du système nerveux central sont abordées, les atteintes spécifiques à certaines pathologies (accidents vasculaires cérébraux, tumeurs, démences) étant traitées dans leurs chapitres correspondants (cf. chapitres 8, 9 et 17).

ASPECTS GÉNÉRAUX

MODIFICATIONS DU CRÂNE ET DES MÉNINGES [8, 9]

La calotte crânienne s'épaissit progressivement chez le vieillard, de façon uniforme, bien que prédominant dans la région frontale. L'épaississement touche surtout la table interne. Ces changements sont surtout présents chez la femme. Il n'y a pas de manifestation clinique contrairement aux modifications osseuses de la maladie de Paget (surdité, atrophie optique, anosmie, impression basilaire) ou de l'acromégalie.

La dure-mère est épaissie, plus adhérente à l'os et présente par endroit des zones calcifiées. L'arachnoïde et la pie-mère sont plus épaisses et deviennent opaques. Microscopiquement, il existe une infiltration de fibroblastes, de macrophages, de cellules pigmentées et une prolifération de cellules mésothéliales. Ces modifications peuvent être des séquelles d'une ancienne méningite. Les granulations de Pacchioni et les villosités arachnoïdiennes se fibrosent et peuvent présenter des calcifications. Des calcifications physiologiques des noyaux gris centraux (pallidum) sont aussi fréquentes chez le vieillard. Elles sont à différencier du syndrome de Fahr, qui est caractérisé par des calcifications bilatérales des ganglions de la base et peut se traduire par des troubles extra-pyramidaux, des désordres psychiques et des crises épileptiques (cf. chapitre 17).

Encéphale

Généralités [8, 9, 15, 27, 30, 31]

Le poids du cerveau diminue de 5 à 10 % entre 20 et 90 ans, la dépopulation neuronale correspondant à une perte de 10 000 à 50 000 neurones par jour. Il existe une perte pondérale de 150 et 300 gr, le poids moyen étant de 1 200 gr contre 1 500 à 1 700 gr pour un cerveau d'adulte jeune. La perte pondérale est plus importante chez la femme. Le poids du cerveau est encore plus bas chez le grand vieillard (centenaire) qu'il ne l'est au cours du vieillissement moins avancé. Il existe un aspect grêle des circonvolutions avec élargissement des sillons et des scissures de la convexité cérébrale. On observe une diminution du volume du cerveau en rapport avec une réduction du cortex et une atrophie de la substance blanche avec, parallèlement, un accroissement de la taille des ventricules. Les noyaux gris sont également atrophiés et apparaissent légèrement comprimés par la dilatation ventriculaire. Cette diminution globale du volume cérébral est à l'origine de l'élargissement des espaces sous-arachnoïdiens et des ventricules, mais il n'y a pas d'augmentation de sécrétion du liquide céphalo-rachidien, qui, au contraire, diminue avec la sénescence. La production normale de liquide céphalo-rachidien chez l'adulte jeune est de 0,3 à 0,4 ml/min alors qu'elle n'est que de 0,2 ml/min chez le vieillard, soit une réduction de 50 % environ. Cette baisse de la synthèse du liquide entraîne un renouvellement plus lent de ses constituants et c'est une des raisons de la protéinorachie légèrement augmentée du sujet âgé.

Modifications de la substance blanche [4, 5, 14, 26]

La sénescence physiologique entraîne des altérations modérées de la substance blanche : foyers de raréfaction myélino-axonale et gliose modérée. Ces anomalies peuvent être parfois plus importantes. Le terme de leucoararaoïse a été proposé pour rendre compte de façon descriptive de la raréfaction de la substance blanche, sans présumer des anomalies anatomopathologiques sous-jacentes. La leucoaraïose est principalement associée aux modifications vasculaires rencontrées dans l'hypertension artérielle et dans la maladie de Binswanger. La mise en évidence d'une leucoaraïose au scanner X ne doit pas être considérée comme un simple effet du vieillissement cérébral, surtout s'il existe une nette détérioration intellectuelle, une hypertension artérielle chronique et des petits ramollissements profonds. (cf. chapitre 8).

Tronc cérébral et cervelet [9, 32]

Le tronc cérébral montre des modifications non spécifiques : atrophie diffuse, diminution de la population neuronale des noyaux des nerfs crâniens, plages de dégénérescence neuro-fibrillaire. Il existe une atrophie du cortex cérébelleux intéressant surtout le vermis et les hémisphères. La gliose est inégalement dispersée dans le cervelet. Elle prédomine dans les régions périvasculaires, la substance blanche autour des noyaux dentelés et les zones adjacentes aux cellules de Purkinje. Les manifestations cliniques sont discrètes : troubles de l'équilibre, imprécision aux mouvements volitionnels.

MOELLE ÉPINIÈRE [8]

Comme dans l'encéphale, il existe un épaississement des méninges et parfois des calcifications. On observe une pâleur diffuse de la substance blanche, plus particulièrement au niveau des cordons latéraux et postérieurs, qui est en relation avec une perte myélinique. Il existe de nombreuses zones de dégénérescence de la myéline qui est remplacée par une prolifération gliale. Les vaisseaux sont aussi atteints, la paroi étant épaissie, notamment l'intima, et la lame élastique interne souvent rompue. La lumière de petites artérioles ou de capillaires peut être obstruée par du matériel hyalin.

PRINCIPALES MODIFICATIONS OBSERVÉES EN MICROSCOPIE [6, 8, 9, 13, 15, 16, 20, 26, 30, 37, 39]

Les pertes neuronales, la dégénérescence neurofibrillaire, les plaques séniles, la dégénérescence granulovacuolaire, ainsi que la hyalinose et l'amylose vasculaire, les dépôts de lipofuscine et la minéralisation vasculaire sont des preuves histologiques du vieillissement du système nerveux central. La différence avec une démence (maladie d'Alzheimer, maladie de Pick) est en rapport avec le nombre de lésions et leur diffusion à certaines régions spécifiques du cerveau (ex : cortex pariéto-occipital et temporal dans la maladie d'Alzheimer). Le diagnostic histologique est donc basé sur l'aspect quantitatif et topographique des lésions, ainsi que sur une anamnèse compatible de démence en rapport avec l'âge. Par exemple, pour la maladie d'Alzheimer, présence de lésions de dégénérescence neuro-fibrillaire et des plaques séniles supérieures à 15/mm^2 pour un grossissement de 200 × chez un sujet de plus de 75 ans.

• *Pertes neuronales.* Les modifications neuronales consistent en une perte et une atrophie cellulaire. Il faut au moins une diminution de 30 % des cellules pour parler de dépopulation neuronale. La perte neuronale prédomine dans la 3e couche du cortex et dans les régions frontales et temporales, touchant aussi et plus particulièrement le striatum, la substantia nigra, le locus cœruleus et le noyau du X. Parallèlement, il existe une perte des fibres myélinisées avec réduction du volume de la substance blanche. La myéline totale du cerveau diminue de 30 % par rapport à l'adulte jeune, secondaire à une baisse de la synthèse lipidique de la myéline. Cette perte myélinique est plus importante au niveau du système nerveux périphérique. Il existe une réduction des dentrites et de l'arborisation terminale des axones. La densité des synapses est diminuée de 15 % dans le cortex frontal après 75 ans. Une surcharge lipopigmentaire et une disparition des corps de Nissl sont constantes chez le sujet âgé de même que des modifications gliales, qui sont caractérisées par une prolifération de la névroglie avec turgescence astrocytaire. La perte neuronale est le résultat plus ou moins tardif du processus de vieillissement atteignant tous les neurones de façon irréversible.

• *Lipofuscine.* Il s'agit d'inclusions intraneuronales de matériel lipidique et pigmentaire. C'est une lésion constante et diffuse, et l'un des signes les plus nets du vieillissement cérébral. La lipofuscine est associée à l'atrophie neuronale qui consiste en une rétraction du corps cellulaire avec basophilie diffuse du cytoplasme et pycnose du noyau. Les dépôts de lipofuscine n'ont aucun rôle pathologique, et il n'existe pas de relation entre leur abondance et la détérioration intellectuelle.

• *Dégénérescence neuro-fibrillaire.* Elle est observée dans le cytoplasme sous la forme d'amas de matériel composé de filaments hélicoïdaux, entraînant une déformation du neurone avec refoulement du noyau en périphérie. L'origine des filaments n'est pas claire : il s'agirait d'une dégénérescence du cytosquelette (neurofilaments, microtubules) ou d'une agrégation de protéines dénaturées. La présence de protéines tau dans les paires de filaments a aussi été mise en évidence et leur phosphorylation pourrait être à l'origine de la dégénérescence neuro-fibrillaire. Dans la sénésence physiologique, la dégénérescence neuro-fibrillaire est toujours constatée dans la corne d'Ammon et le noyau amygdalien, étant moins fréquente et de répartition inégale dans le cortex extra-ammonien (région temporale, cortex frontal plus rarement). Elle est aussi notée dans les noyaux gris et le tronc cérébral. Elle augmente en intensité chez le grand vieillard (centenaire) et les déments.

• *Plaques séniles.* Ce sont des masses arrondies situées dans le cortex, principalement les 2e et 3e couches. Elles sont composées d'un centre amyloïde entouré d'une couronne de prolongements nerveux en dégénérescence et de débris cellulaires. Elles peuvent avoir un aspect d'image en cocarde caractérisé par un centre amorphe, une couronne périphérique filamenteuse et une zone intermédiaire plus claire. Certaines plaques se résument à une tache circulaire de structure fibrillaire ou de dépôt amorphe. La microscopie électronique montre des formations arrondies avec de la myéline, des mitochondries, des terminaisons dendritiques anormales et des formations tubulaires ressemblant à celles de la dégénérescence neuro-fibrillaire. Il existe fréquemment des cellules microgliales et des astrocytes entourant les plaques. L'amyloïde du centre des plaques constitue le primum movens de la lésion et précède les altérations des prolongements nerveux. La substance amyloïde est composée de protéine βA4 organisée en filaments β plissés. Cette protéine provient, par un processus protéolytique encore inconnu, d'un précurseur physiologique, une protéine membranaire dont le gène est porté par le chromosome 21. Des modifications post-transcriptionnelles de l'ARN messager du précurseur semblent entraîner la protéolyse anormale du précurseur. Les dépôts de protéines βA4 ne suffisent pas à entraîner la formation de plaques séniles. Ils ne possèdent pas les propriétés de la substance amyloïde et ne sont pas associés aux autres composants de la plaque sénile. Leur présence, même en très grand nombre, ne provoque pas de détérioration intellectuelle. Par contre, les dépôts denses de protéine βA4 entourés de prolongements et formant des plaques séniles montrent une corrélation directe entre l'intensité du déficit intellectuel et leur densité. Les premières plaques séniles apparaissent vers 50 ans, bien plus précocément dans la trisomie 21 (vers 20 ans). Comme la dégénérescence neuro-fibrillaire, les plaques séniles prédominent dans la corne d'Ammon et sont aussi observées dans le cortex temporal, plus rarement dans la région frontale ou occipitale.

• *Dégénérescence granulovacuolaire.* Elle est constituée de vacuoles intra-cytoplasmiques de 4 à 5 µm de diamètre avec une structure centrale éosinophile. La composition biochimique est inconnue. La dégénérescence granulovacuolaire est toujours observée dans la corne d'Ammon, très rarement ailleurs (cortex temporal, noyau basal de Meynert).

• *Corps amylacés.* Ce sont des structures gliales d'origine glucidique observées en grand nombre chez le vieillard et n'ayant pas de signification pathologique.

• *Corps de Hirano.* Ils sont notés aussi bien dans la sénescence physiologique que dans les démences. Ce sont des structures ovoïdes situées préférentiellement dans la corne d'Ammon, et composés d'éléments du cytosquelette et de protéines tau.

• *Corps de Lewy*. Pathognomoniques de la maladie de Parkinson, ils ne sont pas observés dans la sénesence physiologique. Ce sont des inclusions intra-cytoplasmiques, de forme arrondie, refoulant le noyau et le pigment mélanique. Ils ont un centre dense acidophile entouré d'un halo clair. Leur absence, ou leur présence, peut être l'expression d'une lésion non spécifique ou d'une maladie de Parkinson paucisymptomatique.

MODIFICATIONS VASCULAIRES

ARTÈRES EXTRA- ET INTRA-CÉRÉBRALES DE GRAND CALIBRE [17, 30]

L'artériosclérose sénile associe une diminution des fibres élastiques ainsi qu'une imprégnation calcique, lipidique et protéique de la paroi, sans lésion sténosante nette. Au niveau des bifurcations, il existe des amas de fibres musculaires lisses, qui sont les premiers signes du vieillissement artériel. Cette prolifération myofibroblastique serait responsable de lésions plus sténosantes que les anomalies constatées dans l'artériosclérose sénile.

PETITES ARTÈRES ET ARTÉRIOLES INTRA-CÉRÉBRALES [2, 11, 12, 15, 17, 19, 33, 40]

Il existe un allongement du système artériel terminal caractérisé par des sinuosités du trajet et des irrégularités du diamètre. Ces anomalies sont plus marquées lors d'hypertension artérielle. On constate des lésions multiples et variées de la paroi : fibrose adventitielle, minéralisation.

• *Fibrose adventitielle*. Il s'agit de dépôts de collagène dans la paroi externe de l'artère, principalement notés sur les artères perforantes et intraparenchymateuses des noyaux gris, mais sans augmentation nette de l'épaisseur de la media des artérioles de 300 à 25 µm. Cette fibrose est liée au vieillissement, bien qu'elle ne dépasse pas 50 % des observations.

• *Minéralisation vasculaire*. Elle est très fréquente chez le sujet âgé et le grand vieillard. (plus de 70 % des cas), souvent associée à la fibrose adventitielle. Elle est surtout constatée dans les noyaux gris, la capsule interne, la corne d'Ammon, le cervelet et le tronc cérébral. Les dépôts sont constitués de plusieurs minéraux : calcium, phosphore, zinc, magnésium, fer, chlore, soufre. Il n'y a pas de relation entre l'importance de la minéralisation et la présence d'une détérioration intellectuelle ou d'une hypertension artérielle.

• *Amylose vasculaire*. L'amylose des vaisseaux cérébraux concerne des dépôts d'amyloïde recouvrant l'angiopathie dyshorique et congophile. Dans l'angiopathie dyshorique, la substance amyloïde semble diffuser d'un vaisseau de petit calibre (artériole, capillaire, veinule). Cette substance amyloïde possède la même affinité que le centre des plaques séniles et l'angiopathie dyshorique est considérée comme l'un des aspect de la dégénérescence amyloïde sénile. L'angiopathie dyshorique est comparable à l'angiopathie congophile, où les dépôts d'amyloïde restent localisés à la paroi d'un vaisseau de grand calibre et principalement dans les couches superficielles du cortex et les méninges. Ces modifications sont notées chez 50 à 75 % des personnes de plus de 75 ans. Cette amylose est à différencier de l'angiopathie amyloïde qui est une entité différente et responsable d'hématomes lobaires récidivants, plus fréquemment superficiels que profonds, chez le vieillard n'ayant pas d'autre facteur de risque cardio-vasculaire (cf. chapitre 8).

• *Hyalinose vasculaire.* Elle intéresse les artères de 50 à 200 µm. Les fibres musculaires sont remplacées par des dépôts éosinophiles et lipidiques, granulaires ou homogènes dans la paroi. Ces lésions sont segmentaires et associées à une fibrose pariétale. Elle est très fréquemment observée dans l'hypertension artérielle chronique, étant aussi notée chez le grand vieillard, principalement dans les noyaux gris et le tronc cérébral. C'est la principale étiologie des lacunes découvertes lors d'autopsies de patients âgés, lésions le plus souvent asymptomatiques.

• *Micro-anévrismes de Charcot et Bouchard.* Ils touchent les artères de 40 à 160 µm et seraient la conséquence d'une désorganisation artériolaire segmentaire par lipohyalinose. Ils peuvent être associés à une hypertension chronique ou aiguë, mais sont aussi fréquemment observés chez le grand vieillard sans facteur de risque particulier. Leur rupture provoque une hémorragie intraparenchymateuse. Ces anévrismes sont à différencier des anévrismes sacculaires. Ceux-ci sont situés sur les artères intracrâniennes et extra-cérébrales de grand calibre, pouvant entraîner une hémorragie sous-arachnoïdienne. Leur fréquence n'augmente pas avec l'âge et ils sont toujours associés à une hypertension artérielle.

Capillaires et veinules [1, 17, 35]

Il existe une augmentation progressive de l'épaisseur de la membrane basale et, dans une moindre mesure, une perte ainsi qu'un amincissement de l'endothélium. On observe des modifications de la barrière hémato-cérébrale, qui sont caractérisées par un épaississement et une duplication des membranes basales des capillaires ainsi que des irrégularités de la paroi avec aspect fenêstré de l'endothélium. La protéinorachie légèrement augmentée du vieillard pourrait être la conséquence d'une anomalie de la perméabilité vasculaire au niveau de la barrière hémato-cérébrale. Les veinules du sujet âgé montrent une fibrose et un épaississement de leur paroi, ces modifications pouvant être associées à des dépôts de matériel osmiophile et à une dégénérescence cellulaire du périthélium.

IMAGERIE MÉDICALE

Radiographie du crâne [25, 38]

Des calcifications du siphon carotidien peuvent être observées. Les modifications de la selle turcique, notamment lors de tumeur hypophysaire, ne sont pas évidentes et le scanner X et l'imagerie par résonance médicale sont de meilleurs examens. L'hyperostose frontale consiste en un épaississement bénin de l'os frontal au dépend de la table interne, mais elle peut traduire l'existence d'un méningiome. Les radiographies du crâne permettent de montrer des traits de fractures ainsi que les modifications secondaires à des maladies des os (crâne pagétique : épaississement de la calotte, taches opaques, densification des os de la base, impression basilaire.). Elle sont également utiles lors de suspicion de métastases osseuses en mettant en évidence des lacunes multiples à l'emporte-pièce (myélome).

Scanner X et imagerie par résonance magnétique

Le scanner X permet une bonne évaluation de la dilatation des ventricules et de l'élargissement des sillons corticaux, alors que l'imagerie par résonance magnétique apprécie mieux les modifications de la substance blanche. Comme pour la pathologie, des critères de normalité sont difficiles à établir compte tenu de nombreuses variations individuelles et de la présence de facteurs de risque cardio-vasculaire chez la majorité des grands vieillards, le principal étant justement l'âge. L'intérêt de l'imagerie médicale est de pouvoir effectuer rapidement un bilan, permettant d'exclure différentes pathologies à l'origine de troubles divers et de présentation clinique parfois similaire chez le vieillard : accident vasculaire cérébral, leucoaraïose, hydrocéphalie, tumeur ou métastases.

Atrophie cortico-sous-corticale et dilatation ventriculaire

• *Atrophie cortico-sous-corticale* [21, 24, 28]. Les sillons corticaux et leur atrophie sont mieux appréciés depuis l'apparition de scanographes ayant une bonne résolution spatiale. L'atrophie progressive de la substance blanche et du cortex se traduisent par un élargissement des sillons corticaux avec parallèlement une dilatation des espaces sous-arachnoïdiens. Chez le sujet normal, celle-ci ne devient apparente qu'à partir de 55 à 65 ans. L'agrandissement des espaces sous-arachnoïdiens de la fosse postérieure est parallèle à celle des espaces sus-tentoriels. Le rapport substance blanche-substance grise augmente avec l'âge : 1,28 à 30 ans, 1,55 à 100 ans.

• *Dilatation ventriculaire* [18, 21, 24, 36]. Les ventricules montrent une dilatation progressive qui est souvent asymétrique : le ventricule latéral gauche est plus large que le droit. Le scanner X a permi de définir des rapports calculés en fonction des différentes distances entre les bords externes des ventricules et les diamètres du crâne (fig. 3-1). Il existe une augmentation progressive de ces index avec l'âge.

Modifications de la substance blanche [2, 22, 23, 24, 34]

Le scanner X montre une leucœncéphalopathie diffuse chez 5 à 8 % des sujets de plus de 65 ans. L'imagerie par résonance magnétique est plus sensible et des anomalies de la substance blanche ont été détectées chez 10 à 80 % des patients de plus de 60 ans. Ces modifications augmentent avec l'âge et sont présentes chez 90 % des cas après 75 ans. L'anomalie la plus fréquente est un hypersignal au niveau des cornes frontales, dont l'origine est discutée : épendymite localisée secondaire au vieillissement normal, diffusion transépendymmaire de liquide céphalo-rachidien, atrophie localisée de la substance blanche. Ces modifications sont aussi rapportées dans la leucoaraïose mais il n'existe pas les autres éléments de la maladie (hypertension artérielle, démence progressive, petits ramollissements profonds).

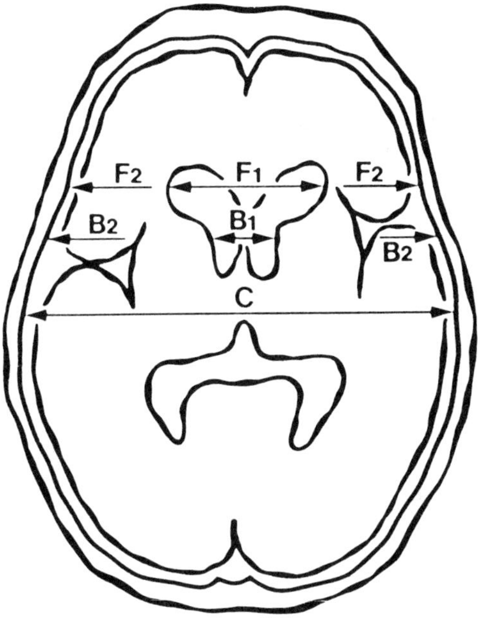

FIG. 3-1 — *Mesures des index ventriculaires*

F_1 : Distance entre les bords les plus externes des parois des cornes frontales

F_2 : Diamètre transversal du crâne au même niveau que A_1

B_1 : Distance entre les bords les plus externes des parois des cornes frontales au milieu de la tête des noyaux caudés.

B_2 : Diamètre transversal du crâne au même niveau que B_2

C : Diamètre transversal cérébral maximum

Index bifrontal → F_1/F_2 (n = 31,1 % ± 3,7)
Index bicaudé → B_1/B_2 (n = 15,4 % ± 2,8)
Index d'Evan → F_1/C (n = 0,3)

TOMOGRAPHIE PAR ÉMISSION DE POSITRONS ET DÉBIT SANGUIN CÉRÉBRAL [3, 7, 10, 22, 29, 41]

De façon générale, la tomographie par émission de positrons a montré qu'il existe une diminution de l'activité métabolique du cortex cérébral chez le sujet âgé et, dans une moindre mesure, également de la substance blanche. Parallèlement, on observe une réduction de la consommation du glucose et de l'oxygène. La tomographie par émission de positrons est utile lorsqu'il existe une détérioration intellectuelle débutante. L'examen montre des modifications du métabolisme cérébral qui peuvent précéder les anomalies visibles au scanner X ou en imagerie par résonance magnétique. Une diminution du métabolisme des régions temporo-pariétales évoque une maladie d'Alzheimer, et de la région fronto-pré-frontale une maladie de Pick (cf. chapitre 17). Une baisse diffuse et modérée du métabolisme est secondaire à la sénescence et les troubles cliniques peuvent être en rapport avec une dépression. La tomographie par émission de positrons est utile pour le diagnostic différentiel entre une détérioration intellectuelle d'origine corticale et les atteintes sous-corticales. Les études sur le débit sanguin cérébral ont aussi montré une diminution modérée et diffuse de la perfusion chez le vieillard, la réduction touchant principalement les régions profondes.

BIBLIOGRAPHIE

[1] ALAFUZOFF I., ADOLFSSON R., GRUNDKE-IQBAL I., WINBLAD B. — Blood-brain barrier in Alzheimer dementia and in non-demented elderly. *Acta Neuropathol.*, 1987, *73*, 160-166.

[2] AWAD I.A., JOHNSON P.C., SPETZLER R.F., HODAK J.A. — Incidental subcortical lesions identified on magnetic resonance imaging in the elderly. II. Postmortem pathological correlations. *Stroke*, 1986, *17*, 1090-1097.

[3] BARON J.C. — Substance blanche, métabolisme cérébral et vieillissement. In : Bès A., Géraud G. : *Circulation cérébrale et vieillissement*, John Libbey Eurotext, London-Paris, 1990, 39-44.

[4] BOGOUSSLAVSKY J., REGLI F. — Micro-angiopathies cérébrales, lacunes et leuco-araiose. *Schweiz. Rundsch. Med. Prax.*, 1987, *76*, 1318-1325.

[5] BOGOUSSLAVSKY J. — Leucœncéphalopathie, leucoaraiose et infarctus cérébraux. *Rev. Neurol.*, 1988, *144*, 11-17.

[6] BRION S. — Atrophies et scléroses cérébrales tardives. *Encycl. Méd. Chir., Paris. Neurologie*, 17056 A10, 9-1981.

[7] BROOKS D.J. — PET : its clinical role in neurology. *J. Neurol. Neurosurg. Psychiatry*, 1991, *54*, 1-5.

[8] CRITCHLEY M. — The neurology of old age. Lecture I. *Lancet*, 1931, *1*, 1121- 1127.

[9] CRITCHLEY M. — The neurology of old age. Lecture III. *Lancet*, 1931, *1*, 1331- 1337.

[10] DUARA R., GRADY C., HAXBY J. *et al.*. — Positron emission tomography in Alzheimer's disease. *Neurology*, 1986, *36*, 879-887.

[11] DUCKETT S., GALLE P., ESCOUROLLE R., POIRIER J., HAUW J.J. — Présence of zinc, aluminium, magnesium in striopallidodentate (SPD) calcifications (Fahr's disease) : electron probe study. *Acta Neuropathol., (Berlin)*, 1977, 38, 7-10.

[12] GERTZ H.J., FRYDL V. — Vascular convolutes in the aging brain. In : Cervos-Navarro J., Ferszt R. : *Stroke and microcirculation*, Raven Press, New York, 1987, 531-534.

[13] GRAY F. — Neuropathologie des syndromes parkinsoniens. *Rev. Neurol. (Paris)*, 1988, 144, 229-248.

[14] HACHINSKI V.C., POTTER P., MERSKEY H. Leuko-araiosis. Arch. Neurol., 1987, 44, 21-23.

[15] HAUW J.J., VIGNOLO P., DUYCKAERTS C. *et al.* — Étude neuropathologique de 12 centenaires. *Rev. Neurol., (Paris)*, 1986, *142*, 107-115.

[16] HAUW J.J., DUYCKAERTS C., DELAERE P., CHAUNU M.P. — Maladie d'Alzheimer, amyloïde, microglie et astrocytes. *Rev. Neurol., Paris*, 1988, *144*, 155-157.

[17] HAUW J.J., DUYCKAERTS C., DELAERE P., SEILHEAN D., VERNY M. — Pathologie du vieillissement des vaisseaux cérébraux. *In* : Bès A., Géraud G. : *Circulation cérébrale et vieillissement*, John Libbey Eurotext, London-Paris, 1990, 3-15.

[18] HUBBARD B.M., ANDERSON J.M. — Age, senile dementia and ventricular enlargement. *J. Neurol. Neurosurg. Psychiatry*, 1981, 44, 631-636.

[19] ISHII T., KATEMANI K.F., HAGA S., SATO M. — The immunocytochemical demonstration of subsequences of the precursor of the amyloid A protein in senile plaques in Alzheimer disease. *Neuropathol. Appl. Neurobiol.*, 1989, *15*, 135-146.

[20] JACOBS J.M., LOVE S. — Qualitative and quantitative morphology of human sural nerve at different ages. *Brain*, 1985, *108*, 897-924.

[21] JERNIGAN T.L., PRESS G.A., HESSELINK J.R. — Methods for measuring brain morphologic features on magnetic resonance images. *Arch. Neurol.*, 1990, *47*, 27-32.

[22] KOBARI M., MEYER J.S., ICHIJO M. — Leuko-araiosis, cerebral atrophy and cerebral perfusion in normal aging. *Arch. Neurol.*, 1990, *47*, 161-165.

[23] LEYS D., SOATAERT G., PETIT H. *et al.* — Periventricular and white matter magnetic resonance imaging hyperintensities do not differ between Alzheimer's disease and normal aging. *Arch. Neurol.*, 1990, *47*, 524-527.

[24] MANELFE C., ARRUE P., BERRY I., BONAFE A. — Aspects neuroradiologiques du cerveau âgé. *In* : Bès A., Géraud G. : *Circulation cérébrale et vieillissement*, John Libbey Eurotext, London-Paris, 1990, 91-103.

[25] MARTIN B.J., ROBERTS M.A., TURNER J.W. — Normal pressure hydrocephalus and Paget's disease of bone. *Gerontology*, 1985, *31*, 397-402.

[26] MASDEU J.C., WOLFSON L., LANTOS G. *et al.* — *Brain white-matter changes in the elderly prone to falling*. *Arch. Neurol.*, 1989, *46*, 1292-1296.

[27] MAY C., KAYE J.A., ATACK J.R. *et al.* — Cerebrospinal fluid production is reduced in healthy aging. *Neurology*, 1990, *40*, 500-503.

[28] MILLER A.K.H., ALSON R.L., CORSEILLIS J.A.N. — Variations with age in the volumes of grey and white matter in the cerebral hemispheres of man : measurements with an image analyser. *Neuropathol. Appl. Neurobiol.*, 1980, *6*, 119-132.

[29] PANTANO P., BARON J.C., LEBRUN-GRANDIE P. *et al.* — Regional cerebral blood flow and oxygen consumption in human aging. *Stroke*, 1984, *15*, 635-641.

[30] POIRIER J., GRAY F., ESCOUROLLE R. — *Manuel de neuropathologie*. 3e éd., Masson, Paris, 1989.

[31] REEVES A.G. — Aging brains : some observations. *Semin. Neurol.*, 1989, *9*, 1-2.

[32] REGLI F. — L'examen neurologique du vieillard. *Médecine et Hygiène*, 1986, *44*, 2656-2658.

[33] REGLI F. — Cerebral amyloid angiopathy. *In.* : *Handbook of Clinical Neurology*. Vol. 10 [54] : Vascular Diseases Part II. J.F. Toole. ed., Elsevier Science Publishers B.V., 1989, 333-344.

[34] SARPEL G., CHAUDRY F., HINDO W. — Magnetic resonance imaging of periventricular hyperintensity in a Veterans Administration Hospital Population. *Arch. Neurol.*, 1987, *44*, 725-728.

[35] SCHEIBEL A., DUONG T. — On the possible relationship of cortical microvascular pathology to blood brain barrier changes in Alzheimer's disease. *Neurobiol. Aging.*, 1988, *9*, 41-42.

[36] STAFFORD J.L., ALBERT M.S., NAESER M.A., SANDOR T., GARVEY A.J. — Age-related differences in computed tomographic scan measurements. *Arch. Neurol.*, 1988, *45*, 409-415.

[37] TERRY R.D., KATZMAN R. — Senile dementia of the Alzheimer type. *Ann. Neurol.*, 1983, *14*, 497-506.

[38] TRESS B.M. — The need for skull radiographs in patients presenting for CT. *Radiology*, 1983, *146*, 87-89.

[39] ULRICH J. — Senile plaques and neurofibrillary tangles of the Alzheimer type in non demented individuals at presenile age. *Gerontology*, 1982, *28*, 86-92.

[40] VINTERS H.V. — Cerebral amyloid angiopathy. A critical review. *Stroke*, 1987, *18*, 311-324.

[41] YAMAGUCHI T., KANNO T., UEMURA K. *et al.* — Reduction of regional cerebral metabolic rate of oxygen during normal aging. *Stroke*, 1986, *17*, 1220-1229.

4

Troubles du sommeil

Les troubles du sommeil, notamment l'insomnie, sont des plaintes fréquemment retrouvées chez le vieillard. Ces désordres sont dus aux modifications physiologiques du sommeil qui surviennent avec l'âge avancé, ou secondaires à des affections diverses qui peuvent également se surajouter aux premières. Une ou plusieurs nuits d'insomnie sont rapportées chez un tiers de la population adulte au cours d'une année et c'est un problème majeur chez 17 % des gens. Les troubles du sommeil augmentent avec la sénescence : 25 % des hommes de plus de 70 ans se plaignent d'insomnie et 40 % des femmes, contre 15 à 20 % entre 30 et 60 ans.

SOMMEIL NORMAL DE LA SÉNESCENCE

RAPPEL PHYSIOLOGIQUE [3, 4, 8, 13]

L'alternance veille-sommeil est fondamentale à l'organisation des rythmes circadiens des mammifères et de l'homme. Le sommeil est divisé en 3 stades principaux : 1) somnolence et endormissement; 2) sommeil lent; 3) sommeil paradoxal ou REM sleep (REM = rapid eyes movements) qui concerne la survenue des rêves. La période totale de sommeil va de l'endormissement au réveil final et, chez l'adulte jeune, elle est composée de 70 % de sommeil lent, de 25 % de sommeil paradoxal et de 5 % de temps d'éveil nocturne. Le besoin et le temps de sommeil est très variable d'un individu à l'autre, et la durée moyenne est estimée entre 7 et 8 heures (extrêmes normaux : 4 -11 heures). Cette période comprend 4 à 6 séquences sommeil lent-sommeil paradoxal. Il semble que la quantité de sommeil nécessaire soit génétiquement déterminée, bien qu'elle soit aussi en rapport étroit avec l'environnement de l'individu (exposition à la lumière, température).

Il existe 5 stades dans l'EEG de sommeil : les quatre premiers correspondent au sommeil lent (stades 1 et 2 = sommeil lent léger; stades 3 et 4 = sommeil lent profond) et le cinquième au sommeil paradoxal. Le stade 1 montre un ralentissement diffus avec l'apparition de rythmes thêta, puis le stade 2 est caractérisé par des rythmes thêta et delta, ainsi que des complexes K (rythmes lents de polarité opposée à prédominance antérieure) et des fuseaux (rythmes rapides entre 12 et 14 Hz, généralisés). Les stades 3 et 4 montrent une désorganisation diffuse de l'électrogenèse avec des rythmes delta (2 Hz, 75 µV) diffusément répartis, associés à quelques éléments thêta. Le stade 5, ou sommeil paradoxal, met en évidence un EEG proche de celui de la veille et caractérisé par une électrogenèse rapide bien qu'encore mélangée à des rythmes thêta ou delta.

Parallèlement, on enregistre des mouvements oculaires associés à une atonie musculaire qui est entrecoupée de clonies (face, membres supérieurs).

SOMMEIL DE LA SÉNESCENCE

Changements du rythme circadien et des phases du sommeil [3, 6, 27, 29, 37]

Le vieillard présente des modifications du rythme circadien : il va plus précocément au lit mais s'endort plus lentement et se réveille plus tôt que l'adulte jeune, ayant à ce moment plus de difficultés à se rendormir. Environ 50 % des personnes de 70 ans se réveillent spontanément avant 7 heures et près d'un quart d'entre elles avant 5 heures du matin. La variabilité quotidienne du rythme circadien se réduit, en rapport avec une diminution progressive des capacités d'ajustement et une plus grande indifférence aux synchronisateurs externes (éclairage notamment).

Les personnes âgées passent plus de temps au lit qu'un sujet jeune mais il existe une diminution de la période totale de sommeil nocturne avec une fragmentation du sommeil. Les micro-réveils et les sommeils transitionnels sont fréquents chez les sujets âgés. Le veillard se réveille et se rendort plusieurs fois pendant la nuit, et une heure ou plus d'éveil nocturne totale est normale chez l'homme de plus 65 ans et chez la femme après 70 ans. La possibilité de rester éveillé durant la journée diminue avec l'âge. Les phases de somnolence diurne sont plus fréquentes chez le vieillard, ainsi qu'une sieste en début d'après-midi. La personne âgée laissée dans un endroit calme et peu stimulant a tendance à somnoler et à s'endormir plus rapidement qu'un jeune. De même, il existe une diminution des performances après une privation de sommeil ou lors du changement rapide de fuseaux horaires (jet-lag syndrome) et la nécessité d'un temps de récupération beaucoup plus long comparativement aux adultes plus jeunes. Ainsi, la quantité totale de sommeil n'est pas diminuée chez le sujet âgé bien qu'il existe un raccourcissement du temps de sommeil nocturne, mais elle est généralement augmentée par rapport à une population d'adultes jeunes et actifs.

Modifications de l'EEG de sommeil [29]

L'EEG de sommeil se modifie dès 50 ans. Il montre progressivement des rythmes thêta et delta de plus basse amplitude durant le sommeil lent, et le stade 4 diminue en durée puis disparaît chez le vieillard. Les micro-réveils, caractérisés par un état proche de la veille et des rythmes rapides évoquant l'alpha, sont fréquents et durant jusqu'à 3 minutes. Le sommeil paradoxal diminue aussi avec l'âge.

INSOMNIE DU SUJET ÂGÉ

L'insomnie désigne une plainte pouvant être secondaire à des difficultés d'endormissement, des réveils fréquents ou trop précoces le matin ainsi qu'une mauvaise capacité de récupération du sommeil. Chez le vieillard, l'insomnie concerne le plus souvent des réveils nocturnes fréquents et un réveil matinal trop précoce.

ANAMNÈSE DU SOMMEIL CHEZ LE VIEILLARD [6, 15, 16, 20, 27, 29]

L'appréciation du sommeil est surtout basée sur des données subjectives : l'anamnèse ainsi que les plaintes du patient. Il faut que les troubles durent plus de trois semaines pour pouvoir parler d'insomnie. Les principales informations à rechercher sont en relation avec l'endormissement (facile, long et difficile, durée?), des réveils nocturnes (quand? réguliers ou irréguliers?), la présence de rêves ou de cauchemards et surtout la qualité du pouvoir restaurateur du sommeil. Il faut apprécier le temps passé au lit (lumières éteintes), la période totale de sommeil allant de l'endormissement au réveil final le matin, ainsi que le temps de sommeil vrai qui correspond à la période totale de sommeil diminuée de la durée des réveils nocturnes. Les plaintes sont à vérifier auprès d'un proche et il est important de savoir si des troubles du sommeil existaient antérieurement. Quelques renseignements sur l'anamnèse familiale du sommeil peuvent être utiles : durée du sommeil chez les parents, frères et sœurs, de même que chez le conjoint dont les réveils et les levers nocturnes peuvent justement perturber le sommeil du patient! Une insomnie transitoire est également fréquente lors d'hospitalisation ou de changement de lieu (voyage). Le tableau 4-1 présente les principales questions et facteurs de risque d'un sommeil perturbé à vérifier chez le dormeur âgé.

HYGIÈNE DU SOMMEIL [6, 14, 19, 20, 29]

Les réveils sont favorisés par le bruit ou la lumière, le dormeur âgé étant très sensible aux nuisances de l'environnement. Un sommeil perturbé peut être en rapport avec une mauvaise hygiène de sommeil secondaire à une chambre à coucher mal insonorisée (routes, voisinage) ou exposée à des lumières nocturnes (éclairage publique, voitures). Une température trop élevée ou trop froide de la chambre ou du lit (trop ou trop peu de couvertures) perturbe le sommeil, ainsi que certaines habitudes alimentaires et la consommation d'alcool ou de café le soir qui peuvent influencer négativement le sommeil. Il faut insister sur le fait de ne pas aller se coucher trop tôt. La chambre à coucher ne devrait servir qu'à dormir et l'habitude, fréquente chez la personne âgée, de travailler (tricotage, travaux d'écriture), de regarder la télévision ou de prendre les repas au lit est très mauvaise pour la qualité du sommeil. Par contre, une lecture régulière précédant le sommeil est recommandée car elle diminue le temps d'endormissement. D'autre part, le fait de rester actif, de faire des exercices physiques (marche) et de s'exposer régulièrement à la lumière du jour (y compris en hiver) améliore la quantité et la qualité du sommeil nocturne.

TRAITEMENTS [2, 16, 29]

Les personne âgées, principalement les femmes, sont sensibles à la qualité de leur sommeil et ont une demande élevée en somnifères. Cependant, il semble que 50 % des sujets peuvent répondre favorablement à la prescription d'un placebo. Une bonne hygiène de sommeil est importante. La prescription d'un somnifère ne doit être faite que pendant une durée limitée à l'occasion de circonstance particulière (stress, deuil, hospitalisation), ou en association avec un antalgique s'il existe une douleur insomniante. Une consommation séquentielle (un jour sur deux) est recommandée afin d'éviter l'accoutumance avec nécessité d'augmenter les doses et une insomnie de rebond à l'arrêt du traitement. Les médicaments associant plusieurs substances ne doivent pas être donnés car il est inutile d'additionner les risques. Le danger d'état confusionnel ou de chutes avec fracture est augmenté chez la personne âgée prenant des somnifères. Un autre effet indésirable est la possibilité de rester endormi en cas d'alarme. Le tableau 4-2 résume les principales médications utilisées dans les insomnies du sujet âgé.

TABLEAU 4-1 — ANAMNÈSE DU SOMMEIL CHEZ LE SUJET AGÉ

1. Heure du coucher, type de sommeil et réveil Heure et habitudes du coucher : régulière ou pas, prise d'une tisane ou de médicaments (somnifères ? autres ?), lecture, divers (écoute de la radio ou de la télévision au lit) Temps d'endormissement et présence de parasomnies : myoclonies, hallucinations hypnagogiques Interruption du sommeil : – quand ? toujours à la même heure ? une ou plusieurs fois pendant la nuit ? – de quelle manière ? spontanément, artificiellement (réveil) ? – pourquoi ? nécessité d'uriner, de prendre des médicaments ? – durée pour se rendormir ? Environnement nocturne : – sommeil seul ou avec un conjoint (ronflements) ? – présence de bruit ou de lumière : routes, éclairage publique, voisinage ? – température et aération de la chambre à coucher et du lit : climatisation ? couverture chauffante ? – présence d'animaux dans la chambre à coucher (fréquemment dans le lit) ? Qualité du sommeil : récupérateur, insuffisant, perturbé ? Réveil : – à quel heure ? régulier ou trop précoce ? possibilité de se rendormir ? – heure et rituel du lever : ablutions, prise de médicaments, petit-déjeuner ? – temps pour être pleinement opérationnel ?
2. Utilisation de somnifères Anamnèse précise du début de la prise de somnifères : nom des médicaments utilisés, posologie exacte, modification du traitement ou des doses, sommeil amélioré ou non.
3. Présence de troubles généraux – dyspnée paroxystique nocturne – nécessité d'uriner plusieurs fois durant la nuit (quantité ? prostatisme ? insuffisance cardiaque ?) – présence de douleurs ou de crampes : poitrine, abdomen (ulcère ?), membres inférieurs, autres

Hydrate de chloral [11, 15, 16]

C'est le somnifère de première intention chez le sujet âgé. Il peut être prescrit en comprimé ou sous la forme de sirop (500 mg à 3 g PO). L'action hypnotique survient en 30 minutes et la demi-vie varie entre 4 et 14 heures. Il a peu d'effet secondaire (dose léthale : 5 à 10 g). L'action sédative est augmentée par l'alcool et il potentialise les coumarines par compétition au niveau des protéines plasmatiques.

TABLEAU 4-2. — PRINCIPAUX MÉDICAMENTS UTILISÉS DANS LES INSOMNIES DU SUJET AGÉ

Type d'insomnie	*Médicaments*	*Posologie*	*Remarque*
Insomnie de la sénescence	hydrate de chloral	500 mg à 3 g/j PO	premier choix
	triazolam	0,125 mg/j PO	risque de dépendance
	zolpidem	5 à 10 mg/j PO	
	halopéridol	0,5-2 mg/j PO	troubles de l'humeur
	lévropromazine	25 à 50 mg/j PO	idem
	chlorprothixène	15 à 45 mg/j PO	idem
Maladie de Parkinson	lévodopa	*	dose de milieu de nuit
	lévodopa retard	250 mg PO	seulement le soir
	prométhazine	50 à 100 mg/j PO	lors de cauchemars
Apnées du sommeil	acétazolamide	*	
Neuropathies douloureuses + douleurs de déafférentation	amitriptilyne	50 mg/j PO	
	clomipramine	75 mg/j PO	
	crème à la capsaïcine	*	traitement à l'étude
Jambes douloureuses et orteils instables	clonazépam	1 à 2 mg/j PO	prescrit sur une courte durée (2 mois)
	témazépam	20 à 40 mg/j PO	
	liorésal	50 à 75 mg/j PO	
	lévodopa	*	
	opiacés	*	
Démences	halopéridol	5 à 10 mg/j PO	
	thioridazine	50 à 100 mg/j PO	
	clonazépam	1 à 2 mg/j PO	prescrit sur une courte durée
Dépression	imipramine	125 à 200 mg/j PO	
	miansérine	30 à 60 mg/j PO	
	moclobémide	150 à 300 mg/j PO	

* = posologie individuelle

Benzodiazépines [6, 7, 9, 16, 17, 25]

Dans l'insomnie de la personne âgée, les benzodiazépines n'ont pas la place qu'elles occupent chez le sujet jeune où elles sont utilisées comme somnifère de première intention. Avec l'âge, il existe un ralentissement de leur métabolisme et leur demi-vie est augmentée. L'utilisation prolongée (supérieure à 8 mois) de diazépam ou de flurazépam chez les personnes de plus de 70 ans peut entraîner l'installation progressive de troubles mnésiques, d'un état confusionnel avec apathie et détérioration intellectuelle évoquant une maladie d'Alzheimer. L'arrêt de la prise de benzodiazépines à demi-vie brève (< 5 heures) ou courte (entre 5 et 24 heures) donnent des symptômes précoces de sevrage se manifestant dans les premières 24 heures (alprazolam, triazolam). Au contraire, ces manifestations sont plus tardives et s'étendent sur plusieurs jours ou semaines avec les benzodiazépines à longue demi-vie (> 24 heures) (flurazépam). La forme mineure du syndrome de sevrage se traduit par une insomnie de rebond qui est réversible en quelques jours. Les formes moyennes à graves sont caractérisées par une insomnie, une anxiété (survenant surtout au réveil), des troubles de la concentration et des modifications sensorielles avec impression de goût métallique dans 50 % des cas. La forme sévère (2 % des cas) se traduit par les mêmes troubles ainsi que des crises d'épilepsie et des manifestations psychotiques ou délirantes. Une diminution progressive des benzodiazépines en 4 à 16 semaines permet d'éviter les complications du sevrage. Si nécessaire, un somnifère de type tricyclique est prescrit pour améliorer l'insomnie.

• *Triazolam* [16, 17]. Aux États-Unis, le triazolam est la benzodiazépine la plus fréquemment prescrite comme somnifère. C'est une benzodiazépine à demi-vie courte qui est recommandée pour avoir peu d'effets secondaires cognitifs ou sédatifs au réveil. Chez le vieillard, la biotransformation hépatique et la clearance du médicament sont ralenties et, pour la même dose, l'effet thérapeutique est plus puissant que chez le sujet jeune étant donné les concentrations plasmatiques plus élevées et le risque d'accumulation du produit après plusieurs jours d'utilisation. Une sédation ainsi qu'une baisse des performances mnésiques et cognitives sont plus importantes chez la personne âgée que chez l'adulte jeune. Une augmentation des taux sanguins de triazolam est aussi constatée lors de la prescription en parallèle d'un antihistaminique H2 (cimétidine). Si une benzodiazépine hypnoinductrice doit être prescrite à un vieillard, la posologie doit être diminuée de moitié par rapport aux doses utilisées chez le jeune, soit pour le triazolam 0,125 mg/j PO au lieu de 0,25 mg, et la durée du traitement ne pas dépasser deux semaines. Le flurazépam est aussi une benzodiazépine hypnoinductrice à courte demi-vie mais son métabolite, le désalkylflurazépam, a une demi-vie variant entre 40 et 280 heures et a tendance à s'accumuler après plusieurs jours d'utilisation. Le flurazépam est contre-indiqué chez le vieillard.

Zolpidem

C'est une imidazopyridine possédant une action hypnotique rapide sans somnolence diurne (5 à 10 mg PO). Il est contre-indiqué lors d'insuffisance respiratoire grave et dans le syndrome des apnées du sommeil.

Neuroleptiques et tricycliques [15, 33, 34]

Ils sont utiles lorsqu'il existe des troubles de l'humeur (excitation, agressivité, agitation, hallucination). Il est recommandé de prescrire une petite dose de neuroleptiques déjà pendant la journée afin que le patient puisse bénéficier de l'effet protecteur calmant psychomoteur. L'halopéridol (0,5 à 2 mg/j PO) a peu de répercussion sur le système cardio-circulatoire mais des effets extra-pyramidaux peuvent survenir rapidement. La lévopromazine (25 à 50 mg/j PO) et le chlorprothixène (15 à 45 mg/j PO) sont à utiliser avec prudence chez le vieillard car ils ont une composante hypotensive qui peut être dangereuse chez une personne ayant une tension basse (risque d'hypoperfusion cérébrale ou d'état confusionnel).

INFLUENCE D'AFFECTIONS NEUROLOGIQUES ET SYSTÉMIQUES SUR LE DORMEUR ÂGÉ

• *Affections extra-pyramidales* [5, 12, 26]. Dans la maladie de Parkinson, il existe fréquemment des difficultés à l'endormissement, des réveils fréquents et une hypersomnie matinale lorsque l'affection évolue depuis plusieurs années. Des EEG ont montré une fragmentation du sommeil avec diminution des stades 2 et 3 et du sommeil paradoxal. De nombreux parkinsoniens se plaignent d'une rigidité apparaissant durant la seconde moitié de la nuit qui est secondaire à une diminution du taux sanguin de lévodopa. Des cauchemards sont aussi fréquents et font partie de l'évolution naturelle du syndrome extra-pyramidal. Des douleurs sont une plainte initiale d'une maladie de Parkinson chez 5 à 9 % des patients. Il s'agit de crampes en rapport avec la rigidité, à prédominance rhizomélique et des membres inférieurs. Elles peuvent survenir la nuit et être insomniantes. Des anomalies similaires sont observées dans la maladie de Steele-Richardson-Olszewski. Lors de rigidité nocturne insomniante, une augmentation de la posologie vespérale de dopathérapie peut être utile, bien qu'il soit parfois nécessaire que le patient se réveille au milieu de la nuit pour absorber une dose précise de lévodopa comme il le fait durant la journée. La prise unique le soir d'une forme retard de lévodopa (250 mg PO) peut aussi être prescrite dans certaines situations. Un antihistaminique (prométhazine : 50 à 100 mg/j PO) peut diminuer les cauchemards survenant dans l'évolution de la maladie de Parkinson, bien qu'ils soient très difficiles à traiter.

• *Apnées au cours du sommeil* [1, 6, 18, 24, 29]. C'est un syndrome caractérisé par des arrêts respiratoires de longue durée (10 secondes à 3 minutes) durant le sommeil essentiellement. Il faut plus de 20 à 30 apnées par nuit d'une durée supérieure à 10 secondes pour affirmer le diagnostic. Les apnées sont habituellement en relation avec une obstruction des voies respiratoires supérieures (affections rhinopharyngées, micrognathie, macroglossie). C'est une cause fréquente d'insomnie : 1 à 5 % de la population de plus de 40 ans présente ce syndrome et 20 à 30 % des sujets de plus de 65 ans. Il existe des apnées nocturnes avec un sommeil perturbé et des ronflements. Ces arrêts respiratoires surviennent avec une fréquence variable (de 20 à plus de 100 fois pour une nuit), le dormeur luttant contre l'asphyxie avec des réveils incomplets. Le manque de sommeil entraîne une somnolence diurne avec fatigabilité, céphalées et diminution du rendement intellectuel. Le diagnostic est difficile : le patient se plaint d'une fatigue augmentée et d'une diminution de résistance à l'effort avec somnolence diurne. Le témoignage du conjoint est important, permettant de mettre en évidence un ronflement ou une agitation nocturne qui sont souvent ignorés du dormeur. La polysomnographie et l'enregistrement vidéo sont les examens complémentaires de choix. Un examen ORL doit toujours complèter le bilan. Le dormeur doit s'abstenir d'être sur le dos. Une perte de poids est aussi utile. Les substances favorisant une dépression respiratoire (somnifères, alcool) sont à éviter. Un stimulant respiratoire (acétazolamide) peut être prescrit dans les cas sévères.

• *Neuropathies douloureuses et douleurs de déafférentation* [28, 30, 31, 32, 35, 36]. Le diabète est le principal responsable d'une neuropathie douloureuse à prédominance nocturne. Il s'agit d'une atteinte axonale prédominant sur les petites fibres myéliniques. Les patients se plaignent de douleurs (brûlures) aux pieds et aux jambes, exacerbées la nuit au contact des draps. Les douleurs de déafférentation sont secondaires à une destruction des fibres de gros diamètre, la douleur étant en rapport avec une désinhibition des fibres de petit diamètre impliquées dans la transmission des messages nociceptifs. Elles sont observées dans de nombreuses situations, la plus fréquente chez le sujet âgé étant les algies post-zostériennes. Présentes le jour comme la nuit, ce type de douleur est très invalidant et insomniant. Le traitement de la cause d'une neuropathie douloureuse est d'abord basé sur l'origine des troubles (diabète). Dans certaines situations, l'application cutanée de capsaïcine (crème à 0,025 %) peut être utile, bien qu'un mois de traitement soit nécessaire pour juger de l'efficacité du traitement. En plus de leur effet thymoanaleptique, les tricycliques possèdent une action antalgique très intéressante dans les douleurs de déafférentation : amitriptilyne (50 mg/j PO), clomipramine (75 mg/j PO). La posologie est progressivement augmentée afin d'éviter les effets secondaires (sédation), qui sont diminués par une seule prise médicamenteuse le soir au coucher.

• *Jambes douloureuses et orteils instables* [10, 22, 29]. Ce syndrome associe des douleurs dans les pieds et les jambes à des mouvements involontaires des orteils. L'étiologie est inconnue bien qu'il existe fréquemment une pathologie du système nerveux : atteinte radiculaire post-zostérienne, discopathie lombaire, polyneuropathie métabolique (diabète), atteinte du système nerveux central. Il existe une prédominance nocturne des symptômes qui perturbent le sommeil par de nombreux réveils. Les troubles débutent après 50 ans, augmentant nettement en fréquence avec l'âge. L'utilisation de benzodiazépines à courte durée d'action permet de diminuer les mouvements pendant le sommeil : clonazépam (1 à 2 mg PO), témazépam (20 à 40 mg PO). Selon l'origine des troubles, des infiltrations de xylocaïne peuvent faire disparaître la symptomatologie. Le liorésal prescrit en plusieurs doses quotidiennes (50 à 75 mg/j PO) peut améliorer les symptômes lorsqu'il existe une spasticité en rapport avec une atteinte du système nerveux central. La lévodopa et les opiacés ont aussi été proposés dans les cas difficiles qui n'ont pas répondu aux autres traitements.

• *Maladies de système* [15, 29]. Plusieurs affections systémiques peuvent perturber le sommeil. Une insuffisance cardiaque peut provoquer une orthopnée ou une dyspnée paroxystique nocturne réveillant souvent le patient. Le décubitus favorise la résorption d'œdème en cas de retour veineux insuffisant des membres inférieurs mais entraîne une nycturie. Le prostatisme et la nécessité d'uriner plusieurs fois sont aussi des facteurs facilitant une insomnie chronique. Les douleurs osseuses et articulaires sont souvent notées chez le vieillard et, indépendamment de leur cause (dégénérescence ostéo-articulaire, métastases), elles sont fréquemment à l'origine d'insomnie, principalement durant la seconde moitié de la nuit, compliquées d'une hypersomnie diurne. L'insomnie peut être améliorée par un traitement adéquat d'une insuffisance cardiaque ou respiratoire. Lors de pathologies ostéo-articulaires, la prescription d'anti-inflammatoires non stéroïdiens lors du coucher diminue les douleurs nocturnes et améliore le sommeil : indométacine (50 mg PO), diclofénac (50 à 75 mg PO), acide méfénamique (250 à 500 mg PO).

• *Détérioration intellectuelle et démences* [23, 29, 33]. Des épisodes de déambulation nocturne ou de délire peuvent survenir chez les patients souffrant d'une détérioration intellectuelle ou d'une maladie d'Alzheimer, alors que leur comportement est normal durant la journée. Il n'existe pas de traitement spécifique concernant les troubles du sommeil dans ces situations. De petites doses d'halopéridol (5 à 10 mg PO) en début de nuit peuvent diminuer les épisodes d'agitation nocturne. Si le malade présente une akinésie ou une rigidité, l'halopéridol peut être remplacé par de la thioridazine (50 à 100 mg PO). Une benzodiazépine à très courte demi-vie peut être prescrite pendant quelques jours (moins d'une semaine) : clonazépam (1 à 2 mg PO le soir), qui est contre-indiquée en cas d'insuffisance respiratoire.

• *Dépression* [15, 21, 29]. Des réveils matinaux fréquents vers 2 ou 3 heures du matin avec un endormissement impossible ou très difficile, associés à une fatigue à prédominance matinale peuvent être secondaires à une dépression ou une anxiété. Une dépression est notée chez 10 à 20 % des vieillards en milieu hospitalier et une insomnie est présente dans la moitié des cas. Les antidépresseurs tricycliques peuvent être utiles en début de nuit (imipramine : 125 à 200 mg PO) mais ils ont des effets secondaires de type anticholinergique (hypotension, constipation, rétention urinaire, sécheresse buccale, glaucome) qui sont mal supportés chez le vieillard. Ces médicaments sont prescrits avec prudence lors d'insuffisance cardiaque ou de syndrome obstructif chronique. Un antidépresseur de la classe des pipérazinoazépines peut leur être préféré : miansérine (30 à 60 mg PO). Le moclobémide est un antidépresseur agissant par inhibition de la monoamine oxydase. Il peut être donné si la dépression ne s'accompagne pas d'agitation (150 à 300 mg PO).

Bibliographie

[1] Ancoli-Israel S., Kripke D.F., Mason W., Kaplan O.J. — Sleep apnea and periodic movements in an aging sample. *J. Gerontol.*, 1985, *40*, 419-425.

[2] Bayer A.J., Pathy M.S. — Requests for hypnotic drugs and placebo response in elderly hospital inpatients. Postgrad. *Med. J.*, 1985, *61*, 317-320.

[3] Benoit O. — Le sommeil normal de l'adulte : organisation et régulation. *Encycl. Méd. Chir., Paris, Neurologie*, 9-1988, 17025 A10, 8 p.

[4] Benoit O., Foret J. — Régulation circadienne des états de veille et de sommeil. *Neurophysiol. Clin.*, 1988, *18*, 403-431.

[5] Bergmann K.J., Mendoza M.R., Yahr M.D. — Parkinson's disease and long-term levodopa therapy. *Adv. Neurol.*, 1986, *45*, 463-467.

[6] Billiard M. — Les troubles du sommeil et de l'éveil. *Encycl. Méd. Chir., Paris, Neurologie*, 9-1988, 17025 B10, 9 p.

[7] Bissuel Y., Marie-Cardine M. — Dépendance et syndromes de sevrage aux benzodiazépines : aspects clinique et thérapeutiques. *Médecine et Hygiène*, 1990, *48*, 1666-1670.

[8] Bixler E.O., Vela-Bueno A. — Normal sleep : patterns and mechanisms. *Semin. Neurol.*, 1987, *7*, 227-235.

[9] Busto U., Sellers E.M., Naranjo C.A. *et al.* — Withdrawal reaction after long-term therapeutic use of benzodiazepines. *N. Engl. J. Med.*, 1986, *315*, 854-859.

[10] Clough C. — Restless legs syndrome. *Br. Med. J.*, 1987, *294*, 262-263.

[11] Consensus Conference — Drugs and insomnia. The use of medications to promote sleep. *JAMA*, 1984, *251*, 2410-2414.

[12] Culebras A., Magana R. — Neurologic disorders and sleep disturbances. *Sem. Neurol.*, 1987, *7*, 277-285.

[13] Czeisler C.A., Weitzman E.D., Moore-Ede M.C., Zimmerman J.C., Knauer R.S. — Human sleep : its duration and organisation depend on its circadian phase. *Science*, 1980, *210*, 1264-1267.

[14] Czeisler C.A., Johnson M.P., Duffy J.F. *et al.* — Exposure to bright light and darkness to treat physiologic maladaptation to night work. *N. Engl. J. Med.*, 1990, *322*, 1253-1259.

[15] Gillin J.C., Byerley W.F. — The diagnosis and management of insomnia. *N. Engl. J. Med.*, 1990, *322*, 239-248.

[16] Gillin J.C. — The long and the short of sleeping pills. *N. Engl. J. Med.*, 1991, *324*, 1735-1736.

[17] Greenblatt D.J., Harmatz J.S., Shapiro L. *et al.* — Sensitivity to triazolam in the elderly. *N. Engl. J. Med.*, 1991, *324*, 1691-1698.

[18] Guilleminault C. — Syndrome « apnée au cours du sommeil ». *Presse Med.*, 1984, *13*, 433-436.

[19] Hauri P.J., Esther M.S. — Insomnia. *Mayo Clin. Proc.*, 1990, *65*, 869-882.

[20] Kales A., Kales J.D. — Evaluation and diagnosis of sleep disorders patients. *Semin. Neurol.*, 1987, *7*, 243-249.

[21] Koenig H.G., Meador K.G., Cohen H.J., Blazer D.G. — Self-rated depression scales and screening for major depression in the older hospitalized patient with medical illness. *J. Am. Geriatr. Soc.*, 1988, *36*, 699-706.

[22] Leger J.M., Lubetzki C., Bouche P., Bor Y., Brunet P. — Jambes douloureuses et orteils instables. *Rev. Neurol., Paris*, 1985, *141*, 296-304.

[23] Lipowski Z.J. — Delirium in the elderly patient. *N. Engl. J. Med.*, 1989, *320*, 578-582.

[24] Lugaresi E., Vela-Bueno A. — Sleep-related respiratory disorders. *Semin. Neurol.*, 1987, *7*, 259-268.

[25] Mamelak M., Adele C., Buck L., Price V. A. — comparative study of the effects of brotizolam and flurazepam on sleep and performance in the elderly. *J. Clin. Psychopharmacol.*, 1989, *9*, 260-267.

[26] Marsden C.D. — Parkinson's disease. *Lancet*, 1990, *1*, 948-952.

[27] Miles L.E., Dement W.C. — Sleep and aging. *Sleep*, 1980, *3*, 119-220.

[28] Portenoy R.K., Duma C., Foley K.M. — Acute herpetic and postherpetic neuralgia : clinical review and current management. *Ann. Neurol.*, 1986, *20*, 651-664.

[29] Prinz P.N., Vitiello M.V., Raskind M.A., Thorpy M.J. — Geriatrics : Sleep disorders and aging. *N. Engl. J. Med.*, 1990, *323*, 520-526.

[30] Said G. — Neuropathies métaboliques. 1. Neuropathies diabétiques. *Rev. Neurol., Paris*, 1985, *141*, 683-693.

[31] Uldry P.A., Regli F. — Zona et algies post-zostériennes : approche thérapeutique. *Rev. Med. Suisse Romande*, 1988, *108*, 41-45.

[32] Uldry P.A., Regli F. — Les douleurs de déafférentation après intervention chirurgicale. *Schweiz. Rundsch. Med. Prax.*, 1989, *78*, 674-677.

[33] Vernay D., Dordain G. — Le vieillard et les psychotropes. *Revue du Praticien, Paris*, 1990, *40*, 1385-1389.

[34] Ware J.C. — Tricyclic antidepressants in the treatment of insomnia. *J. Clin. Psychiatry*, 1983, *44*, 25-28.

[35] Watson C.P.N., Evans R.J., Watt V.R. — Post-herpetic neuralgia and topical capsaicin. *Pain*, 1988, *33*, 333-340.

[36] Watson C.P.N., Evans R.J., Watt V.R. — The post-mastectomy pain syndrome and the effect of topical capsaicin. *Pain*, 1989, *38*, 177-186.

[37] Zepelin H., Mc Donald C.S., Zammit G.K. — Effects of age on auditory awakening thresholds. *J. Gerontol.*, 1984, *39*, 294-300.

5

Troubles de la marche, vertiges et chutes

Les troubles de la marche sont fréquents chez le vieillard mais trop souvent mal connus et négligés. Ces désordres ont deux conséquences majeures : le risque de chute avec fracture ou contusion, qui sont grevés d'une lourde morbidité et de répercussions socio-économiques, ainsi qu'un retentissement sur la vie sociale, le vieillard hésitant à se déplacer ou à sortir, devenant de plus en plus sédentaire, ce qui contribue à aggraver une détérioration intellectuelle ou une dépression. Si certaines anomalies de la marche ont un aspect si spectaculaires qu'ils n'ont qu'une valeur de démonstration, d'autres, beaucoup plus discrètes, fournissent des arguments importants au diagnostic différentiel des symptômes présentés par le sujet âgé.

DÉMARCHE PHYSIOLOGIQUE ET DÉMARCHE SÉNILE

La marche est une activité complexe et automatique qui nécessite un fonctionnement correct du système afférentiel (afférences visuelles, vestibulaires, proprioceptives), des centres d'intégration (cortex frontal, noyaux de la base, cervelet), des voies cortico-spinales et de l'appareil locomoteur (muscles, articulations). Ces structures présentent un vieillissement normal entraînant des modifications physiologie de la marche chez le sujet âgé (démarche sénile).

DÉMARCHE PHYSIOLOGIQUE [17, 18, 25]

La démarche normale est caractérisée par un déroulement du pied sur le sol ainsi que des mouvements symétriques et harmonieux des 4 membres. Un cycle de marche normale est composé de 3 phases : 60 à 65 % du temps de marche correspond à une phase d'appui avec déroulement d'un pied sur le sol de l'arrière vers l'avant, dont 15 à 20 % en rapport avec le contact des 2 pieds avec la surface (double appui) ; 20 à 25 % du temps est en relation avec l'extrémité qui n'est plus en contact avec le sol et correspond à une phase d'oscillation avec propulsion du pied de l'arrière vers l'avant. Il existe un balancement harmonieux des membres supérieurs, un bras étant projeté en avant alternativement et parallèlement au mouvement du membre inférieur controlatéral. Les muscles fléchisseurs sont actifs lorsque le membre quitte le sol, alors que les extenseurs interviennent quand le pied est en contact avec le sol. La vitesse normale de déplacement est de 1,4 m/s.

DÉMARCHE SÉNILE [10, 12, 25, 27]

La marche de la personne âgée montre une augmentation du polygone de sustentation, une attitude générale en flexion, une diminution du ballant des bras et de la rotation du bassin, ainsi qu'un ralentissement, un raccourcissement et une diminution de la hauteur du pas. Il existe aussi des difficultés à s'adapter et à marcher sur une surface irrégulière ou un sol accidenté. La vitesse normale de déplacement d'une personne de 80 ans est de 1 à 1,2 m/s, soit 10 à 20 % inférieure à celle du sujet jeune.

EXAMEN DE LA MARCHE (tableau 5-1)

L'examen de la marche spontanée est très important : le patient doit être observé au moment où il se lève dans la salle d'attente et comment il se dirige vers le cabinet. Souvent, le lieu d'examen est trop étroit pour une observation correcte et il est conseillé de marcher avec le malade dans un couloir pour bien apprécier ses mouvements. L'inspection et l'audition de la démarche sur un sol dur ont une valeur diagnostique impor-

TABLEAU 5-1. — EXAMEN DE LA MARCHE CHEZ LE SUJET AGÉ

1. *Lever et position debout* Lever : façon de se lever du siège : spontanément et sans aide ? nécessité de s'y prendre à plusieurs reprises ? de s'aider avec les bras ? Position debout : – attitude générale : flexion du tronc ? élargissement du polygone de sustentation ? – instabilité : besoin de s'appuyer, tendance à la chute spontanée (latéralisation ?) Déformation des membres inférieurs : arthrose, déformation des genoux, des pieds.
2. *Épreuves de la marche* Marche spontanée : – appui et déroulement du pied. – attitude et mouvement des membres inférieurs : ralentissement, raccourcissement, diminution de la hauteur du pas, asymétrie du mouvement d'un membre. – mouvements des bras : ballant normal ou diminué (symétrique ou asymétrique), présence de mouvements anormaux (dystonie, dyskinésie). – demi-tour : décomposition du mouvement, instabilité, chute. Épreuves de la marche : – marche sur les talons, sur la pointe des pieds (parésie ?). – marche un pied devant l'autre, les yeux fermés (instabilité ? déviation ?). – possibilité de sautiller sur une jambe, de monter sur une chaise.
3. *Tests en position debout* Epreuve de Romberg : instabilité, déviation, danse des tendons (aggravation des troubles à la fermeture des yeux ?). Stabilité à la rétro-pulsion et à la pulsion latérale.

tante. Le tableau 5-1 présente les principaux points à vérifier concernant les troubles de la marche du sujet âgé. Il est important de tenir compte de l'état général et des antécédents du patient (dyspnée d'effort, insuffisance cardiaque).

TROUBLES DE LA MARCHE

GÉNÉRALITÉS [25, 26, 27]

Entre 10 et 15 % des personnes de plus de 60 ans ont des anomalies de la démarche, ce chiffre étant de 50 à 75 % chez les sujets de plus 80 ans. Les troubles de la marche sont caractéristiques de plusieurs affections neurologiques et sont rarement isolés, entrant le plus fréquemment dans le cadre d'une séméiologie plus étendue. Dans les traitements, les moyens auxiliaires sont largement conseillés (cannes, béquilles). Les facteurs domestiques doivent être considérés et corrigés : hauteur des sièges, tapis, pas de la porte, éclairage insuffisant.

PRINCIPAUX TROUBLES DE LA MARCHE DU SUJET ÂGÉ [18, 22, 23, 24, 25, 29, 30]

• *Démarche à petits pas*. La longueur de l'enjambée est plus courte que dans la marche sénile, et la démarche est lente, la durée du double appui étant augmentée. Elle est fréquemment observée chez le sujet âgé, étant notée dans trois situations principales : maladie de Parkinson, hydrocéphalie à pression normal, état lacunaire.

• *Freezing*. Il s'agit de l'incapacité transitoire à pouvoir passer le pas qui entraîne un piétinement sur place. Le démarrage, un obstacle ou le demi-tour sont des facteurs favorisants. Le freezing peut céder lorsqu'on demande au patient d'enjamber un obstacle réel ou imaginaire, c'est-à-dire lorsque l'aspect automatique de la marche n'est plus mis en jeu. Le freezing est habituellement noté chez le parkinsonien. Il est observé dans d'autres affections du vieillard : hydrocéphalie à pression normale, état lacunaire, syndrome frontal.

• *Démarche spastique*. Elle résulte principalement d'une lésion uni- ou bilatérale des voies cortico-spinales, bien qu'une atteinte des systèmes compensateurs de la motricité soit nécessaire pour entraîner des troubles importants de la marche (voies réticulo-spinales, vestibulo-spinales, tegmento-bulbo-spinales). L'examen précise le niveau de l'atteinte (encéphale, tronc cérébral, moelle épinière). Dans l'hémiplégie séquellaire, l'hypertonie est responsable de l'attitude typique du patient : extension du membre inférieur avec varus équin entraînant une circumduction à la marche car le mouvement s'effectue au niveau de la hanche, le pied rasant le sol par la pointe et sa face externe (démarche fauchante); adduction du membre supérieur avec flexion de l'avant-bras et du poignet, les doigts étant refermés en griffe. Dans la paraplégie ou les atteintes cortico-spinales bilatérales, il existe au début une difficulté à plier les genoux qui est secondaire à la spasticité des muscles extenseurs. Progressivement, les pieds ont de plus en plus de peine à quitter le sol et le patient a finalement une démarche fauchante bilatérale avec extension nette des membres inférieurs, ne pouvant se déplacer que par une inclinaison et une rotation du tronc du côté opposé de façon alternative (démarche de gallinacée).

• *Démarche apraxique ou astasie-abasie.* C'est une perte de l'automatisme de la marche. Le patient n'est plus capable de se mettre debout, de garder son équilibre dans la station verticale ou de pouvoir marcher, alors que la force musculaire et la coordination sont normales ou insuffisament perturbées pour expliquer les troubles. La forme mineure est caractérisée par une insécurité à la marche, un élargissement du polygone de sustentation et des chutes, les symptômes n'étant pas aggravés notablement à la fermeture des yeux. L'astasie-abasie est principlament observée dans l'hydrocéphalie à pression normale et dans les démences (maladie d'Alzheimer), parfois dans les tumeurs à localisation frontale.

• *Démarche ataxique.* Elle résulte d'une perte des notions de position et est caractérisée par une instabilité ainsi qu'une mauvaise coordination. Il existe un élargissement du polygone de sustentation, le patient marchant les jambes écartées, et ses mouvements se font de façon brusque. Les pas sont incertains, de longueur inégale, et le corps se porte trop en avant par asynergie. Ces troubles sont principalement notés dans les lésions cérébelleuses ou labyrinthiques. Lorsqu'ils sont associés à une démarche spastique (démarche ataxo-spastique), il faut évoquer une atteinte médullaire : compression sur arthrose cervicale, myélopathie carentielle. La démarche talonnante est en rapport avec une ataxie sensitive : la longueur des pas est variable, le talon prenant violemment contact avec le sol. Cette démarche est secondaire à une atteinte des voies vectrices de la sensibilité profonde, et les troubles sont aggravés dans l'obscurité ou à la fermeture des yeux. C'est dans le tabès que ces anomalies sont le plus souvent observées.

• *Démarches algiques.* Chez le vieillard, il faut évoquer une coxarthrose ou une gonarthrose qui provoquent une boiterie douloureuse. Un canal lombaire étroit peut se manifester par des douleurs survenant à la marche essentiellement. L'examen est normal ou met en évidence une atrophie des membres inférieurs (non utilisation, atteinte radiculaire chronique). Une arthrose de la hanche ou du genou entraînent à la fin de leur évolution une invalidité si grave qu'il existe une perte totale de la marche. Une artériopathie des membres inférieurs est aussi une cause de marche douloureuse (claudication vasculaire intermittente).

• *Formes mixtes de troubles de la marche.* Ces formes atypiques de troubles de la marche sont observées chez 10 à 20 % des vieillards ayant des difficultés à se déplacer. L'origine est multiple : lésions neurologiques, arthrose, toxicité médicamenteuse. Parmi les causes neurologiques, il faut citer l'hématome sous-dural chronique, les tumeurs du tronc cérébral, de la fosse postérieure et celles comprimant la moelle. Une dépression est aussi une étiologie fréquente à une marche devenant progressivement impossible. L'astasie-abasie phobique, où dominent l'angoisse et la crainte de tomber, peut être constatée à la suite de chutes répétées, un alitement prolongé ou parfois après un choc affectif.

• *Cautious gait.* La démarche précautionneuse est une marche particulière du vieillard se caractérisant par une prudence exagérée dans certaines situations (escalier, sol irrégulier). Les pieds sont anormalement écartés, les jambes sont fléchies et l'attitude générale est celle d'une personne craignant de perdre l'équilibre comme si elle marchait sur de la glace. Le patient se déplace prudemment et le demi-tour se fait de façon saccadée. Ce type de marche n'est pas en rapport avec une lésion neurologique mais traduit une anxiété anormale suite à d'anciennes chutes, notamment s'il y a eu des fractures.

Principales étiologies

Atteinte médullaire [21, 33] (cf. chapitre 13)

La myéloradiculopathie cervicale est la cause la plus fréquente de souffrance médullaire après 65 ans et de démarche ataxo-spastique chez la personne âgée. Une cervicarthrose est notée chez 75 à 80 % des sujets de plus de 70 ans, avec ou sans traduction clinique. La myéloradiculopathie cervicale est une souffrance médullaire secondaire à une dégénérescence arthrosique de la colonne cervicale. Asymptomatique au début, elle peut entraîner des lésions médullaires et radiculaires extrêmement débilitantes se traduisant par la triade : 1) raideur et douleurs cervicales; 2) brachialgies (facultatives); 3) paraparésie spastique avec ataxie. L'installation des troubles est insidieuse, le patient pouvant se plaindre de difficultés à la marche avec fatigue anormale, sensation de raideur ou dérobement des jambes. Une atteinte des membres supérieurs peut être notée avec un engourdissement des mains ou une maladresse. L'examen clinique montre un syndrome cervical et des signes lésionnels avec une atteinte radiculaire des membres supérieurs (aréflexie, parésie avec atrophie, fasciculations), ainsi que des signes sous-lésionnels caractérisés par un syndrome pyramidal, des troubles de la coordination et une incontinence sphinctérienne. Une autre cause de souffrance médullaire est la myélinose funiculaire secondaire à une hypovitaminose B12, qui provoque une marche ataxique en rapport avec des lésions des cordons postérieurs. Le traitement est difficile et une spinectomie avec laminectomie bilatérale sont rarement proposées compte tenu du grand âge des malades.

Maladie de Parkinson [4, 16, 30, 32](cf. chapitre 12)

C'est la première cause de démarche à petits pas et de freezing chez le vieillard. Des difficultés à la marche sont retrouvées comme premiers symptômes du parkinsonisme dans 36 % des cas.

• *Séméiologie*. Il existe des difficultés à se lever d'un siège, le malade devant parfois s'y prendre à plusieurs fois, et on observe un retard au départ de la marche. En position debout, le patient a tendance à partir en arrière (rétropulsion) par manque d'adaptation posturale. Au début, le tronc penché en avant, le malade donne l'impression de presser le pas en s'inclinant davantage. La marche parkinsonienne est typique : attitude générale en flexion, petits pas traînants, absence du ballant des bras. Des blocages brusques peuvent survenir, par exemple au moment où le patient doit traverser un passage rétréci. Le parkinsonien peut présenter 2 types de freezing : celui survenant en période de blocage (freezing off), et celui apparaissant indifféremment en phase on et off (freezing on).

• *Traitements*. La dopathérapie entraîne une augmentation de la vitesse de marche et de la longueur de l'enjambée. Le traitement du freezing est difficile. Le freezing off est assimilé à une akinésie par déficit dopaminergique et est amélioré par la lévodopa. Certains patients peuvent bénéficier d'une canne à extrémité en L, qui joue le rôle de support visuel à enjamber pour faire céder le freezing.

Hydrocéphalie à pression normale [1, 2, 7, 14, 20, 24]

C'est la principale étiologie d'une astasie-abasie ou d'une démarche apraxique. Sa fréquence est controversée, étant notée chez 0,5 à 5 % des sujets de plus de 70 ans. C'est une hydrocéphalie d'installation progressive et idiopathique, sans cause mise en évidence (absence de tumeur, de méningite, d'hémorragie sous-arachnoïdienne ou de séquelle de traumatisme).

• *Séméiologie*. L'hydrocéphalie à pression normale est un trouble de la marche et de la station debout avant d'être une démence et rarement l'inverse, c'est-à-dire une détérioration intellectuelle sans trouble moteur. La présentation clinique est caractérisée par des difficultés progressives à se déplacer, instabilité au début, marche à petits pas qui sont courts et hésitants, élargissement du polygone de sustentation puis impossibilité de pouvoir se mouvoir, les pieds restant «collés» au sol (apraxie magnétique). Il existe une exagération du réflexe de préhension plantaire et une hypertonie des membres inférieurs. Les troubles mentaux sont caractérisés par une détérioration intellectuelle plus ou moins importante qui prédomine sur la mémoire. L'incontinence est plus tardive, avec au début des besoins impérieux puis des pertes involontaires. Les céphalées sont exceptionnelles.

• *Diagnostic*. Une cause fréquente d'erreur est la présence d'une hypertonie extrapyramidale évoquant à tort une maladie de Parkinson. Le scanner X permet le diagnostic en montrant des ventricules, notamment les cornes frontales, dont les dimensions sont multipliées par 3 ou 4 par rapport au sujet normal et des signes de résorption transépendymaires du liquide céphalorachidien dans les régions périventriculaires. Le scanner X permet aussi d'éliminer une autre étiologie (tumeur frontale). La ponction lombaire montre une pression normale et la soustraction de 40 à 50 ml de liquide est un test diagnostique qui entraîne une amélioration de la marche de façon transitoire dans 30 à 50 % des cas. L'origine des troubles est due à une compression par l'hydrocéphalie des régions frontales et pré-frontales ainsi que des fibres d'association.

• *Traitements*. La dérivation ventriculo-cardiaque ou ventriculo-péritonéale est le traitement de choix de l'hydrocéphalie à pression normale. Ce sont surtout les troubles de la marche qui sont améliorés (50 à 75 % des cas), pour autant que le geste chirurgical soit effectué avant l'installation d'une détérioration intellectuelle trop avancée. Six à 12 mois de recul sont nécessaires pour apprécier l'efficacité d'une dérivation. L'acétazolamide (250 à 500 mg/j PO) est une alternative chez les sujets avec contre-indication chirurgicale. Ce médicament entraîne une diminution de la sécrétion du liquide céphalo-rachidien par les plexus choroïdes. Son effet diurétique s'y associe pour agir sur la pression et le volume de l'hydrocéphalie.

Atteinte frontale, état lacunaire et syndrome pseudo-bulbaire [13, 18]

Dans les atteintes frontales, il existe une perte d'intégration des centres corticaux et sous-corticaux des mécanismes automatiques de la marche acquis pendant l'enfance. Ces situations sont souvent associées à des difficultés à se déplacer caractérisées par une marche à petits pas, une marche spastique ou une apraxie à la marche. Il s'agit d'une atteinte frontale (séquelles de traumatisme, tumeur), d'une leucœncéphalopathie ou de lacunes multiple (maladie de Binswanger) ayant entraîné un syndrome pyramidal bilatéral. Un syndrome pseudo-bulbaire est évoqué lorsqu'il existe une dysphagie, une dysarthrie ainsi qu'un rire et un pleurer spasmodique en plus des troubles de la marche.

Autres causes

• *Hypotension orthostatique* [15, 27, 28]. Elle est notée chez 10 % des sujets de plus de 65 ans et définie par une baisse d'au moins 20 % de la pression systolique (ou 20 à 35 mmHg) lorsque le patient passe d'une position couchée à la verticalité. Il existe une baisse du débit sanguin cérébral en rapport avec une incapacité d'adaptation de la résistance périphérique aux modifications du débit cardiaque et aux changements de position. Les symptômes sont une impression de vision floue (voile noir), un éloignement des bruits, une marche ébrieuse puis une syncope dans les cas graves. Les principales causes sont l'hypertension artérielle, une diminution du volume circulant, une baisse du retour veineux (status variqueux) et une perturbation du système nerveux sympathique (neuropathie diabétique, maladie de Parkinson). De nombreux médicaments peuvent favoriser une hypotension : benzodiazépines, phénothiazines, diurétiques, antidépresseurs, béta-bloqueurs (cf. chapitre 6).

• *Encéphalopathies médicamenteuses* [6, 25]. Les sédatifs (benzodiazépines, barbituriques) sont les principaux médicaments responsables de troubles de la marche (démarche ébrieuse, insécurité) chez le vieillard. Les antiépileptiques peuvent entraîner une ataxie à tout âge, mais plus précocément et de façon plus nette chez le sujet âgé. Un syndrome cérébelleux est l'effet secondaire typique de la carbamazépine. Le phénobarbital touche le système vestibulo-cérébelleux, pouvant provoquer un nystagmus et une ataxie. Des troubles similaires sont notés avec la phénytoïne.

• *Affections systémiques* [8, 9]. En plus des désordres de la vigilance, de nombreuses encéphalopathies métaboliques provoquent des troubles de la marche. Dans l'encéphalopathie urémique, des difficultés à se déplacer et une gêne aux mouvements fins peuvent être constatées dans les formes débutantes et modérées de l'insuffisance rénale, indépendamment d'une polyneuropathie urémique. Une ataxie et des troubles de la marche sont présents dans un stade précoce de l'encéphalopathie hépatique, étant constants dans l'encéphalopathie hépatique permanente. Une sous-alimentation, une déshydratation ou une anémie entraînent aussi des troubles de la marche et des chutes.

VERTIGES ET ÉTOURDISSEMENTS

Généralités [27]

Un vertige ou une sensation d'étourdissement est une plainte fréquente chez les personnes âgées, qui est notée chez 30 % des sujets de plus de 70 ans et augmente avec l'âge : 75 % des femmes et 30 % des hommes de plus 80 ans ont un ou plusieurs épisodes vertigineux par année. Une atteinte de l'oreille moyenne est fréquente chez le vieillard : perforation du tympan, surdité de transmission, cérumen, cholestéatome. Ces désordres favorisent des vertiges et des troubles de l'équilibre. Bien que les tumeurs soient rares, un neurinome du VIII doit être évoqué lors d'une surdité rapidement progressive s'accompagnant d'une ataxie.

L'audition contribue à l'équilibre par la détection et l'interprétation des sons et des bruits. Une hypoacousie est présente chez 50 % des sujets âgés et c'est un handicap important chez 20 à 30 % des vieillards. Une presbyacousie est en rapport avec le vieillissement normal du labyrinthe. Une maladie osseuse de Paget et une otosclérose entraînent aussi une atteinte vestibulaire se compliquant d'étourdissements et de vertiges. Les causes iatrogènes sont également fréquentes : aminoglycosides, salicylates, furosémide.

Principales étiologies

Vertige paroxystique positionnel [3, 5]

C'est le vertige le plus fréquent de la sénescence, d'origine dégénérative et favorisé par l'hypotension artérielle, notamment iatrogène. L'épisode vertigineux survient immédiatement ou quelques secondes après un changement de position et dure moins d'une minute. Les troubles touchent principalement la femme et sont fréquemment notés entre 50 et 70 ans. Ce vertige est lié à la présence d'une cupulolithiase faite de dépôts sédimentés au sein de la cupule du canal semi-circulaire postérieur. Conséquence de troubles dégénératifs locaux, elle alourdit singulièrement la cupule soumise à un courant responsable d'un vertige et d'un nystagmus lors de mouvements de la tête, ou du passage rapide de la position assise à la position couchée ou l'inverse. La manœuvre de Barany peut le provoquer et on observe un nystagmus battant vers l'oreille atteinte. La reproductibilité du vertige est mauvaise, ce qui le différencie des vertiges d'origine centrale. Le diagnostic différentiel doit être fait avec les affections vasculaires ou tumorales du tronc cérébral provoquant des vertiges dont la présentation clinique est moins franche avec un nystagmus rotatoire durant plus longtemps que celui du vertige positionnel. L'absence de participation cochléaire et de nausées permet de différencier le vertige positionnel d'une maladie de Menière. Celle-ci est caractérisée par des crises vertigineuses avec vomissements durant quelques heures associées à un déficit auditif unilatéral et des acouphènes. Les épisodes ont une périodicité variable (plusieurs épisodes hebdomadaires ou annuels). La pathogenèse de la maladie de Menière échappe à toute explication et est considérée comme multifactorielle.

Étourdissements d'origine cervicale [27]

Les mouvements brusques de la tête peuvent donner des étourdissements mais le mécanisme à l'origine des symptômes est controversé. L'étiologie la plus vraisemblable est une altération des récepteurs proprioceptifs de la musculature, des ligaments et du système ostéo-ligamentaire du cou. Cette diminution des mécano-récepteurs est importante chez les sujets souffrant d'une arthrose ou d'une polyarthrite rhumatoïde. Le vieillard ne peut plus apprécier correctement sa position par rapport à l'environnement lorsqu'il bouge trop vite la tête, ce qui provoque une sensation d'ébriété se compliquant parfois d'une chute. Une insuffisance vertébro-basilaire transitoire est souvent suspectée à l'origine des symptômes, en rapport avec une compression des artères vertébrales par une ostéophytose cervicale mais ce diagnostic ne peut pas être affirmé en l'absence d'autres signes : troubles visuels (scotome, diplopie), céphalées, désordres neuro-végétatifs, drop-attack, troubles sensitifs.

Troubles sensoriels d'origine multiple [23, 27, 28]

Ce syndrome est connu sous différentes dénominations : multiple sensory disorders, multisystem stability disorders, multiple sensory dizziness syndrome. Il s'agit de patients âgés dont les vertiges et les étourdissements sont d'origine multiple : atteinte vestibulaire, troubles de la tension artérielle, vision déficiente, baisse de l'audition. Les troubles vestibulaires prédominent, l'épreuve de Romberg étant le plus souvent instable.

Traitements

Ils sont difficiles car le diagnostic de vertige est plus compliqué que chez le sujet jeune et la diversité des mécanismes ne laisse pas espérer l'efficacité d'une seule thérapeutique. Lors de lésion labyrinthique, un traitement vestibulo-dépresseur est prescrit, mais pas pendant plus de 4 à 7 jours car la prise du médicament retarde les phénomènes de compensation : flunarizine (10 mg/j PO). Une physiothérapie est recommandée, permettant de restaurer la fonction déficiente ainsi que la compensation par stimulation des récepteurs proprio-cervicaux. Le rééducation des vertiges consiste à accélérer ou à optimiser les mécanismes vestibulaires d'habituation ou de substitution. Le traitement a pour but de déplacer le matériel dégénéré de la cupule du canal semi-circulaire postérieure vers les autres espaces labyrinthiques. En partant d'une position assise, le malade est couché par le physiothérapeute latéralement les yeux fermés du côté de l'oreille atteinte, en tournant la tête en arrière et en s'appuyant sur l'occiput. Cet exercice permet de stimuler le canal semi-circulaire atteint. Après 30 secondes, le patient reprend la position verticale et est couché sur l'autre côté (méthode de Brandt-Daroff). Cet exercice est effectué 5 fois de suite, et 5 à 10 fois par jour. Les troubles disparaissent en 3 semaines environ.

CHUTES

Généralités [11, 26, 27, 28, 31]

Indépendamment des troubles de la marche auxquels ils sont liés dans un grand nombre de cas, les chutes sont des problèmes importants chez le sujet âgé et doivent être considérées séparément. On estime que 15 à 30 % des sujets de plus 70 ans tombent au moins une fois par année. Les chutes sont plus fréquentes chez les femmes entre 65 et 75 ans, celles-ci tombant 2 fois plus que les hommes. Entre 45 et 50 % des personnes du plus de 80 ans tombent au moins une fois par année mais aussi bien les hommes que les femmes. Une fracture est notée dans 5 % des cas, dont 1 % en rapport avec une fracture du col du fémur. Celle-ci survient dans 90 % des cas chez des personnes de plus de 70 ans et la fracture du col est secondaire à la chute dans 85 à 90 % des cas. Une chute de la hauteur du malade produit une force suffisante pour entraîner une fracture du col du fémur. L'ostéoporose sénile, plus importante chez la femme, est également à considérer dans la fréquence des fractures. Dans 10 % des cas, il existe une contusion sévère nécessitant une surveillance médicale plus ou moins longue. Ces chutes et leurs conséquences ont une importante morbidité. Les fractures de côtes entravent la respiration, facilitant des atélectasies et des infections pulmonaires, et celles des membres inférieurs entraînent un alitement avec risque d'embolie pulmonaire ou d'escarres. Un traumatisme crânien peut se compliquer d'un hématome sous-dural chronique. Dans les pays occidentaux, la 5e cause de décès des personnes âgées est secondaire à des chutes. La mortalité des patients âgés victimes de chute est 5 fois plus grande que celle d'une population témoin. Comme chez la majorité des vieillards, il existe des problèmes sociaux majeurs avec des difficultés à se réadapter ou à vivre de façon indépendante après l'hospitalisation. Les conséquences d'une chute chez le vieillard peuvent être redoudables : un banal tassement vertébral, une contusion de hanche ou d'un genou peuvent entraîner un alitement et la perte de la marche.

PRINCIPALES CAUSES DE CHUTES [19, 26, 27, 28]

Chute accidentelle

C'est la première cause de chute dans la sénescence, étant retrouvée dans 30 à 50 % des cas, provoquée par un événement fortuit ou un obstacle inattendu. Une cause fréquente est une mauvaise appréciation de l'environnement et une désorientation. Le rôle des facteurs domestiques a déjà été signalé et les chutes à la maison sont nettement plus fréquentes que sur la voie publique ou dans les maisons de santé, 10 % des accidents survenant dans les escaliers, principalement à la descente. Par contre, les patients hospitalisés ont des facteurs de risque particuliers qui les font tomber : affections neurologiques sévèrement handicapantes (hémiplégie, maladie de Parkinson), prescription de médicaments sédatifs, désorientation et état confusionnel nocturne. Un problème particulier est la chute accidentelle et fréquente d'un lit à l'hôpital alors qu'elle est exceptionnelle à domicile.

• *Problèmes orthopédiques.* Ils sont responsables de la majorité des chutes accidentelles, notamment les atteintes des membres inférieurs (arthrose, déformation des pieds). Le sujet âgé a une faiblesse de la cheville et une mauvaise flexion dorsale du pied rendant le pas plus difficile à coordonner.

• *Troubles visuels.* La diminution de la vision est la seconde cause de chute dans la sénescence, et les troubles visuels sont plus souvent notés chez les vieillards tombant plusieurs fois dans l'année. Dans les pays occidentaux, il existe 4 pathologies responsables d'une diminution de la vision dans la sénescence : la cataracte, la dégénérescence maculaire, le glaucome (glaucome chronique simple, glaucome congestif) et la rétinopathie diabétique. Indépendamment de ces facteurs, l'acuité visuelle est abaissée de 10 à 20 % par rapport au sujet jeune. La vision périphérique et stéréoscopique est diminuée, de même que l'adaptation à l'obscurité.

Autres causes de chute

• *Drop-attack.* Il s'agit d'une chute inopinée par perte du tonus postural mais sans vertiges ni troubles de la conscience, en relation avec une insuffisance transitoire de la substance réticulée activatrice ascendante du tronc cérébral. Une drop-attack est responsable des chutes dans 10 à 25 % des cas, étant nettement plus fréquente chez la femme. Souvent le malade est incapable de se relever immédiatement.

• *Troubles de la marche.* Pratiquement tous les troubles de la marche de la personne âgée peuvent entraîner des chutes, plus particulièrement la marche parkinsonienne, les séquelles d'accident vasculaire cérébral et l'apraxie à la marche.

• *Troubles du rythme cardiaque.* Ils peuvent provoquer une lipothymie ou une syncope qui entraîne une chute, le patient perdant connaissance avant de tomber. Une syncope sinusale carotidienne peut survenir après stimulation du sinus carotidien chez un patient de plus de 60 ans, généralement artérioscléreux et hypertendu (cf. chapitre 6).

• *Accidents vasculaires cérébraux.* Une accident ischémique transitoire ou un accident vasculaire cérébral peuvent entraîner une chute lors de leur installation par faiblesse du membre inférieur.

Traitements [28]

Comme dans les troubles de la marche, les facteurs domestiques doivent être sérieusement pris en considération. Pour les problèmes orthopédiques, la prescription de souliers adaptés, d'une canne ou la mise en place d'une main-courante (escaliers) sont importantes. L'éclairage doit aussi être suffisant. Une opération pour la cataracte peut aussi être très bénéfique si elle est effectuée assez tôt.

Bibliographie

[1] Adams R.D., Fisher C.M., Hakim S., Ojemann R.G., Sweet W.H. — Symptomatic occult hydrocephalus with "normal" cerebrospinal-fluid pressure : a treatable syndrome. *N. Engl. J. Med.*, 1965, *273*, 117-126.

[2] Aimard G., Vighetto A., Gabet J.Y., Bret P., Henry E. — Acetazolamide : une alternative à la dérivation dans l'hydrocéphalie à pression normale? Résultats préliminaires. *Rev. Neurol., Paris*, 1990, *146*, 437-439.

[3] Baloh R.W., Honrubia V., Jacobson K. — Benign positional vertigo. Clinical and oculographic features in 240 cases. *Neurology*, 1987, *37*, 371-378.

[4] Blin O., Ferrandez A.M., Pailhous J., Serratrice G. — Une nouvelle méthode d'analyse quantitative de la marche du parkinsonien : illustration de 6 patients. *Rev. Neurol., Paris*, 1990, *146*, 48-50.

[5] Brandt T. — Positional and positioning vertigo and nystagmus. *J. Neurol. Sciences*, 1990, *95*, 3-28.

[6] Brodie M.J. — Established anticonvulsants and treatment of refractory epilepsy. *Lancet*, 1990, *2*, 350-354.

[7] Casmiro M., Benassi G., Cacciatore F.M., D'alessandro R. — Frequency of idiopathic normal pressure hydrocephalus. *Arch. Neurol.*, 1989, *46*, 608.

[8] Fraser C.L., Arieff A.I. — Hepatic encephalopathy. *N. Engl. J. Med.*, 1985, *313*, 865-873.

[9] Fraser C.L., Arieff A.I. — Nervous system complications in uremia. *Ann. Intern. Med.*, 1988, *109*, 143-153.

[10] Gabell A., Nayak U.S.L. — The effect of age on variability in gait. *J. Gerontol.*, 1984, *39*, 662-666.

[11] Grisso J.A, Kelsey J.L., Strom B.L. *et al.* — Risk factors for falls as a cause of hip fracture in women. *N. Engl. J. Med.*, 1991, *324*, 1326-1331.

[12] Imms F.J., Edholm O.G. — Studies of gait and mobility in the elderly. *Age Ageing*, 1981, *10*, 147-156.

[13] Ishii N., Nishihara Y., Imamura T. — Why do frontal lobe symptoms predominate in vascular dementia with lacunes? *Neurology*, 1986, *36*, 340-345.

[14] Kaye J.A., Grady C.L., Haxby J.V. *et al.* — Plasticity in the aging brain. Reversibility of anatomic, metabolic, and cognitive deficits in normal-pressure hydrocephalus following shunt surgery. *Arch. Neurol.*, 1990, *47*, 1336-1341.

[15] Mader S.L., Josephson K.R., Rubenstein L.Z. — Low prevalence of postural hypotension among community-dwelling elderly. *JAMA*, 1987, *258*, 1511-1514.

[16] Marsden C.D. — Parkinson's disease. *Lancet*, 1990, *1*, 948-952.

[17] Massion J., Viallet F. — Posture, coordination, mouvement. *Rev. Neurol., Paris*, 1990, *146*, 536-542.

[18] Nater B., Bogousslavsky J., Regli F. — Les troubles de la marche. *Encycl. Méd. Chir., Paris, Neurologie*, Editions Tehniques, 1991, 17005 d10, 4 p.

[19] Nevitt M.C., Cummings S.R., Kidd S., Black. — Risk factors for recurrent non-syncopal falls : a prospective study. *JAMA*, 1989, *261*, 2663-2668.

[20] Philippon J., Duplessis E., Dorwling-Carter D. *et al.* — Dérivation lombo-péritonéale et hydrocéphalie à pression normale des sujets âgés. *Rev. Neurol., Paris*, 1989, *145*, 776-780.

[21] Regli L.P., De Tribolet N. — La myéloradiculopathie cervicale. *Schweiz. Rundsch. Med. Prax.*, 1988, *77*, 729-738.

[22] Ruffieux A. — Troubles de la marche de la personne âgée. *Médecine et Hygiène*, 1986, *44*, 2677-2681.

[23] Sudarsky L., Ronthal M. — Gait disorders among elderly patients. A survey study of 50 patients. *Arch. Neurol.*, 1983, *40*, 740-743.

[24] Sudarsky L., Simon S. — Gait disorder in late-life hydrocephalus. *Arch. Neurol.*, 1987, *44*, 263-267.

[25] Sudarsky L. — Geriatrics : gait disorders in the elderly. *N. Engl. J. Med.*, 1990, *322*, 1441-1446.

[26] Tinetti M.E., Speechley M., Ginter S.F. — Risk factors for falls among elderly persons living in the community. *N. Engl. J. Med.*, 1988, *319*, 1701-1707.

[27] Tinetti M.E. — Instability and falling in elderly patients. *Semin. Neurol.*, 1989, *9*, 39-45.

[28] Tinetti M.E., Speechley M. — Prevention of falls among elderly. *N. Engl. J. Med.*, 1989, *320*, 1055-1059.

[29] Uldry P.A., Regli F. — Hémiplégie : diagnostic et diagnostic différentiel. *Schweiz. Rundsch. Med. Prax.*, 1990, *79*, 1285-1290.

[30] Uldry P.A., Regli F. — Manifestations initiales du parkinsonisme : diagnostic et diagnostic différentiel. *Rev. Med. Suisse Romande*, 1991, *111*, 3-8.

[31] Wild D., Nayak u.S.L., Issacs B. — How dangerous are falls in old people at home. *Br. Med. J.*, 1981, *282*, 266-268.

[32] Yahr M.D. — Parkinson's disease. *Semin. Neurol.*, 1982, *2*, 343-350.

[33] Yu Y.L., Woo E., Huang Y. — Cervical spondylotic myelopathy and radiculopathy. *Acta. Neurol. Scand.*, 1987, *75*, 367-373.

6

Syncopes et troubles de la vigilance

La vigilance correspond à l'état fonctionnel du système nerveux central et aux capacités adaptatives qui en découlent permettant l'éveil et l'attention. La syncope est une perte de connaissance totale, brusque et de courte durée qui est suivie d'une récupération complète et rapide. La lipothymie est un malaise avec obnubilation mais sans perte de connaissance. Dans les 2 situations, il existe une baisse momentanée du débit sanguin cérébral provoquant une hypoxémie critique du cerveau. Les troubles de la vigilance ne doivent pas être confondus avec les états confusionnels, où le sujet présente une désorientation temporo-spatiale et des troubles perceptifs avec parfois des hallucinations oniriques mais un état de conscience normal.

GÉNÉRALITÉS ET ÉPIDÉMIOLOGIE

DÉFINITIONS

Lipothymie et syncope [2, 15, 27]

• *Lipothymie.* C'est une ischémie cérébrale partielle, la diminution du débit sanguin cérébral n'étant pas assez profonde pour provoquer une perte de connaissance. Le malaise est progressif, d'une durée de 10 à 20 secondes en moyenne, et associé à des manifestations sensorielles : impression de vision trouble, de voile noir, d'éloignement des bruits et sudations. Ces symptômes sont notés dans une multitude d'affections, notamment l'hypoglycémie ou les malaises d'origine orthostatique. La lipothymie peut précéder une syncope.

• *Syncope.* C'est une ischémie cérébrale aiguë.Il n'y a pas de déficit focalisé mais une interruption globale du fonctionnement cérébral. La perte de connaissance survient 8 à 10 secondes après l'anoxie totale du cerveau. Le début est brusque avec pâleur, révulsion des yeux et chute. La reprise de l'état de conscience est rapide et complète après 10 à 30 secondes mais le patient a une amnésie circonstantielle. L'examen neurologique est normal. La syncope convulsivante survient si la perte de connaissance dure plus de 15 secondes (15 à 40 secondes), et on constate une hyperextension de la nuque associée à un mouvement d'adduction et de rotation interne des bras. L'épisode est rapidement suivi de secousses des quatre membres en relation avec une perte intermittente du tonus. De nombreuses variantes sont notées, avec ou sans incontinence sphinctérienne et discrète obnubilation au réveil. L'état de mal syncopal est une forme particulière et rare de syncopes à répétition, la perte de connaissance étant plus longue et entrecoupée de crises convulsives. Les troubles sont dûs à une arythmie cardiaque intermittente dont les épisodes sont très rapprochés. Une anoxie de très courte durée n'ayant entraîné qu'une perturbation passagère de l'état de conscience ne provoque que rarement des séquelles neurologiques à l'exception d'une amnésie transitoire et complète de l'événement.

Encéphalopathie anoxique [22, 29, 33]

Si l'ischémie dépasse 45 à 60 secondes, les troubles sont ceux d'une encéphalopathie anoxique. Une anoxie de plus de 5 minutes à température ambiante normale provoque généralement des dommages irréversibles du cerveau, notamment au niveau des zones particulièrement sensibles à l'hypoxie : globus pallidus, hippocampe, cortex pariéto-occipital, cortex cérébelleux. Si le coma se prolonge, des signes de décortication puis de décérébration sont observés. Le stade le plus sévère se manifeste par une disparition de tous les réflexes du tronc cérébral (mydriase aréactive, absence des réflexes cornéens, des réflexes oculo-céphaliques et oculo-vestibulaires, des réflexes de déglutition), une non-réponse motrice à la stimulation douloureuse, une aréflexie ainsi qu'une apnée et une chute des valeurs tensionnelles. Ce tableau clinique équivaut à la mort cérébrale.

Anamnèse et examens complémentaires [2, 18, 20, 28]

L'anamnèse est primordiale pour affirmer une syncope mais les renseignements sont imprécis compte tenu de l'âge du patient et de l'amnésie circonstantielle, et le diagnostic a posteriori est difficile lors de l'interrogatoire d'un vieillard, notamment lorsque l'épisode s'est déroulé sans témoin. Il faut bien rechercher un facteur déclenchant : changement de position, effort, quinte de toux, miction, à jeun ou après un repas, mouvement brusque de la tête. La syncope est parfois précédée de prodromes (palpitations, douleurs thoraciques) et il faut noter les signes d'accompagnement : traumatisme crânien, morsure de langue, incontinence sphinctérienne, temps de récupération après le malaise (rapide ou torpeur post-critique). Il faut revoir les médicaments (et les posologies) que prend le patient, notamment les hypoglycémiants, les bêta-bloqueurs et les diurétiques. En plus de l'examen clinique, notamment cardiovasculaire, les examens complémentaires suivants sont systématiquement effectués : mesure de la tension artérielle aux 2 bras en position couchée et debout, ECG, hémogramme (anémie?), chimie sanguine (glycémie, ionogramme).

Épidémiologie [3, 13, 18, 28]

Les syncopes et les lipothymies représentent 3 à 9 % des motifs d'hospitalisation après 65 ans. La perte de connaissance survient durant la journée dans 75 % des cas et lors d'un repas dans 10 à 12 % des cas, et dans 20 % des cas lorsque le sujet s'était levé durant la nuit. Une origine cardiaque est retrouvée dans 30 à 45 % des cas. Une chute accompagne la perte de connaissance dans 50 à 70 % des cas, se compliquant d'une fracture dans 1 à 5 % des cas. La morbidité est importante puisqu'en plus des fractures il existe un danger de contusion des tissus mous, d'hématome extra- ou sous-dural, d'hospitalisation de longue durée avec perte de l'autonomie. La syncope du vieillard est donc fréquente et souvent révélatrice d'une affection cardio-vasculaire. Par rapport au sujet jeune, les causes sont multifactorielles : effets de la sénescence; perte de l'autorégulation vasculaire; troubles du rythme cardiaque; pathologies métaboliques, respiratoires, rénales et neurologiques. Une nouvelle perte de connaissance est constatée chez 13 % des cas dans les 3 à 9 mois qui suivent une première syncope et touche 25 % des sujets sur une période de 2,5 ans. Une syncope peut être le signe prémonitoire d'une mort subite de la personne âgée. Une première syncope chez le vieillard entraîne un risque de mortalité sur un an qui varie entre 6 % pour une origine non cardio-vasculaire et 19 % pour une cause cardiaque. Cette surmortalité par rapport à une population de référence et de même âge est principalement secondaire aux causes cardiaques (troubles rythmiques et conductifs, insuffisance coronarienne).

Physiopathologie [2, 18]

Bien que le cerveau ne constitue que 3 % du poids du corps, sa consommation d'oxygène représente 25 % de celle d'un organisme de 60 kg au repos. La quantité d'oxygène délivrée au cerveau dépend de la saturation en oxygène du sang et du débit sanguin cérébral. Le besoin minimum en oxygène pour maintenir une vigilance normale est de 3,5 ml/100 g de tissu cérébral. Le débit sanguin cérébral diminue de 17 à 25 % entre 20 et 70 ans et il est de 50 ml/min pour 100 g de tissu cérébral chez les personnes de 60 à 80 ans. Chez le sujet âgé, il existe un point critique où le débit sanguin et l'oxygénation n'arrivent plus à subvenir aux besoins énergétiques du cerveau, notamment lors d'une artériosclérose importante (sténose carotidienne), d'insuffisance cardiaque ou pulmonaire. Les vieillards ont un débit sanguin régional de 40 ml/min par 100 g de tissu cérébral et une hypoxémie peut survenir dès que le débit descend en-dessous de 30 ml.

Il existe une diminution de l'auto-régulation cérébrale par rapport aux variations de tension artérielle systémique, cette perte de l'auto-régulation survenant à des valeurs tensionnelles plus élevées que normalement. L'artériosclérose rend la paroi des vaisseaux plus rigides et les baroréflexes perdent leur sensibilité avec l'âge. Il existe un état hyperadrénergique chronique chez le sujet âgé avec une élévation progressive de la tension artérielle et une tendance spontanée à l'hypotension orthostatique. Les vieillards sont très sensibles à une vasodilatation et augmentent plus lentement leur fréquence cardiaque, par exemple lors d'un exercice, d'une quinte de toux ou lorsqu'ils se lèvent, ce phénomène étant peut-être secondaire à une diminution de sensibilité aux stimuli adrénergiques. Les sujets âgés ont donc des difficultés à compenser une vaso-dilatation ou une baisse de la tension artérielle, ainsi qu'une mauvaise adaptation aux réflexes de toux, au Valsalva et lors de l'orthostatisme. Les mécanismes de conservation du volume extra-cellulaire sont moins performants chez le vieillard. Les taux de rénine et d'aldostérone sont inférieurs de 30 à 50 % comparativement au sujet jeune et il existe aussi une diminution de la sensation de soif qui favorise l'hypovolémie.

ÉTIOLOGIE DES SYNCOPES

Le tableau 6-1 résume les principales causes des syncopes du sujet âgé.

TABLEAU 6-1. — PRINCIPALES ÉTIOLOGIES DES SYNCOPES DU VIEILLARD

1. Causes cardiaques
Origine obstructive :
Sténose aortique
Cardiomyopathie hypertrophique obstructive
Défaillance myocardique :
Embolie pulmonaire massive
Infarctus du myocarde
Troubles du rythme :
Syndrome d'Adams-Stokes
Sick sinus syndrome
Désordres métaboliques : hypokaliémie, hypomagnésémie, hypothyroïdie.
Intoxication iatrogène : digoxine, propranolol, quinidine, lidocaïne, phénothiazine, phénytoïne.
2. Causes vasculaires
Hypotension orthostatique :
Forme primaire
Formes secondaires (Cf. tableau 6-2)
Diminution du volume sanguin :
Déshydratation : hémorragie, diarrhées, vomissements.
Diurèse importante : diurétique, insuffisance surrénalienne, hyperglycémie, hypercalcémie, diabète insipide.
Anémie
3. Origine réflexe
Syndrome du sinus carotidien :
Forme cardio-inhibitrice
Forme vaso-dépressive
Forme mixte (50% des cas)
Syncope vaso-vagale : 1 à 5% des syncopes du vieillard (syncope mictionnelle, plasmaphérèse).
4. Autres étiologies
Hypoglycémie aiguë
Accidents vasculaires cérébraux
Epilepsie

CAUSES CARDIAQUES

Toute affection diminuant de façon momentanée et brusque le débit cardiaque peut entraîner une perte de connaissance. Une syncope cardiaque peut être secondaire à une cause obstructive (pathologie valvulaire, cardiomyopathie hypertrophique), une insuffisance du myocarde (infarctus, embolie pulmonaire) ou un trouble du rythme.

Origine obstructive

Il existe une baisse brutale du débit ventriculaire gauche. La sténose aortique et la cardiomyopathie hypertrophique sont les 2 étiologies principales d'une syncope cardiaque d'origine obstructive. Une embolie pulmonaire et une tamponnade péricardique peuvent aussi se manifester par une perte de connaissance, de même qu'un infarctus étendu.

• *Sténose aortique* [18, 20, 24]. Une sclérose aortique avec calcification valvulaire est la valvulopathie la plus fréquente après 65 ans. Cependant, les répercussions hémodynamiques ne sont symptomatiques que lorsque le rétrécissement aortique atteint un tiers de la taille de l'orifice normal. La triade dyspnée-angor-syncope n'est pas toujours présente chez le vieillard. Des signes indirects comme une hypertrophie ventriculaire à l'ECG ou sur la radiographie du thorax sont des éléments importants pour le diagnostic de présomption. La fréquence de mort subite secondaire à une sténose aortique varie entre 6 et 19 %. Les causes de la syncope et de la mort sont controversées : hyperactivité du sinus carotidien, défaillance ventriculaire gauche aiguë avec diminution de la perfusion coronarienne entraînant une arythmie mortelle. Une activation des baro-récepteurs du ventricule gauche lors d'un effort vigoureux pourrait aussi être à l'origine des troubles, provoquant une hypotension artérielle, une chute du retour veineux et une bradycardie.

• *Cardiomyopathie hypertrophique obstructive* [18, 32]. Trente pour cent des patients ayant une cardiomyopathie hypertrophique obstructive ont plus de 60 ans. Dans cette affection, la syncope est plus fréquente que les embolies cérébrales et survient lors d'efforts ou de changements brusques de position. Les symptômes sont similaires à ceux de la sténose aortique : angor (20 à 35 % des cas), dyspnée (25 à 40 %), syncope (25 à 30 %). La perte de connaissance est en relation avec une baisse du débit ventriculaire gauche ou une tachyarythmie et les troubles sont accentués par la digoxine. Une forme particulière de cardiomyopathie hypertrophique a été décrite chez le vieillard ayant une hypertension modérée. Elle est caractérisée par une hypertrophie ventriculaire gauche concentrique sévère, une diminution de la taille de la cavité ventriculaire gauche et une augmentation de l'index de fonction systolique. Dans cette situation, l'échocardiographie montre typiquement une hypertrophie ventriculaire gauche avec une cavité diminuée lors de la diastole et presque oblitérée à la systole.

Défaillance myocardique [18, 20]

Une embolie pulmonaire massive (obstruction supérieure à 50 % de l'artère pulmonaire) peut se manifester par une perte de connaissance brutale. La syncope est généralement précédée par une anxiété soudaine, une polypnée, un état confusionnel et une chute de la tension artérielle. Un infarctus entraîne une syncope dans 7 à 10 % des cas et la symptomatologie neurologique prédomine, pouvant masquer l'accident coronarien. Cette hypothèse est toujours à considérer dans le diagnostic différentiel d'une perte de connaissance chez le vieillard, notamment chez le patient diabétique, où la nécrose myocardique silencieuse survient 7 fois plus fréquemment que chez le sujet non-diabétique, l'absence de douleurs étant secondaire à une dénervation sensitive.

Troubles du rythme [8, 10, 11, 18, 20, 21, 34, 36]

Un trouble du rythme est fréquent chez le vieillard mais rarement à l'origine d'une syncope ou d'une lipothymie. Une arythmie plus ou moins sévère est constatée chez 80 à 90 % des sujets de plus de 75 ans, principalement des extra-systoles ventriculaires (70 % des cas) ou une bradycardie sinusale (10 % des cas). Le syndrome d'Adams-Stokes est un bloc atrio-ventriculaire complet ou incomplet, permanent ou intermittent, qui se manifeste par une syncope dans 50 % des cas. Le sick sinus syndrome est observé chez 2 à 3 % des vieillards et s'accompagne d'une syncope dans 50 à 70 % des cas, qui est en rapport avec une bradycardie sinusale ou un arrêt sinusal en association avec une tachyarythmie paroxystique supraventriculaire. Si le risque de syncope est élevé chez le sujet âgé ayant un sick sinus syndrome, la survie à 5 ans est de 80 % et similaire à celle d'une population de même âge sans arythmie. Des désordres métaboliques (hypokaliémie, hypomagnésémie) peuvent être à l'origine de troubles du rythme s'étant manifesté par une syncope, de même qu'une intoxication iatrogène car les personnes âgées sont très sensibles aux effets secondaires médicamenteux (digoxine, propranolol, quinidine, lidocaïne, phénothiazine, phénytoïne). L'hypothyroïdie peut se manifester par une syncope secondaire à une bradycardie lente.

L'ECG de longue durée (Holter de 24 heures) montre une corrélation entre syncope ou lipothymie et trouble du rythme chez seulement 2 à 15 % des patients symptomatiques. Une perte de connaissance ne peut être attribuée à une arythmie que si elle est mise en évidence lorsque l'ECG est enregistré immédiatement après le malaise, ou constatée sur un Holter au moment où le patient a une syncope. Il existe 3 indications principales à un enregistrement électrocardiographique continu :

1) lorsque l'origine rythmique d'une syncope est peu probable mais qu'aucune autre étiologie n'a été trouvée;

2) un trouble du rythme est suspecté par l'anamnèse mais l'ECG est normal;

3) l'ECG montre une arythmie mais le Holter pourrait documenter d'autres troubles du rythme nécessitant une approche thérapeutique différente.

Causes vasculaires

Hypotension orthostatique [1, 4, 5, 12, 19, 25, 30, 31]

Une hypotension orthostatique est notée chez 10 % des sujet de plus de 65 ans et chez 30 à 50 % des personnes de plus de 75 ans. Elle est définie par une baisse de 20 % de la pression systolique (ou 20 à 35 mm Hg) lorsque le patient passe d'une position couchée à la verticalité. Les symptômes sont une impression de vision floue (« voile noir »), un éloignement des bruits et une marche ébrieuse. La syncope est brève, de l'ordre de quelques secondes, dépassant rarement 2 minutes, et l'horizontalité rétablit immédiatement une bonne circulation cérébrale.

L'hypotension orthostatique du vieillard est généralement primaire, en rapport avec une incapacité d'adaptation de la résistance périphérique aux modifications du débit cardiaque et aux changements de position. Les vieillards hypertendus sont ceux ayant le plus de risque de faire des épisodes d'hypotension avec le danger d'un ramollissement ischémique lors d'une hypotension aiguë compte tenu des capacités diminuées d'autorégulation vasculaire cérébrale, surtout s'il existe une sévère sténose carotidienne. Il s'agit généralement de ramollissements intéressant les limites de 2 territoires vasculaires : infarctus de la couronne rayonnante, infarctus entre les territoires superficielles de l'artère sylvienne et de la cérébrale antérieure, infarctus entre les territoires superficielles de l'artère sylvienne et de la cérébrale postérieure. L'hypotension post-prandiale est une chute de tension particulière à la personne âgée et d'origine inconnue, qui peut survenir après les repas. Un alitement prolongé peut aussi favoriser une hypotension orthostatique.

Les principales causes d'hypotension orthostatique secondaire sont une baisse du retour veineux (status variqueux), une perturbation du système nerveux autonome (neuropathie diabétique) et la prise de médicaments. La dysautonomie de la maladie de Parkinson est fréquente au cours de la longue évolution de cette affection mais souvent paucisymptomatique, même si les valeurs tensionnelles au repos sont basses. La dopathérapie favorise une hypotension orthostatique nette et doit être introduite progressivement afin d'éviter cet effet secondaire. Ces manifestations cliniques peuvent soulever certains problèmes de diagnostic, et les chutes d'origine motrice et posturale doivent être distinguées des manifestations syncopales. D'un point de vue pathologique, il existe une relation entre l'hypotension orthostatique de la maladie de Parkinson et la perte cellulaire ainsi que la présence de corps de Lewy dans les ganglions sympathiques. Dans le diabète, l'hypotension orthostatique est le désordre dysautonomique le plus fréquent et peut se manifester par une syncope dans les cas avancés car il n'y a plus de tachycardie compensatrice aux changements de position. Ces pertes de connaissance sont à différencier des syncopes de l'hypoglycémie aiguë du diabétique mal équilibré. En plus du parkinsonisme, des atteintes du système nerveux central peuvent entraîner une hypotension orthostatique : ramollissements multiples, atteinte du tronc cérébral, myélopathie, tabes. De nombreux médicaments favorisent une hypotension : lévodopa, benzodiazépines, phénothiazines, diurétiques, antidépresseurs, bêta-bloqueurs. Le tableau 6-2 résume les principales causes d'hypotension orthostatique du vieillard.

Tableau 6-2. — PRINCIPALES CAUSES D'HYPOTENSION ORTHOSTATIQUE DU SUJET AGÉ

Inactivité ou alitement prolongé
Cause médicamenteuse : phénothiazines, lévo-dopa, antidépresseurs tricycliques, antihypertenseurs, vasodilatateurs (dérivés nitrés).
Atteintes de système nerveux central : ramollissements cérébraux multiples, lésion du tronc cérébral, maladie de Parkinson, myélopathie d'origine diverse (tabes).
Atteintes du système nerveux autonome : diabète, amyloïdose, alcoolisme.
Origine idiopathique

Le test de Schellong est l'épreuve d'orthostatisme la plus connue. Le patient doit se lever brusquement et se mettre debout après être resté couché pendant 10 minutes. Le test est positif si on note une baisse de 15 mm Hg de la tension artérielle après 15 minutes en position debout et immobile, et s'il existe des symptômes d'hypotension orthostatique. Le changement de position provoque une accumulation de sang dans les régions déclives et une diminution du retour veineux ayant pour conséquence une baisse du débit cardiaque avec une chute de la tension artérielle. L'arc réflexe entraîne une réponse normale avec tachycardie et vasoconstriction des artérioles et des vaisseaux à capitance, cette réaction étant plus lente ou absente dans l'hypotension orthostatique.

Diminution du volume sanguin [18]

C'est une étiologie fréquente d'hypotension brutale qui est caractérisée par une diminution du volume sanguin circulant efficace. Les étiologies d'une diminution du volume circulant sont nombreuses : hémorragie, diarrhées, vomissements, déshydratation, diurèse importante (diurétique, insuffisance surrénalienne, hyperglycémie, hypercalcémie, diabète insipide). Une anémie méconnue (malnutrition, inflammation, cancer) peut se révéler par une syncope lors d'un effort inadapté mais les troubles sont habituellement secondaires à une ischémie chronique des tissus nerveux : fatigue, céphalées, acouphènes, difficultés à se concentrer.

ORIGINE RÉFLEXE

Syndrome du sinus carotidien [2, 7, 18, 26, 35]

Il s'agit d'une hypervagotonie survenant après stimulation du sinus carotidien et provoquant un ralentissement des pulsations cardiaques d'au moins 30 % de leur valeur initiale ou une asystolie de 3 s, ainsi qu'une baisse de la tension artérielle de 30 mm Hg au minimum. Il existe 3 formes de syndrome du sinus carotidien : 1) forme cardio-inhibitrice; 2) variante vaso-dépressive; 3) forme mixte, qui est la plus fréquente (50 % des cas). Une hypersensibilité du sinus carotidien avec un massage positif est constatée chez 20 % des personnes de plus de 65 ans mais seulement un tiers présente des manifestations cliniques (lipothymie, syncope), la perte de connaissance étant un peu plus fréquente avec la forme cardio-inhibitrice. Les sujets âgés les plus sensibles au syndrome du sinus carotidien sont ceux ayant une hypertension, un diabète, une sclérose vasculaire importante ou une pathologie locale (adénopathies, tumeur) pouvant favoriser une compression du sinus. Dans ces conditions, un mouvement brusque de la tête ou un col de vêtement trop serré favorisent la survenue des troubles, de même que l'utilisation de certains médicaments : digoxine, bêta-bloqueurs (propranolol), lévodopa. La survenue du malaise lors d'un repas est notée dans 15 à 20 % des cas et lors du passage en orthostatisme chez 5 à 8 % des patients.

Le massage sino-carotidien est une épreuve de provocation à effectuer avec prudence. Le patient étant couché, la région carotidienne est massée pendant 5 secondes d'un côté à la fois avec parallèlement contrôle de la tension artérielle et ECG. La stimulation des baro-récepteurs a un double effet : cardio-inhibiteur et vasodépresseur, et il s'agit d'une réaction normale par inhibition des efférences adrénergiques destinées au cœur et aux vaisseaux. Le test est positif s'il existe une baisse de la tension systolique d'au moins 30 mm Hg et une pause sinusale de 3 secondes. Le massage carotidien peut réveler une arythmie latente responsable de syncopes chez un sujet ayant une affection cardiaque.

Les patients ayant une forme cardio-inhibitrice de syndrome du sinus carotidien peuvent bénéficier de l'implantation d'un stimulateur cardiaque. Pour les autres variantes, la diminution des facteurs de risque et des médicaments vaso-dilatateurs doit être considérée. La prescription d'une médication vasopressive est parfois nécessaire (etiléfrine : 15 à 30 mg/j PO; contre-indications : glaucome, prostatisme).

Syncope vaso-vagale [14, 16, 18, 20]

La syncope vaso-vagale (vagale, vaso-dépressive) est secondaire à un effondrement des résistances périphériques se traduisant par une vaso-dilatation associée à une bradycardie. Elle est rare chez le vieillard (environ 1 à 5 % des pertes de connaissance), étant plus fréquente chez le jeune. Il existe des prodromes typiques : pâleur, sudation, nausées, hyperventilation, douleur épigastrique, mydriase. Les troubles sont favorisés par un choc émotif ou une position debout trop longue. La syncope mictionnelle est une syncope vaso-vagale particulière du sujet âgé, notée préfentiellement la nuit, une brusque ischémie cérébrale survenant suite à une vasodilatation réflexe secondaire à la vidange vésicale. Les autres facteurs déclenchants sont l'hydrocution, une stimulation paroxystique du X (endoscopie, toux), la chaleur ou une déshydratation. Les échanges plasmatiques favorisent les syncopes par un mécanisme vaso-vagal, moins fréquemment par une hypovolémie vraie. Ce risque est un facteur limitant de ce type de traitement chez le vieillard, notamment dans la polyradiculonévrite aiguë (syndrome de Guillain-Barré) (cf. chapitre 14).

Autres étiologies

Hypoglycémie aiguë [9]

La syncope de l'hypoglycémie aiguë est le plus souvent secondaire à une injection d'insuline ou à la prise de sulfamidés hypoglycémiants entraînant une baisse trop rapide du glucose sanguin chez un diabètique instable. La perte de connaissance est précédée de signes adrénergiques : sensation de faim, faiblesse, tremblements, tachycardie et sudation. Un coma avec mydriase, bradycardie, respiration irrégulière et hypotonie est observé en cas d'hypoglycémie inférieure à 0,5 mmol/l. Des déficits neurologiques focaux peuvent suivre la syncope et évoquer un accident vasculaire cérébral (hémiplégie). Dans les cas graves, des myoclonies associées à un état stuporeux et des crises épileptiques précédent ou accompagnent l'installation d'un coma. La perte de connaissance est réversible en quelques minutes par l'injection de glucose IV. Il existe des séquelles lorsque l'hypoglycémie a été corrigée après plusieurs heures, notamment chez le sujet âgé qui est très sensible à l'hypoglycémie comparativement au jeune, et dcs déficits peuvent persister en cas de traitement trop tardif. Il s'agit de troubles mnésiques, d'une détérioration intellectuelle ou d'une épilepsie focale ou généralisée, les déficits moteurs étant plus rares.

Accidents vasculaires cérébraux [5, 6]

Une syncope est rare lors d'un accident vasculaire cérébral. Les circonstances de survenue de l'accident neurologique sont imprécises chez de nombreux patients (aphasie, absence de témoins] et il est difficile d'estimer la fréquence des syncopes lors d'un accident vasculaire cérébral. Une perte de connaissance de courte durée est notée dans 5 % des ramollissements liés à l'artériosclérose et dans 10 à 12 % des accidents vasculaires d'origine embolique mais est exceptionnelle dans la lacune.

Épilepsie [17, 23]

Une épilepsie est retrouvée à l'origine de 1 à 3 % des syncopes du sujet âgé. Si on peut observer une phase post-critique dans la syncope convulsivante, sa durée est beaucoup plus courte que dans l'épilepsie et ne s'accompagne pas de céphalées ou de courbatures.

Expérimentalement, la syncope provoque des modifications de l'EEG tout d'abord caractérisées par des rythmes théta ou delta temporo-pariéto-occiptaux qui se généralisent à l'ensemble des hémisphères au moment de la perte de connaissance. Cependant, l'EEG est à nouveau normal dans les minutes ou dans l'heure suivant la reprise de connaissance alors que les éléments lents persistent sur le tracé post-critique d'une crise épileptique. L'EEG est utile si une épilepsie est soupçonnée, bien qu'un tracé normal n'exclut nullement une comitialité. Il est indispensable lorsqu'un état de mal frontal ou petit mal status du vieillard sont suspectés, bien qu'il existe plus fréquemment un état confusionnel ou une obnubilation plutôt que des syncopes dans ces situations (cf. chapitre 10).

BIBLIOGRAPHIE

[1] ARONOW W.S., LEE N.H., SALES F.F, ETIENNE F. — Prevalence of postural hypotension in elderly patients in a long-term health care facility. *Am. J. Cardiol.*, 1988, *62*, 336.

[2] BERGER J.P. — Les syncopes de la personne âgée. *Médecine et Hygiène*, 1986, *44*, 2669-2674.

[3] BLANC J.J., GENET L., FORNEIRO I. *et al.* — Perte de connaissance brève : étiologie et démarche. Résultats d'une étude prospective. *Presse Med.*, 1989, *18*, 923-926.

[4] BOGOUSSLASKY J., REGLI F. — Borderzone infarctions distal to internal carotid artery occlusion : prognostic implications. *Ann. Neurol.*, 1986, *20*, 346-35O.

[5] BOGOUSSLASKY J., VAN MELLE G., REGLI F. — The Lausanne stroke registry : analysis of 1000 consecutive patients with first stroke. *Stroke*, 1988, *19*, 1083-1092.

[6] BOUSSER M.G., DUBOIS B. — Pertes de connaissance brèves dans les accidents ischémiques cérébraux. *La Revue du Praticien*, 1981, *31*, 3203-3212.

[7] CHOI Y.S. — Cough syncope caused by sinus arrest in a patient with sick sinus syndrome. *Pace*, 1989, *12*, 883-886.

[8] CLARK P.I., GLASSER S.P., SPOTO E. — Arrhythmias detected by ambulatory monitoring : lack of correlation with symptoms of dizziness and syncope. *Chest*, 1980, *77*, 722-725.

[9] FOSTER J.W., HART R.G. — Hypoglycemic hemiplegia : two cases and clinical review. *Stroke*, 1987, *18*, 944-946.

[10] FUJIMURA O., YEE R., KLEIN G.J. *et al.* — The diagnostic sensitivity of electrophysiologic testing in patients with syncope caused by transient bradycardia. *N. Engl. J. Med.*, 1989, *321*, 1703-1707.

[11] GIBSON T.C., HEITZMAN M.R. — Diagnostic efficacy of 24-hour electrocardiographic monitoring for syncope. *Am. J. Cardiol.*, 1984, *53*, 1013-1017.

[12] GRIMM J.J., REGLI F. — Tests de fonctions neurovégétatives : intérêt clinique et aspects physiologiques. *Schweiz Med. Wochenschr.*, 1981, *111*, 676-680.

[13] HOUDENT C., MORCAMP D., SERENI D. *et al.* — Pronostic à un an des lipothymies et pertes de connaissance brèves après 65 ans. *Presse Med.*, 1988, *17*, 626-629.

[14] HUESTIS D.W. — Mortality in therapeutic haemapheresis. *Lancet*, 1983, *1*, 1043.

[15] KAPOOR W.N., KARPF M., WIEAND S., PETERSON J., LEVEY G.S. — A prospective evaluation and follow-up of patients with syncope. *N. Engl. J. Med.*, 1983, *309*, 197-204.

[16] KAPOOR W.N., PETERSON J., KARPF M. — Defecation syncope. *Arch. Intern. Med.*, 1986, *146*, 2377-2379.

[17] LEE S.I. — Nonconvulsive status epilepticus. Ictal confusion in later life. *Arch. Neurol.*, 1985, *42*, 778-781.

[18] Lipsitz L.A. — Syncope in the elderly. *Ann. Intern. Med.*, 1983, *99*, 92-105.

[19] Mader S.L., Josephson K.R., Rubenstein L.Z. — Low prevalence of postural hypotension among community-dwelling elderly. *JAMA*, 1987, *258*, 1511-1514.

[20] Manolis A.S., Linzer M., Salem D., Estes N.A.M. — Syncope : current diagnostic evaluation and management. *Ann. Intern. Med.*, 1990, *112*, 850-863.

[21] Montamat S.C., Cusack B.J., Vestal R.E. — Management of drug therapy in the elderly. *N. Engl. J. Med.*, 1989, *321*, 303-309.

[22] Plum F., Posner J.B. — *Diagnostic de la stupeur et des comas.* 2e éd., Masson, Paris, 1983.

[23] Rey M., Papy J.J. — Etat d'obnubilation critique d'origine frontale chez le sujet âgé : un diagnostic difficile. *Rev. EEG Neurophysiol. Clin.*, 1987, *17*, 377-385.

[24] Richards A.M., Nicholls M.G., Ikram H., Hamilton E.J., Richards R.D. — Syncope in aortic valvular stenosis. *Lancet*, 1984, *2*, 1113-1116.

[25] Robbins A.S., Rubenstein L.Z. — Postural hypotension in the elderly. *J. Am. Geriatr. Soc.*, 1984, *32*, 769-774.

[26] Sasaki Y. — Long-term follow-up of patients with sick sinus syndrome : a comparison of clinical aspects among unpaced, ventricular inhibited paced, and physiologically paced group. *Pace*, 1988, *11*; 1575-1583.

[27] Savage D.D., Corwin L., Mc Gee D.L., Kannel W.B., Wolf P.A. — Epidemiologic feature of isolated syncope : the Framingham study. *Stroke*, 1985, *16*, 626-629.

[28] Sereni D., Conri C., Morcamp D. *et al.* — Diagnostic étiologique des lipothymies et pertes de connaissance brèves après 65 ans. *Presse Med.*, 1988, *17*, 621-625.

[29] Snyder B.D., Loewenson R.B., Gummit R.J. *et al.* — Neurologic prognosis after cardiopulmonary arrest : Level of consciousness. *Neurology*, 1980, *30*, 52-58.

[30] Tinetti M.E. — Instability and falling in elderly patients. *Semin. Neurol.*, 1989, *9*, 39-45.

[31] Tinetti M.E., Speechley M. — Prevention of falls among elderly. *N. Engl. J. Med.*, 1989, *320*, 1055-1059.

[32] Topol E.J., Traill T.A., Fortuin N.J. — Hypertensive hypertrophic cardiomyopathy of the elderly. *N. Engl. J. Med.*, 1985, *312*, 277-283.

[33] Uldry P.A., Regli F., Berger J.P. — *Complications neurologiques en médecine interne.* Masson, Paris, 1991.

[34] Watt A.H. — Sick sinus syndrome : an adenosine-mediated disease. *Lancet*, 1985, *1*, 786-788.

[35] Zee-Cheng C., Gibbs HR. — Pure vasodepressor carotid sinus hypersensitivity. Unusual cause of recurrent syncope. *Am. J. Med.*, 1986, *81*, 1095-1097.

[36] Zeldis S.M., Levine B.J., Michelson E.L., Morganroth J. — Cardiovascular complaints : correlation with cardiac arrhythmias on 24 hour electrocardiographic monitoring. *Chest*, 1980, *78*, 456-462.

7

Céphalées

Il est difficile d'apprécier l'incidence et le type de céphalée que présentent les sujets âgés car il existe peu d'études sur ce sujet. Il semble que les céphalées de tension sont les plus fréquentes après 70 ans, suivies par les céphalées «inclassables», l'artérite temporale et la céphalée mixte (vasomotrice et de tension) (tableau 7-1). Les céphalées extra-crâniennes sont plus fréquentes que les céphalées dont l'origine est intra-crânienne. Sur une année, un ou plusieurs épisodes de maux de tête sont rapportés par 50 % des femmes et par 30 % des hommes de plus de 70 ans. Une céphalée survenant plusieurs fois par mois, en moyenne une crise hebdomadaire, est noté chez 17 % des sujets (principalement les femmes) [7, 30].

Les différentes céphalées rencontrées chez le vieillard sont discutées en fonction de leur gravité.

TABLEAU 7-1. — FRÉQUENCE (EXPRIMÉE EN %) DU TYPE DE CÉPHALÉE CHEZ LE SUJET AGÉ

Céphalée de tension	27 %
Céphalée inclassable	22 %
Artérite temporale	15 %
Céphalée mixte (vasomotrice et de tension)	14 %
Migraine	10 %
Névralgie du trijumeau	6 %
Algie vasculaire de la face (cluster headache)	3 %
Divers (processus expansif intra-crânien, algie post-zostérienne)	2 %
Céphalée post-traumatique	1 %

ARTÉRITE TEMPORALE À CELLULES GÉANTES

L'artérite à cellules géantes, artérite giganto-cellulaire ou maladie de Horton, est une affection typique du sujet âgé qui est fréquemment associée à la polymyalgia rheumatica. Cette artérite appartient au groupe des vasculites dont la caractéristique est une lésion histologique faite de 2 éléments principaux : réaction inflammatoire, nécrose partielle ou totale de la paroi du vaisseau [29].

GÉNÉRALITÉS [4, 13, 17, 22, 29]

C'est une panartérite touchant les artères de moyen et de grand calibre et intéressant l'axe cervico-encéphalique, surtout le territoire carotidien. Elle prédomine chez le sujet âgé (> 65 ans), étant 3 fois plus fréquente chez la femme. Sa prévalenve est de 0,03 % pour la 7e décennie et atteint 0,8 % après 80 ans. Il existe une association HLA (DR4, DR3, B8 et A10). En plus des céphalées, les complications neurologiques sont extrêmement fréquentes (90 à 95 % des cas) et font toute la gravité de la maladie : neuropathie ischémique du nerf optique, polyneuropathie, accidents vasculaires cérébraux.

Les critères diagnostiques de l'artérite temporale et de la polymyalgia rheumatica sont présentés dans le tableau 7-2 A.

TABLEAU 7-2 A. — CRITÈRES DE DIAGNOSTIC DE L'ARTÉRITE TEMPORALE ET DE LA POLYMYALGIA RHEUMATICA [17]

I. Critères de diagnostic pour l'artérite temporale
1. Biopsie positive (artère temporale ou autre)
2. Absence de pouls ou pulsations lointaines des artères temporales
3. Un ou plusieurs des critères suivants : – troubles visuels – céphalées temporales ou occipitales – claudication mandibulaire
4. Vitesse de sédimentation > 30 mm/h ou protéine C-réactive > 6 µg/ml
5. Rapide diminution des troubles avec une corticothérapie
II. Critères de diagnostic pour la polymyalgia rheumatica
1. Douleurs rhizoméliques (épaules, hanches) avec absence de parésie
2. Raideur matinale
3. Évolution clinique supérieure à 2 mois
4. Vitesse de sédimentation > 30 mm/h ou protéine C-réactive > 6 µg/ml
5. Absence de polyarthrite rhumatoïde ou d'arthrite inflammatoire
6. Absence de maladie musculaire
7. Rapide et nette amélioration avec une corticothérapie

PRÉSENTATION CLINIQUE DE LA CÉPHALÉE [4, 14]

• *Séméiologie.* La céphalée est le symptôme neurologique le plus fréquent (90 % des cas). Elle est précédée par une perte pondérale dans 85 % des cas. Elle est habituellement située dans la région de la tempe, suivant le trajet de l'artère temporale qui peut être saillante et douloureuse à la palpation. C'est une douleur que les patients localisent en dehors du crâne au niveau du cuir chevelu et qui est augmentée par la pression locale (insomnie due à l'oreiller). La céphalée est pulsatile ou décrite comme une brûlure qui peut aussi diffuser ou être localisée ailleurs : nuque, région rétro-orbitaire ou mastoïdienne.

• *Autres symptômes douloureux.* Une douleur mandibulaire (claudication de la mâchoire) est un symptôme fréquent (30 %) qui est aussi plus souvent constaté lorsque la biopsie de l'artère temporale est positive. Des glossodynies sont présentes dans

10 % des cas, pouvant précéder une ischémie linguale avec nécrose (rare). Un trismus inaugural peut être la manifestation d'une ischémie localisée dans le territoire de l'artère faciale ou maxillaire interne.

AUTRES MANIFESTATIONS

Les principales manifestations de l'artérite temporale sont présentées dans le tableau 7-2 B.

TABLEAU 7-2 B. — ARTERITE TEMPORALE. FRÉQUENCE (EXPRIMÉE EN %) DES DIFFÉRENTES MANIFESTATIONS CLINIQUES

Céphalée	90 %
Perte pondérale	85 %
Polymyalgia rheumatica	40-50 %
Atteinte du nerf optique	20-30 %
Douleurs mandibulaires	30 %
Polyneuropathie	15-25 %
Troubles du comportement, dépression	25 %
Accidents vasculaires cérébraux	10-20 %
Glossodynies	10 %

• *Cécité* [3, 4]. Une atteinte du nerf optique est notée chez 20 à 30 % des patients. Les premiers symptômes sont fréquemment une amaurose transitoire uni- ou bilatérale qui précède une cécité non réversible sans traitement. Une sensation d'enflure locale ipsilatérale peut être un symptôme prémonitoire. La baisse de l'acuité visuelle est en relation avec une neuropathie ischémique antérieure du nerf optique (thrombose de l'artère centrale de la rétine). Une ophtalmoplégie y est associée dans la moitié des cas.

• *Polymyalgia rheumatica* [6, 18, 20, 21]. Elle notée chez 40 à 50 % des patients ayant une artérite temporale mais sa prévalence est de 0,4 % dans une population de plus de 65 ans. La présentation clinique et les critères diagnostiques sont résumés dans le tableau 7-2 A. Le début est progressif et s'accompagne d'un état inflammatoire avec parfois de la fièvre. Il s'agit d'une symptomatologie douloureuse faites de courbatures diffuses prédominant aux racines des membres. Au stade d'état, il existe des douleurs cervicales et un enraidissement des épaules avec gêne fonctionnelle à la mobilisation des membres supérieurs mais les articulations périphériques sont généralement indemnes. Dix à 20 % des cas associant artérite temporale et polymyalgia rheumatica ont également un cancer qui est souvent d'origine hématologique (Ex : maladie de Waldenström). Une gammapathie monoclonale est fréquemment mise en évidence mais il pourrait s'agir d'une association fortuite car une dysprotéinémie bénigne est notée chez 3 à 5 % des patients de plus de 70 ans avec une transformation maligne de 17 % sur 10 ans d'évolution (35 % sur 15 ans).

• *Troubles neurologiques* [11, 12, 25, 29]. Une polyneuropathie est observée chez 15 à 25 % des patients, parfois sous la forme d'une mononévrite (nerf sciatique poplité externe, nerf médian). Des accidents vasculaires cérébraux ont été rapportés chez 10 à 20 % des sujets, souvent sévères et entraînant rapidement le décès. Des troubles neuro-psychiatriques (dépression, troubles du comportement) sont présents chez 25 % des malades.

TABLEAU 7-2 C. — TRAITEMENT DE L'ARTÉRITE TEMPORALE A CELLULES GÉANTES

1. Céphalées sans troubles visuels 1a) Traitement d'attaque : 4 à 6 semaines Prednisone : – 0,5 mg/kg/j PO – 1 mg/kg/j si la vitesse de sédimentation n'a pas baissé de 50% au 4e jour de traitement 1b) Traitement d'entretien : 24 mois au minimum. Prednisone : 60 mg/j PO pendant une semaine, puis diminution de 5mg/semaine jusqu'à 20mg/j, puis de 1 mg par semaine jusqu'à 10mg/ j, cette dose étant alors donnée pendant 5 mois; sevrage progressif après 24 mois de traitement au total à raison de moins 1 mg/semaine.
2. Cécité 2a) Traitement d'attaque : méthylprednisolone : 500 mg/j IV (perfusion de 3 heures) pendant 5 jours consécutifs. 2b) Traitement d'entretien : idem 1b
3. Accidents vasculaire cérébral Idem 1 + traitement de l'ischémie cérébrale : dextran 40 (500 ml/12 h)

DIAGNOSTIC PARACLINIQUE

• *Examens de laboratoire* [6, 13, 26]. Une augmentation de la vitesse de sédimentation au-dessus de 30 mm/h, généralement supérieure à 80 mm/h, est l'examen de laboratoire le plus simple et le plus caractéristique de la maladie lorsque les autres critères diagnostiques sont réunis. La vitesse est plus élevée lorsqu'il existe une polymyalgia rheumatica associée. Une vitesse normale (< 30 mm/h) est constatée dans 5 à 15 % des cas et serait être en rapport avec une modification des facteurs plasmatiques. L'examen du sang montre un syndrome inflammatoire avec une anémie, une hématocrite abaissée, une leucocytose et une augmentation de la protéine C-réactive (> 6 µg/ml).

• *Biopsie* [3, 9, 14, 24, 28]. La biopsie est indispensable car seule la mise en évidence d'une histologie typique permet le diagnostic de certitude. L'artère temporale est prélevée parce que c'est le vaisseau le plus fréquemment atteint. La sensibilité de résultats positifs d'un prélévement de 1 à 2 cm d'artère temporale est de 70 %. Bien qu'une biopsie ne soit pas nécessaire si les critères cliniques sont réunis, elle est utile s'il persiste un doute et s'il existe des risques importants concernant une corticothérapie. La biopsie apporte des critères importants pour le traitement car le pronostic est meilleur lorsque l'histologie est négative. Il existe une inflammation touchant l'intima et la media avec des cellules géantes plurinucléées qui sont pathognomoniques de l'affection, associées à des zones de nécrose et une rupture de la lame élastique interne. L'immunologie a montré des dépôts d'IgG et de complément C3 au niveau de la lame élastique interne et une augmentation des anticorps anti-élastines a été constatée dans quelques cas. L'inflammation ne touche pas que les artères temporales et d'autres branches de la carotide externe sont aussi atteintes, ainsi que des artères du territoire carotidien interne ou vertébral : artères rétiniennes, ophtalmiques, ciliaires postérieurs. L'artérite atteint l'aorte et les grosses artères dans 14 % des cas.

• *Angiographie* [12]. Quelques patients ont eu une angiographie sélective de la carotide externe qui a montré un aspect monoliforme du trajet de l'artère temporale ou des sténoses plus ou moins serrées. Cependant, c'est un examen non indispensable au diagnostic et qui présente des risques chez une personne âgée.

Traitements

Des céphalées ou une baisse brutale de l'acuité visuelle chez un sujet âgé ayant des signes inflammatoires doit faire rechercher une artérite temporale et introduire immédiatement un traitement.

Corticothérapie [4, 12, 21, 23]

Les posologies, la durée du traitement et le sevrage progressif sont présentés dans le tableau 7-2 C. Seule la corticothérapie a montré une efficacité certaine mais les effets secondaires sont un facteur limitant. Lorsque la céphalée ne s'accompagne pas de troubles visuels, la prednisone seule est utilisée mais de hautes doses de méthylprednisolone pendant 3 à 5 jours sont nécessaires s'il existe une cécité. En plus de la cortisone, un traitement de l'ischémie cérébrale (dextran 40 : 500 ml/12 h) est aussi instauré. La corticothérapie est de 2 ans au minimum car les patients ayant un traitement inférieur à une année ont un grand risque de récidive. Les anti-inflammatoires non stéroïdiens sont inefficaces.

L'artérite temporale et la polymyalgia rheumatica sont des maladies du vieillard. Les personnes âgées ont souvent une hypertension artérielle, un diabète, une ostéoporose ou une insuffisance cardiaque qui sont aggravés par une corticothérapie de longue durée, surtout la tension artérielle (30 % des cas) et la déminéralisation (40 % des cas). Une cataracte ou un glaucome sur corticothérapie ont été décrits et ne doivent pas être confondus avec une reprise évolutive de la maladie. Un aspect cushingoïde des patients est fréquent (40 % des cas). Un régime désodé et hypoglucidique, une protection gastrique (cimétidine, ranitidine), un apport potassique, calcique et de vitamine D, ainsi qu'un traitement hypotenseur si nécessaire sont systématiquement introduits.

Autres traitements

• *Azathioprine* [8]. Elle a été essayée pour éviter les inconvénients de la corticothérapie. La dose varie entre 1,5 et 2,7 mg/kg/j PO et le traitement est d'une année au minimum. Il existe un risque myélosuppresseur et oncogène qui n'a pas été constaté chez les patients âgés ayant reçu ce médicament.

• *Cyclophosphamide, méthotrexate* [12]. Ces traitements n'ont pas donné de résultats concluants.

Pronostic et survie [4, 12]

Lorsque la cécité est présente depuis plus de 24 heures, les chances d'amélioration sont minimes même avec de hautes doses de cortisone. Par contre, une amaurose transitoire, une baisse de l'acuité visuelle ou une diplopie sont plus sensibles au traitement et ont un meilleur pronostic. Chez les sujets traités, la survie à 3 et 5 ans est la même que dans une population témoin de même âge et la mortalité due à la maladie est de 1 %. Les décès sont secondaires aux affections du grand âge (insuffisance cardiaque, accidents vasculaires cérébraux, infection) pouvant parfois être favorisées par la corticothérapie.

CÉPHALÉES DU ZONA

(cf. chapitre 16)

Le zona aigu entraîne une douleur importante mais transitoire et seulement un petit nombre de patients, notamment les sujets âgés, développe une névralgie post-zostérienne. L'incidence annuelle des névralgies post-zostériennes varie entre 0,13 et 0,5 %, et les deux principaux facteurs de risque sont un âge supérieur à 65 ans et un zona ophtalmique.

Zona ophtalmique [27]

Le nerf trijumeau est atteint dans 5 à 20 % des cas de zona, principalement le territoire du V1 (> 85 % des cas de zona du trijumeau). Il s'agit d'une ganglio-radiculite du ganglion de Gasser. Des paresthésies précédent l'éruption vésiculaire qui s'accompagne d'une douleur de type brûlure continue avec des exacerbations aux mouvements et lors du contact avec la zone atteinte. La cornée est toujours touchée et il existe un risque de cécité secondaire à une kérato-conjonctivite. Des paralysies des nerfs crâniens peuvent survenir simultanément (III, VI) qui disparaissent en 2 à 6 mois. Une méningite ou une méningo-encéphalite peut compliquer un zona ophtalmique.

Douleurs résiduelles après zona ophtalmique [27, 31]

Les algies post-zostériennes se définissent par la persistance de douleurs résiduelles alors que les phénomènes éruptifs cutanés ont disparu. La fréquence des algies post-zostériennes varie entre 30 et 50 % chez la personne de plus de 70 ans (< 10 % avant 50 ans).

• *Séméiologie.* Il existe une hyperpathie diffuse de la zone atteinte avec des paresthésies et des dysesthésies associées à des névralgies fulgurantes. L'examen met en évidence une partie centrale d'hypœsthésie entourée d'une zone transitoire où siège l'hyperalgésie.

• *Physiopathologie.* Les algies post-zostériennes appartiennent aux douleurs de déafférentation. Elles résultent d'un dysfonctionnement du système de contrôle des messages nociceptifs par atteinte des fibres sensitives de gros diamètre, les troubles étant liés à une désinhibition des fibres de petit diamètre impliquées dans la transmission des messages nociceptifs.

Traitements

Le tableau 7-3 résume les principaux traitements utilisés dans le zona et les algies post-zostériennes.

Tableau 7-3. — Principaux médicaments utilisés dans le zona du trijumeau

I. Phase aiguë
1. Corticothérapie : prednisone : 1 à 1,5 mg/kg/j PO pendant 7 jours puis cure dégressive
2. Antiviraux : – acyclovir : 5 mg/kg/j IV pendant 5 jours – vidarabine : 15 mg/kg/j IV pendant 10 jours
3. Morphine : si douleurs très aiguës
II. Algies post-zostériennes trigéminales
1. Tricycliques : – amitriptyline : 50 à 150 mg/j PO – fluphénazine : 6 mg/j PO
2. Antiépileptiques : – carbamazépine : 600 à 1 200 mg/j PO – acide valproïque : 600 à 1 000 mg/j PO
3. Neurostimulation : 4 à 5 ×/j pendant 30 min.
4. Crème à la capsaïcine (0,025 %) : 4 à 5 applications quotidiennes

• *Zona* [1, 10, 27, 31]. Le traitement des algies post-zostériennes est d'abord préventif en intervenant sur la phase aiguë avant l'établissement de circuits algogènes définitifs. Le risque de développer des douleurs post-zostériennes est diminué entre 15 et 30 % grâce à l'utilisation de cortisone pour autant qu'il n'existe pas de contre-indication. La carbamazépine peut être associée à la corticothérapie en phase aiguë. Une chimiothérapie antivirale (acyclovir, vidarabine) réduit la durée de la phase douloureuse et de l'éruption cutanée mais ne semble pas diminuer l'incidence d'algies post-zostériennes. La morphine peut être nécessaire lors de douleurs très aiguës.

• *Algies post-zostériennes* [2, 27, 31, 33, 34, 35]. Le traitement est difficile chez les personne âgées car elles sont très sensibles aux effets secondaires des différents médicaments utilisés. L'association d'un tricyclique (amitriptyline) et d'une phénothiazine (fluphénazine) permet une analgésie complète chez 50 à 60 % des patients. En cas de sédation trop importante, la clomipramine sera préférée à l'amitriptyline. Les anti-épileptiques (carbamazépine, acide valproïque) sont très efficaces, notamment lorsqu'il existe des douleurs fulgurantes. Leur action consiste à diminuer les décharges de type épileptique des neurones nociceptifs lésés dans le ganglion de Gasser. La neurostimulation transcutanée améliore les douleurs dans 60 % des cas mais nécessite une parfaite coopération du malade ou l'assistance d'une tierce personne. La capsaïcine stimule puis inhibe les fibres afférentes nociceptives de la peau et des muqueuses en bloquant la substance P. L'application quotidienne de crème à la capsaïcine permet de diminuer les douleurs chez 50 à 75 % des patients.

Syndrome de Ramsay-Hunt

C'est un zona du ganglion géniculé qui se manifeste d'abord par des céphalées intéressant la région mastoïdienne et la partie postérieure de la tête. Il existe une éruption érythémato-vésiculeuse du conduit auditif externe puis une paralysie faciale périphérique associée à une hypogueusie des deux tiers antérieurs de la langue. La céphalée précède la paralysie faciale d'une semaine. Les troubles régressent spontanément bien que des acouphènes puissent persister ainsi qu'une sensation désagréable au niveau du conduit auditif externe.

NÉVRALGIE ESSENTIELLE DU TRIJUMEAU

[5, 16, 19]

Elle survient après 50 ans dans 90 % des cas. Le début après 70 ans n'est pas rare et la névralgie essentielle du trijumeau représente 6 % des céphalées du vieillard. La femme est plus souvent atteinte que l'homme dans un rapport de 3 pour 2. Si la névralgie du trijumeau est l'algie la plus douloureuse notée chez le vieillard, les autres algies de la face sont cependant plus fréquentes : syndrome de Costen, problème dentaire, sinusite, glaucome. Les critères diagnostiques de la névralgie essentielle du trijumeau sont résumés dans le tableau 7-4.

Tableau 7-4. – Critères diagnostiques de la névralgie essentielle du trijumeau

Critères majeurs	Critères mineurs
– douleur localisée au territoire du trijumeau	– survenue principalement après 50 ans
– douleur unilatérale	– présence d'une zone gâchette
– accès paroxystique de quelques secondes	– possibilité d'accès douloureux subintrants
– début et fin brusque de la névralgie	– efficacité de la carbamazépine
– examen neurologique normal	

• *Séméiologie*. Il s'agit de douleurs unilatérales sous la forme de névralgies aiguës de très courte durée. Le patient ressent une décharge électrique, un broiement ou un arrachement dont l'intensité est insupportable. La douleur dure quelques secondes mais peut se grouper en salves pendant plusieurs minutes. La fréquence des accès détermine la gravité de la maladie : une à 10 crises quotidiennes à plusieurs accès subintrants dans les formes graves. Une caractéristique de la névralgie du trijumeau est la présence d'une zone gâchette (50 à 70 % des cas) dont une simple stimulation (effleurement) provoque la douleur. Par contre, une pression forte prévient ou atténue l'accès et de nombreux patients se présentent en serrant leur visage avec les mains ou évitent certaines activités comme mâcher ou se raser. L'atteinte la plus fréquente est celle du maxillaire supérieur dans 40 à 60 % des cas (V2 et V3), la douleur prenant habituellement naissance au niveau de la lèvre supérieure. La mandibule est touchée dans 20 à 30 % des cas (V3) avec souffrance du nerf mentonnier. Les associations sont fréquentes (V1 + V2 + V3 : 10 à 15 %) mais l'atteinte isolée du V1 est exceptionnelle (< 5 %). Classiquement, il n'y a aucune anomalie à l'examen neurologique, notamment le réflexe cornéen est normalement déclenchable, ce qui différencie la névralgie essentielle d'une atteinte symptomatique du V. La constatation d'un signe déficitaire (hypœsthésie, paralysie masticatrice, paralysie faciale ou de l'oculo-motricité) exclut une névralgie essentielle mais une rougeur conjonctivale ou une rhinorrhée peuvent survenir lors d'atteinte du V1. L'évolution est capricieuse : rémissions plus ou moins longues bien qu'il existe généralement une aggravation des symptômes avec les années. L'origine des troubles est une décharge de type épileptique soit au niveau du noyau spinal du V ou dans le ganglion de Gasser compte tenu de l'efficacité des antiépileptique, plus particulièrement la carbamazépine.

• *Traitements.* La carbamazépine est le médicament de première intention mais son emploi est délicat chez les sujets âgés étant donné leur sensibilité aux effets secondaires (ataxie, vertiges, nausées). Ceux-ci sont prévenus par une posologie progressive d'introduction : 600 à 800 mg/j PO avec une une augmentation de 200 mg tous les 2 à 3 jours. Des doses plus élevées (1 200 à 1 400 mg) sont parfois nécessaires. L'efficacité du traitement est rapide et peut servir de test diagnostique : disparition ou nette amélioration des douleurs dans 80 % des cas. Après 2 mois de traitement, un sevrage progressif de la carmazépine est effectuée (– 100 mg par semaine). La chirurgie a une place importante dans la névralgie essentielle du trijumeau. La thermocoagulation entraîne une disparition des douleurs dans 80 à 90 % des cas et peut aussi être effectuée chez des sujets très âgés. Elle est indiquée lors d'échec du traitement médicamenteux. La chirurgie décompressive du V est également efficace mais plus délicate chez le vieillard. Les récidives sont rares après les traitements chirurgicaux, inférieures à 10 % dans les 2 ans suivant l'intervention. Les plaintes sont alors atypiques d'une névralgie essentielle et évoquent une douleur de déafférentation.

MIGRAINE

[7, 23, 32]

Une première crise de migraine est exceptionnelle chez le vieillard et seulement 9 % des accès surviennent après 50 ans.

• *Séméiologie.* La migraine de la sénescence concerne principalement les personnes qui en souffraient déjà auparavant. C'est une céphalée pulsatile survenant sous la forme d'une hémicrânie d'installation progressive en une à deux heures, habituellement durant la journée, pouvant être précédée de prodromes annonciateurs (migraine avec aura = scotomes lumineux) et d'une durée de quelques heures. Chez la femme, la prévalence de migraine est de 14 % entre 65 et 70 ans et de 6 % après 80 ans, et chez l'homme de respectivement 10 % et moins de 5 %. Une céphalée unilatérale est rapportée par 50 % des patients. Un aura précédant la crise migraineuse est noté dans 25 % des cas ainsi que des nausées et des vomissements dans 25 à 30 % des cas, mais les 3 symptômes surviennent simultanément chez seulement 5 % des sujets. La personnalité, l'humeur (tristesse, dépression) et l'anxiété sont les facteurs favorisants les plus souvent constatés chez le vieillard. Par contre, il n'existe pas de relation entre le tabagisme ou la consommation d'alcool et la survenue d'une crise de migraine chez le sujet âgé. Il n'est pas prouvé que la migraine augmente la mortalité par rapport aux vieillards non céphalalgiques. Chez la personne âgée, le diagnostic différentiel doit principalement être fait avec des céphalées pulsatiles secondaires à une anémie, une hypertension artérielle aiguë ou une insuffisance respiratoire qui peuvent avoir des manifestations similaires à une migraine.

• *Traitement.* Il est difficile chez les personne âgées car elles ont de nombreuses contre-indications aux médications habituelles de la migraine. Les anti-calciques (flunarizine) ne sont pas prescrits après 60 ans car ils entraînent un parkinsonisme iatrogène ou aggravent une maladie de Parkinson. Les béta-bloqueurs (propranolol : 120 mg/j PO) peuvent être donnés mais en surveillant attentivement les fonctions cardiorespiratoires. Les antalgiques simples (paracétamol : 2 à 3 × 500 mg/j PO) ou les anti-inflammatoires non stéroïdiens (indométacine : 3 × 50 mg/j PO) sont les médicaments les plus souvent utilisés.

CÉPHALÉE DE TENSION

[15, 23, 30]

C'est la céphalée la plus fréquente des sujets âgés (27 % des cas) mais il faut se souvenir que ce type de maux de tête peut atteindre indépendamment de l'âge 50 % de l'ensemble des céphalées selon les séries publiées. Il s'agit d'épisodes récurrents durant quelques minutes à plusieurs heures de serrement ou de pression d'intensité moyenne à modérée et bilatérale dans leur présentation. L'arthrose cervicale peut provoquer des céphalées de tension à prédominance postérieure avec possibilité de diffusion jusque sur la face, mais seule une atteinte des 3 premiers segments cervicaux est à l'origine de douleurs occipito-nuchales avec une projection de la douleur principalement sur les dermatomes C2 et C3. De façon caractéristique, la douleur est renforcée par la pression locale. Ces céphalées sont indépendantes de la présence d'une myélopathie compressive sur arthrose cervicale. Un traitement d'antagiques simples (paracétamol : 2 à 3 × 500 mg/j) peut soulager le patient de même que de la physiothérapie (massages).

CÉPHALÉES INCLASSABLES

[15, 30]

De nombreux sujets âgés se plaignent de maux de tête dont la description échappe aux différentes classifications. Il s'agit de céphalées à la fois pulsatiles et constrictives, prenant l'ensemble de la tête ou étant au contraire localisées, avec ou sans phénomène accompagnateur mais souvent associées à un état anxio-dépressif. Ces céphalées représentent 22 % des maux de tête du vieillard. Le traitement est le même que dans la céphalée de tension. Un somnifère prescrit sur une courte période peut aussi aider à les faire disparaître.

AUTRES TYPES DE CÉPHALÉES

[7, 23]

Des céphalées frontales ou à prédominance orbitaire doivent faire rechercher une affection oculaire comme une presbytie mal corrigée ou une cataracte invalidante qui ne permettent plus de lire correctement. Un processus expansif intra-crânien (tumeur) entraîne généralement des signes de focalisation ou des troubles neuropsychiques variés et d'installation progressive, les céphalées n'étant pas le symptôme principal. Les douleurs sont souvent à prédominance matinale, aggravées par les mouvements de la tête et peuvent s'accompagner de nausées et de vomissements traduisant une hypertension intra-crânienne. La méningite carcinomateuse est la céphalée tumorale la plus fréquente du vieillard. L'hématome sous-dural, notamment bilatéral, favorisent des maux de tête associés à une baisse de la vigilance ou d'un état confusionnel qui sont des manifestations typiques. L'apparition de céphalées chez un patient reçevant une anticoagulation doit toujours faire exclure une telle pathologie. L'hydrocéphalie à pression normale provoque des troubles de la marche suivis d'une détérioration intellectuelle et de troubles sphinctériens mais les céphalées sont rarement rapportées. Le syndrome de Costen est secondaire à une malocclusion ou un dysfonctionnement de l'articulation temporo-mandibulaire. Les problèmes dentaires (amalgames, ponts, prothèses) sont fréquemment à l'origine de ce syndrome, qui se manifeste par un déséquilibre de l'articulé dentaire avec tension musculaire au niveau des masséters et céphalées. La carotidynie est une douleur du segment extra-crânien de la carotide interne. Elle survient à l'âge moyen mais est aussi observée dans les 7e et 8e décennies. La douleur est de type tiraillement, profonde, parfois pulsatile et généralement unilatérale. La pression locale est douloureuse, plus particulièrement au niveau du carrefour carotidien. La durée moyenne de la crise est de 7 à 10 jours. Des médicaments, les dérivés nitrés notamment, peuvent favoriser la survenue de céphalées.

BIBLIOGRAPHIE

[1] Balfour H. — Acyclovir therapy for herpes zoster : advantages and adverse effects. *JAMA*, 1986, *255*, 387-388.

[2] Bernstein J.E., Bickers D.R., Dahl M.V., Roshal J.Y. — Treatment of chronic postherpetic neuralgia with topical capsaicin. *J. Am. Acad. Dermatol.*, 1987, *17*, 93-96.

[3] Bogousslavsky J., Deruaz J.P., Regli F. — Bilateral obstruction of internal carotid artery from giant-cell arteritis and massive infarction limited to the vertebrobasilar area. *Eur. Neurol.*, 1985, *24*, 57-61.

[4] Bogousslavsky J. — Artérite à cellules géantes. Aspects cliniques, thérapeutiques et pronostiques. *Médecine et Hygiène*, 1988, *46*, 2814-2823.

[5] Broggi G., Franzini A., Lasio G. *et al.* — Long-term results of percutaneous retrogasserian thermorhizotomy for «essential» trigeminal neuralgia : considerations in 1000 consecutive patients. *Neurosurgery*, 1990, *26*, 783-787.

[6] Case Records of the Massachusetts General Hospital. Case 23-1990. *N. Engl. J. Med.*, 1990, *322*, 1656-1665.

[7] Cook N.R., Evans D.A., Funkenstein H.H. *et al.* — Correlates of headache in a population-based cohort of elderly. *Arch. Neurol.*, 1989, *46*, 1338-1344.

[8] De Silva M., Hazleman B.L. — Azathioprine in giant-cell arteritis/polymyalgia rheumatica. A double-blind study. *Ann. Rheum. Dis.*, 1986, *45*, 136-138.

[9] DUPOND J., HUMBERT P., FLAUSSE F. *et al.* — Les nouveaux visages de la maladie de Horton. *Sem. Hôp. Paris*, 1986, *62*, 3701-3707.

[10] GALBRAITH A.W. — Treatment of acute herpes zoster with amantadine hydrochlorid. *Br. Med. J.*, 1983, *4*, 693-695.

[11] GIBB W.R.G., URRY P.A., LEES A.J. — Giant-cell arteritis with spinal cord infarction and basilar artery thrombosis. *J. Neurol. Neurosurg. Psychiatry*, 1985, *48*, 945-948.

[12] GODEAU P., AUBERT L., GUILLEVIN L. *et al.* — Aspect clinique, évolution et pronostic de la maladie de Horton. *Ann. Med. Intern.*, 1982, *133*, 393-400.

[13] GOODMAN B.W. — Temporal arteritis. *Am. J. Med.*, 1979, *67*, 839-852.

[14] HALL S., PERSELLIN S., LIE J.T. *et al.* — The therapeutic impact of temporal artery biopsy. *Lancet*, 1983, *2*, 1217-1220.

[15] HEADACHE CLASSIFICATION COMMITTEE OF THE INTERNATIONAL HEADACHE SOCIETY — Classification and diagnostic criteria for headache disorders, cranial neuralgias and facial pain. *Cephalalgia*, 1988, *8* (suppl 7), 1-96.

[16] HUTCHINS L.G., HARNSBERGER H.R., JACOBS J.M., APFELBAUM R.I. — Trigeminal neuralgia (tic douloureux) : MR imaging assessment. *Radiology*, 1990, *175*, 837-841.

[17] JONES J.G., HAZLEMAN B.L. — Prognosis and management of polymyalgia rheumatica. *Ann. Rheum. Dis.*, 1981, *40*, 1-5.

[18] KALRA L., DELAMERE J.P. — Lymphoreticular malignancy and monoclonal gammopathy presenting as polymyalgia rheumatica. *Br. J. Rheumatol.*, 1987, *26*, 458-459.

[19] KATUSIC S., BEARD C.M., BERGSTRALH E., KURLAND L.T. — Incidence and clinical features of trigeminal neuralgia, Rochester, Minnesota, 1945-1984. *Ann. Neurol.*, 1990, *27*, 89-95.

[20] KYLE R.A. — Monoclonal gammopathy of undetermined significance (MGUS) : a review. *Clin. Haematol.*, 1982, *2*, 123-150.

[21] KYLE V., HAZLEMAN B.L. — Treatment of polymyalgia rheumatica and giant cell arteritis. II. Relation between steroid dose and steroid associated side effect. *Ann. Rheum. Dis.*, 1989, *48*, 662-666.

[22] MACHADO E.B.V., MICHET C., HUNDER G. *et al.* — Temporal arteritis : clinical and epidemiological features from a community-based study, 1950-1985. *Ann. Neurol.*, 1987, *22*, 148.

[23] MUMENTHALER M., REGLI F. — *Der Kopfschmerz*. Gœrg Thieme Verlag, Stuttgart, 1990.

[24] NADEAU S.E. — Temporal arteritis : a decision-analytic approach to temporal artery biopsy. *Acta Neurol. Scand.*, 1988, *78*. 90-100.

[25] OLLAT H., CONTAMIN F. — Les manifestations neurologiques de l'artérite giganto-cellulaire de Horton. *Ann. Méd. Int.*, 1981, 132, 340-346.

[26] PAPADAKIS M.A., SCHWARTZ N.D. — Temporal arteritis after normalization of erythrocyte sedimentation rate in polymyalgia rheumatica. *Arch. Intern. Med.*, 1986, *146*, 2283-2284.

[27] PORTENOY R.K., DUMA C., FOLEY K.M. — Acute herpetic and postherpetic neuralgia : clinical review and current management. *Ann. Neurol.*, 1986, *20*, 651-664.

[28] SAVE-SODERBERGH J., MALMVALL B.E., ANDERSSON R., BENGTSSON B.A. — Giant-cell arteritis as a cause of death. Report of nine cases. *JAMA*, 1986, *255*, 493-496.

[29] SIGAL L.H. — The neurologic presentation of vasculitic and rheumatologic syndromes. *Medicine*, 1987, *66*, 157-180.

[30] SOLOMON G.D., KUNKEL R.S., FRAME J. — Demographics of headache in elderly patients. *Headache*, 1990, *30*, 273-276.

[31] ULDRY P.A., REGLI F. — Zona et algies post-zostériennes : approche thérapeutique. *Rev. Med. Suisse Romande*, 1988, *108*, 41-45.

[32] WATERS W.E., CAMPBELL M.J., ELWOOD P.C. — Migraine, headache, and survival in women. *Br. Med. J.*, 1983, *287*, 1442-1443.

[33] WATSON C.P.N., EVANS R.J., REED K. *et al.* — Amitriptyline versus placebo in postherpetic neuralgia. *Neurology*, 1982, *32*, 671-673.

[34] WATSON C.P.N., EVANS R.J. — Treatment of postherpetic neuralgia. *Clin. Neuropharmacol.*, 1986, *9*, 533-541.

[35] WATSON C.P.N., EVANS R.J., WATT V.R. — Post-herpetic neuralagia and topical capsaicin. *Pain*, 1988, *33*, 333-340.

8

Accidents vasculaires cérébraux

Dans les pays occidentaux, l'âge est le principal facteur de risque pour la survenue d' accidents vasculaires cérébraux qui sont fréquents chez les vieillards. Comparativement à une population d'âge moyen (< 65 ans), les ictus du sujet âgé sont généralement très sévères d'emblée car il existe une zone étendue du parenchyme cérébral qui est atteinte. Les manifestations sont graves et caractérisées initialement par des troubles de la vigilance, un hémisyndrome complet, une incontinence sphinctérienne avec, comme conséquence, une mortalité élevée ou un handicap et une invalidité importante (état grabataire, troubles neuropsychiques graves). Chez le vieillard, la mortalité d'un ictus varie entre 10 et 30 % dans le mois suivant l'accident neurologique.

DONNÉES ÉPIDÉMIOLOGIQUES [34, 35]

L'incidence de personnes de plus de 80 ans hospitalisées pour un accident vasculaire cérébral se situe entre 5 et 8 %. Le rapport entre hommes et femmes varie entre 1,29 à 1,4/1, étant similaire à celui noté pour les sujets de moins de 75 ans mais cette différence disparaît après 85 ans. L'incidence des facteurs de risque cardio-vasculaire habituellement rencontrés avant 65 ans (hypertension artérielle, tabagisme, diabète) n'est plus un élément statistiquement significatif dans l'évaluation d'un ictus après 80 ans, de même que l'angor ou l'infarctus du myocarde. Par contre, les sujets âgés présentent le plus souvent des accidents neurologiques sur cardiopathie emboligène et la fibrillation auriculaire est la principale cause d'ictus chez ces patients.

MÉCANISMES ÉTIOPATHOGÉNIQUES [35, 54]

Chez le sujet âgé, les accidents vasculaires cérébraux peuvent être classés en fonction de leur mécanisme étiopathogénique :

• *Cardiopathie emboligène.* Il existe une cause cardiaque à l'origine des troubles : fibrillation auriculaire, maladie de l'oreillette, infarctus du myocarde, anévrisme ventriculaire, dyskinésie des parois, thrombus intra-cavitaire.

• *Artériosclérose carotidienne.* Présence d'une sténose > 50 % au niveau de l'artère carotide interne, d'une plaque ulcérée ou d'une occlusion des gros vaisseaux précérébraux ipsilatéraux à l'accident vasculaire.

• *Microangiopathie hypertensive.* Elle correspond à une désorganisation de la paroi des artérioles perforantes qui est remplacée par du tissu conjonctif fibro- ou lipohyalin, ce processus de réorganisation vasculaire étant appelé lypohyalinose. Il existe une hypertension artérielle définie par une tension > 160/95 mmHg, une hypertrophie ventriculaire gauche à l'ECG ou une rétinopathie hypertensive. L'imagerie cérébrale montre des lacunes ou une leucoaraïose. La microangiopathie hypertensive peut aussi être à l'origine d'un hématome profond à prédominance capsulo-lenticulaire.

• *Pathologie mixte.* Présence de plusieurs facteurs favorisants : micro-angiopathie, artériosclérose des gros vaisseaux, cardiopathie emboligène.

• *Angiopathie amyloïde.* C'est un tableau neurologique particulier du vieillard associant une détérioration intellectuelle, des troubles neurologiques focalisés et des hémorragies cérébrales multiples ou récidivantes, habituellement à localisation corticale ou cortico-sous-corticale, chez un sujet non hypertendu.

• *Vasculite du système nerveux central.* Atteinte particulière d'un vaisseau caractérisée par un infiltrat inflammatoire et une nécrose partielle ou totale de la paroi.

• *Origine indéterminée.* Il s'agit d'accidents vasculaires non lacunaires observés en l'absence d'une pathologie des gros vaisseaux, d'une cardiopathie emboligène, d'une vasculite ou d'une angiopathie amyloïde.

L'origine d'un ictus chez un vieillard est difficile à déterminer. Si une cardiopathie emboligène est notée dans 20 à 35 % des cas et une pathologie mixte dans 10 %, aucune cause précise (= origine indéterminée) n'est retrouvée chez 35 à 40 % des patients. Il existe moins d'accidents vasculaires en relation avec une pathologie hypertensive ou une artériosclérose carotidienne qui, par contre, sont les 2 facteurs de risque principaux chez le sujet de moins de 65 ans. Concernant le pourcentage élevé d'ictus dont l'origine reste indéterminée (40 % des cas), il pourrait être secondaire à un trouble du rythme intermittent ou une artériosclérose non sténosante, peut-être par un mécanisme embolique artério-artériel. D'autre part, des investigations poussées ne sont souvent pas effectuées compte tenu de l'âge très avancé des patients, de leur état général médiocre et du mauvais pronostic de l'accident vasculaire.

PRINCIPAUX FACTEURS DE RISQUE

Chez le sujet âgé, les principaux facteurs de risque d'un accident vasculaire cérébral sont les troubles du rythme cardiaque, l'artériosclérose carotidienne et l'hypertension artérielle qui est considérée à part compte tenu des pathologies particulières qu'elle entraîne.

FIBRILLATION AURICULAIRE

Incidence et considérations épidémiologiques [49, 62, 68, 77]

La fibrillation auriculaire d'origine non rhumatismale est responsable d'une cardiopathie emboligène qui est la première cause d'ictus du sujet âgé. L'incidence de la fibrillation auriculaire passe de 0,04 % entre 30 et 39 ans à 4,5 % entre 80 et 89 ans. La fibrillation auriculaire est associée à un ictus dans 6,7 % des cas entre 50 et 59 ans, et dans 36,2 % des cas entre 80 et 89 ans. Le risque d'un accident vasculaire secondaire à une fibrillation auriculaire augmente de façon nette avec l'âge : de 7,3 % entre 60 et 69 ans à 30,8 % entre 80 et 89 ans, et il est 6 fois supérieur par rapport à une population témoin de même âge sans arythmie. Dans 15 à 25 % des cas, l'accident neurologique est révélateur du trouble du rythme. Le risque annuel d'ictus est aggravé s'il existe en plus de la fibrillation, une insuffisance cardiaque, une oreillette dilatée, un thrombus mural ou d'importantes calcifications mitrales. D'autre part, une arythmie peut diminuer le débit cardiaque de 10 à 30 % et ainsi aggraver l'ischémie cérébrale secondaire à l'ictus. Il est important de souligner que la principale cause de fibrillation auriculaire d'origine non rhumatismale est l'hypertension artérielle et que les autres conséquences d'une cardiopathie hypertensive (insuffisance ou décompensation cardiaque) interviennent aussi dans la gravité d'un ictus. Le risque d'un nouvel accident neurologique est le plus élevé (27 %) durant les deux semaines qui suivent le premier accident vasculaire cérébral. La mortalité varie entre 15 et 30 % dans le mois suivant l'ictus.

Territoires vasculaires atteints [19, 20]

L'embole part du cœur gauche pour obstruer une artère dont le calibre est légèrement inférieur à celui de l'embole, principalement les bifurcations vasculaires qui s'accompagnent d'une brusque réduction de diamètre (syphon carotidien, artère sylvienne). Il existe une zone étendue de nécrose ischémique, de topographie vasculaire et un aspect hémorragique est noté dans 30 à 40 % des cas vérifiés anatomiquement. La région la plus fréquemment atteinte est le territoire carotidien (70 % des cas), puis le territoire vertébro-basilaire (23 %) et les territoires des derniers prés (3 %). Des ramollissements multiples sont notés chez 5 % des patients. Les territoires piaux des branches postérieures de l'artère sylvienne sont les plus fréquemment touchés (17 à 22 % des cas), suivis par ceux de l'artère cérébrale antérieure puis les atteintes cérébelleuses. Les ramollissements sont plus étendus que ceux secondaires à une thrombose et une composante hémorragique est mise en évidence au scanner X chez 8 % des patients. Dans certains cas, il peut exister une hémorragie dans l'infarcissement qui survient durant les premières 24 heures et dont la présentation clinique et l'image au scanner X évoquent un hématome primaire. Cette situation est rapportée chez des patients ayant une cardiopathie emboligène. Le pronostic est grave compte tenu de la destruction étendue du parenchyme et de l'important effet de masse.

Manifestations cliniques et critères diagnostiques [19, 43]

Les signes sont évocateurs d'une origine embolique : début brutal, caractère d'emblée maximum du déficit, parfois crise épileptique inaugurale. Une perte de connaissance peut être constatée, de même qu'une bradycardie ou une hypotension artérielle. Les troubles sont francs : hémisyndrome complet, aphasie (généralement de type Wernicke), hémianopsie, hémihypesthésie, syndrome cérébelleux ou pscudo-vestibulaire. Le diagnostic d'embolie cérébrale peut être considéré comme établi lorsqu'il existe deux critères majeurs, et comme probable en présence d'un critère majeur et de deux critères mineurs (tableau 8-1*A*). Il existe aussi des critères basés seulement sur l'ECG et l'échocardiographie (tableau 8-1*B*).

TABLEAU 8-1*A*. — CRITÈRES DIAGNOSTIQUES D'UNE EMBOLIE CÉRÉBRALE D'ORIGINE CARDIAQUE

Critères majeurs

- déficit neurologique d'installation brutale
- présence d'une cardiopathie emboligène
- atteinte simultanée ou successive de plusieurs territoires artériels du système nerveux central
- présence d'une embolie dans un autre organe

Critères mineurs

- hémorragie cérébrale visible au scanner X
- absence d'artériosclérose à l'angiographie
- stop vasculaire à l'angiographie
- thrombi cardiaques mis en évidence à l'échocardiographie ou radiologiquement visibles

TABLEAU 8-1*B*. — CRITÈRES ECG ET ÉCHOCARDIOGRAPHIQUE POUR UNE EMBOLIE CÉRÉBRALE PROBABLE OU POSSIBLE (EN L'ABSENCE D'AUTRES CAUSES EXTRA-CARDIAQUES)

Électrocardiogramme

Embolie probable :

- fibrillation auriculaire
- infarctus aigu du myocarde

Embolie possible :

- ancien infarctus du myocarde
- hypertrophie auriculaire gauche

Échocardiographie

Embolie probable :

- thrombus auriculaire ou ventriculaire
- anévrisme ventriculaire gauche
- végétations valvulaires
- sténose mitrale
- prolapsus de la valve mitrale
- myxome ou autre tumeur intra-cardiaque

Embolie possible :

- possibilité d'un thrombus auriculaire ou ventriculaire
- anomalies de la paroi ventriculaire évoquant une cardiomyopathie dilatée
- anomalies localisées de la paroi ventriculaire évoquant un ancien infarctus
- calcifications de l'anneau mitral

ARTÉRIOSCLÉROSE CAROTIDIENNE

Prévalence et éléments de pathologie

[22, 35, 54]

• *Prévalence.* La faible prévalence d'occlusion carotidienne chez les sujets de plus de 75 ans est en rapport avec la diminution de certains facteurs favorisants de première importance dans la progression de l'artériosclérose comme le tabagisme et l'hypertension artérielle. D'autre part, les décès annuels des patients ayant une occlusion carotidienne sont de 5 %, dans leur majorité secondaires à une cardiopathie ischémique associée. Cette faible prévalence de pathologies carotidiennes chez le vieillard s'explique aussi par une mortalité plus précoce. Cependant, si la prévalence d'accident vasculaire dont l'origine est une artériosclérose ou une embolie artério-artérielle est plus basse par rapport aux sujets d'âge moyen, il y a une aggravation progressive et notable de l'artériosclérose chez le vieillard. Il existe une relation directe entre le vieillissement et l'importance des lésions d'artériosclérose tant sur la partie extra-crânienne qu'intracrânienne des vaisseaux de l'axe carotidien et vertébro-basilaire. Ces anomalies expliquent la gravité de certains tableaux cliniques chez des patients dont les possibilités de reperfusion par l'intermédiaire de la circulation collatérale sont mauvaises (sclérose diffuse, sténoses multiples).

• *Éléments de pathologie.* Les lésions athéromateuses prédominent sur les portions extra-cérébrales des artères et sont groupées au voisinage des carrefours. La bifurcation carotidienne est la plus souvent atteinte, principalement l'origine de la carotide interne, suivie par le siphon carotidien et le premier tiers de l'artère sylvienne. Dans le territoire vertébro-basilaire, l'athérome est habituellement situé au départ des artères vertébrales et à leur confluent, à l'extrémité du tronc basilaire ainsi qu'à l'origine des artères cérébrales postérieures. Il existe d'abord des lésions des cellules endothéliales de l'intima entraînant une modification progressive de celles-ci, puis de la paroi de l'artère. L'accumulation de protéines et de lipides provoque la formation de dépôts conjonctivo-lipidiques et une dégénérescence fibro-hyaline de la paroi avec formation d'une plaque en surface. L'évolution des plaques est variable : certaines restent fibreuses, d'autres se compliquent de calcifications, de dépôts de cristaux de cholestérol et surtout d'ulcérations. Les plaques carotidiennes sont principalement de type lipidique et présentent facilement des ulcérations alors que les plaques vertébrales sont habituellement fibreuses et lisses.

Manifestations cliniques

Les manifestations cliniques sont semblables à celles des accidents vasculaires cérébraux survenant chez un sujet d'âge moyen et seuls les grands tableaux cliniques sont présentés.

• *Accident ischémique transitoire*[12, 13, 54, 55]. C'est un déficit neurologique focal et totalement régressif en 24 h. Sa durée varie de quelques minutes à 1 jour au maximum, la durée moyenne étant de 20 min. Le mécanisme étiopathogénique est en rapport avec une micro-embolie de matériel fibrino-plaquettaire ou de cholestérol. Le territoire carotidien est touché dans 80 % des cas : paralysie transitoire d'un membre ou d'une partie de celui-ci, paresthésies chéiro-orales ou localisées à un membre et à un hémicorps, aphasie ou apraxie transitoire. Les accidents ischémiques transitoires peuvent se répéter avec des intervalles libres variables : plusieurs jours ou des épisodes répétitifs en quelques heures. Chez le sujet âgé, les accidents ischémiques transitoires sont très évocateurs d'une affection carotidienne et sont notés dans 70 % des accidents vasculaires dûs à une artériosclérose carotidienne. Le risque d'un ictus après un accident ischémique transitoire est de 10 % dans le mois suivant l'accident neurologique et de 5 à 6 % dans l'année, indépendamment d'un traitement d'antiagrégant plaquettaire ou d'une anticoagulation. L'amaurose fugace est la perte temporaire de la vision d'un seul œil en relation avec une interruption ou une insuffisance transitoire du flux artériel rétinien, et elle est signalée dans 30 % des accidents ischémiques transitoires carotidiens.

• *Ramollissements dans le territoire carotidien* [17, 21]. Les troubles en rapport avec une atteinte des lobes rolandiques, pariétaux ou des lobes temporaux (notamment de l'hémisphère dominant) sont les signes les plus fiables d'un accident vasculaire du territoire carotidien :

— déficit moteur : hémisyndrome unilatéral, à prédominance facio-brachiale;

— déficit sensitif : unilatéral, de même topographie, caractérisé par des paresthésies ou une hypœsthésie;

— troubles phasiques : lors d'atteinte de l'hémisphère dominant.

• *Atteintes du territoire vertébro-basilaire* [8, 14, 53]. L'insuffisance vertébro-basilaire se traduit soit par des signes intermittents de souffrance des lobes occipitaux ou de la face interne des lobes temporaux, soit par des signes d'une atteinte du tronc cérébral et du cervelet. La présence de plusieurs symptômes est obligatoire pour affirmer le diagnostic : vertiges rotatoires (60 à 70 % des cas), troubles cérébelleux (40 %), troubles visuels (35 à 39 % : scotomes noirs ou hallucinations visuelles plus ou moins complexes), désordres neuro-végétatifs (30 % : vomissements, troubles respiratoires ou cardiaques, transpirations, malaises), céphalées (25 à 30 %), diplopie (20 %), drop-attack (12 à 20 %), troubles sensitifs (10 à 15 %). Les ramollissements se distinguent d'une pathologie carotidienne par l'atteinte des nerfs crâniens et la fréquence des déficits bilatéraux moteurs ou sensitifs. Le syndrome de Wallenberg et les syndromes alternes sont caractéristiques d'une anoxie du tronc cérébral, tandis que les ramollissements du territoire de l'artère cérébrale postérieure peuvent provoquer des troubles cérébelleux, une souffrance thalamique et une hémianopsie latérale.

Examens ultrasoniques

[33, 61, 70]

Les modifications artériosclérotiques sont observées au Doppler pré-cérébral et caractérisées par une dispersion typique du spectre ou une augmentation de la vélocité en rapport avec des sténose. L'échotomographie permet de montrer des plaques et d'apprécier leur importance. Les avantages du Doppler sont sa simplicité de réalisation, son caractère non traumatique et la possibilité d'examens répétés. Le Doppler est un moyen de dépistage de première intention dans les accidents vasculaires, le pourcentage de fiabilité du Doppler carotidien étant de 85 %. La neuroradiologie est indispensable pour un diagnostic précis mais, chez le vieillard, elle sera réservée qu'aux sujets pouvant bénéficier d'une intervention chirurgicale (endartérectomie) car l'angiographie est un examen à risque chez le sujet âgé.

HYPERTENSION ARTÉRIELLE

Les lacunes, la leucoaraiose et la maladie de Binswanger ainsi que les hémorragies intraparenchymateuses sont les principales complications neurologiques de l'hypertension artérielle. L'hypertension artérielle et le diabète sont les principales étiologies de la maladie des petits vaisseaux ou microangiopathie. Cependant, une micro-angiopathie hypertensive est moins souvent retrouvée à l'origine d'un ictus chez le vieillard (14 % des cas) par rapport aux sujets d'âge moyen car l'hypertension a en général un moins bon pronostic vital, les patients mourant plus jeunes.

LACUNES [9, 36, 40, 41, 65]

La lacune est un terme de pathologie désignant une cavité intraparenchymateuse de 0,5 à 15 mm de diamètre. C'est un foyer de liquéfaction de nature ischémique dans le territoire d'une artériole perforante, surtout la région du noyau lenticulaire (65 à 80 % des cas). Ces petits ramollissements sont à différencier des cavités résiduelles d'un hématome ou d'un infarctus occupant une partie ou tout un territoire vasculaire. On estime que 15 à 20 % des accidents vasculaires cérébraux sont des lacunes et que l'hypertension en est responsable dans 40 à 75 % des cas. Le diagnostic de lacune ne peut être retenu qu'après avoir fait un scanner X ou une imagerie par résonance magnétique. Si l'hypodensité est de petite taille (< 15 mm), si elle siège dans la capsule interne, les noyaux gris centraux, le thalamus ou le pont et s'il existe une hypertension artérielle, le diagnostic peut alors être posé.

Manifestations cliniques

L'installation des troubles est brusque, le déficit étant d'emblée maximal ou d'apparition plus progressive en quelques heures (25 % des cas). Chez 40 à 60 % des patients, il existe des antécédents d'accident ischémique transitoire. Les lacunes touchent une zone limitée des structures sous-corticales et du tronc cérébral. La vigilance est conservé, sans crise épileptique ou céphalée. La présentation clinique (tableau 8-2) est un bon indicateur, bien que non spécifique, d'une lacune dans les territoires lenticulo-striés profonds mais le tableau clinique ne permet d'affirmer aucune étiologie en l'absence d'examens complémentaires (imagerie médicale). Il existe 26 types de déficits dont cinq principaux : hémiplégie motrice pure, déficit sensitif pur, hémiparésie ataxique, hémiplégie sensitivo-motrice, syndrome dysarthrie-main malhabile. Le syndrome pseudobulbaire est une paralysie centrale de la musculature bucco-linguo-vélo-pharyngofaciale dont l'origine est une microangiopathie hypertensive. La survie à un mois du syndrome lacunaire est 90 % et bien que l'évolution soit généralement favorable avec une récupération complète ou partielle des troubles en quelques mois avec des séquelles minimes, celle-ci est parfois longue chez le vieillard. D'autre part, il existe un risque de survenue d'un nouvel ictus estimé entre 60 et 80 %. La taille de la lacune n'a aucune valeur statistique ou pronostique concernant le risque d'un nouvel ictus.

Imagerie médicale

Au scanner X, les lacunes se présentent comme des accidents ischémiques de petite taille dont le diamètre est généralement de 1 cm sans prise de contraste. Les lacunes sont situées au niveau des noyaux gris centraux, de la capsule interne ou du tronc cérébral. Dans de nombreux cas, le scanner X a montré que le tableau clinique correspondait à un accident vasculaire plus étendu ou à une autre pathologie (tumeur). Il existe aussi de nombreuses lacunes qui ne sont pas visualisées au scanner X (jusqu'à 50 % des cas selon certaines études), mais mises en évidence à l'imagerie par résonance magnétique. Cet examen montre un hypersignal bien délimité sur les coupes pondérées en T1 et T2, et localisé dans les régions profondes du cerveau qui sont vascularisées par les artères perforantes.

TABLEAU 8-2. – PRINCIPALES MANIFESTATIONS CLINIQUES DU SYNDROME LACUNAIRE

Hémisyndrome moteur pur – infarctus du bras postérieur de la capsule interne ou du pied de la protubérance, parfois de la partie moyenne des pédoncules – hémiparésie proportionnelle flasque intéressant la face, le membre supérieur et le membre inférieur; des troubles neuropsychologiques peuvent être présents ainsi qu'une atteinte des champs visuels
Hémisyndrome sensitif isolé – ramollissement situé dans le noyau ventro-postéro-latéral du thalamus – paresthésies et hypesthésies touchant tout l'hémicorps ou seulement les membres, avec ou sans troubles neuropsychologiques
Hémiparésie ataxique – lacune protubérantielle ou atteinte du bras postérieur de la capsule interne et du thalamus – ataxie de type cérébelleux associée à une hémiparésie à prédominance crurale avec parfois participation du membre supérieur
Dysarthrie-main malhabile – infarctus du genou de la capsule interne ou de la partie supérieure de la protubérance – voix dysarthrique, paralysie faciale centrale, maladresse de la main (écriture, dessin) avec parfois parésie ou ataxie du membre supérieur et du membre inférieur
Syndrome pseudo-bulbaire – observé chez un patient ayant déjà présenté un ou plusieurs petits accidents vasculaires avec hémiplégie résolutive, et qui fait une nouvelle lacune hémisphérique de l'autre côté – diplégie faciale, paralysie du voile du palais, dysarthrie et troubles de la phonation (aphémie), parésie linguale (difficulté à sortir la langue de la bouche)

Éléments de pathologie

La lacune est une cavité arrondie ou linéaire de 0,5 à 15 mm pour un volume de 0,2 à 15 mm^3. La cavité contient un tissu fibro-lipidique, des sidérophages, la paroi étant composée d'un tissu glio-fibrillaire. Les lacunes sont situées dans le territoire des branches perforantes profondes dont le diamètre ne dépasse pas 1 mm. Les territoires vasculaires incluent celui des branches lenticulo-striées des artères cérébrale moyenne et antérieure, l'artère choroïdienne antérieure, des branches directes du siphon carotidien et celui des branches paramédianes du tronc basilaire, les branches thalamiques et choroïdiennes postérieures de l'artère cérébrale postérieure. Les artérioles perforantes conduisant à la lacune montrent une désorganisation de leur paroi qui est remplacée par du tissu conjonctif fibro- ou lipohyalin (lipohyalinose). L'histologie de la paroi du vaisseau montre une disparition des tuniques au profit d'un tissu fibreux, de macrophages à contenu lipidique qui sont semblables à ceux trouvés dans l'artériosclérose, une extravasation sanguine aiguë ou chronique avec parfois occlusion thrombotique. Du matériel éosinophile, ressemblant à celui des angionécroses hypertensives, est aussi présent dans le tissu conjonctif.

MALADIE DE BINSWANGER [2, 6, 10, 16, 30, 37, 48]

La maladie de Binswanger appartient aux démences vasculaires dont les critères diagnostiques du DSM-III-R sont présentés dans le tableau 8-3. Bien qu'elle soit nettement moins fréquente, la maladie de Binswanger est la seconde cause de démence après la maladie d'Alzheimer.

TABLEAU 8-3. — DÉMENCE VASCULAIRE : CRITÈRES DIAGNOSTIQUES DU DSM-III-R

1. Présence d'une détérioration intellectuelle ou d'une démence
2. Détérioration intellectuelle évoluant par à-coup avec des déficit focalisés survenant précocément au cours de l'évolution de la maladie
3. Présence de signes de focalisation à l'examen neurologique
4. Mise en évidence d'après l'anamnèse, l'examen clinique ou les examens complémentaires d'une maladie cérébro-vasculaire indiscutable à l'origine des troubles

Définition

C'est une entité anatomo-clinico-radiologique du sujet âgé associant hypertension artérielle, démence progressive et diminution de la substance blanche. La leucoaraiose ou raréfaction de la substance blanche est directement liée à l'hypertension et fait partie du tableau clinique de la maladie de Binswanger. La prévalence de cette affection varie entre 1 et 5 % d'une population de plus 70 ans. D'autre part, une leucoaraiose est mise en évidence au scanner X chez 5 à 8 % des vieillards hospitalisés pour un accident vasculaire d'origine carotidienne ou cardiaque. La démence est plus fréquemment notée chez les patients présentant une leucoaraiose au scanner X par rapport à une population témoin et, inversément, la leucoaraiose est plus souvent rapportée chez des sujets déments que chez des malades de même sexe et de même âge sans détérioraton intellectuelle. L'hypertension artérielle est le principal facteur favorisant (80 à 95 % des cas). La présence d'une leucoaraiose au scanner X est nécessaire pour affirmer une maladie de Binswanger, le tableau clinique n'étant pas spécifique et pouvant être observé dans d'autres affections (hydrocéphalie à pression normale, maladie d'Alzheimer).

Manifestations cliniques

La maladie touche les 2 sexes, étant principalement observée après 70 ans (85 % des cas). Il existe des épisodes déficitaires centraux d'évolution aiguë (30 % des cas)

ou subaiguë (70 %) associés à une détérioration intellectuelle. L'évolution se fait généralement par à-coups, pouvant s'étendre sur plusieurs années et étant marquée par des phases d'aggravation puis de stabilisation, contrairement à la démence de type Alzheimer qui est uniformément progressive.

La maladie de Binswanger appartient aux démences sous-corticales (cf. chapitre 17). Une détérioration mentale caractérisée au début par des troubles de l'humeur, une apathie puis une indifférence sont présentes, s'aggravant par la suite avec des troubles mnésiques et du comportement. Des manifestations dépressives ou délirantes sont possibles. Des signes de focalisation sont noté dans 90 % des cas : syndrome pyramidal, cérébelleux et plus particulièrement pseudo-bulbaire avec dysarthrie, troubles de la marche, incontinence sphinctérienne. Plus rarement, il existe un syndrome extrapyramidal akinéto-rigide, une séméiologie de type cortical avec aphasie, apraxie ou hémianopsie, ainsi que des crises convulsives (5 à 17 % des cas). L'évolution se fait vers un état grabataire, la mort survenant généralement en 2 à 5 ans.

Imagerie médicale

Le scanner X et l'imagerie par résonance magnétique montrent une hypodensité diffuse, hétérogène et mal délimitée des hémisphères prédominant dans le centre semi-ovale et associée à une atrophie cortico-sous-corticale modérée, sans prise de contraste pathologique. De petits ramollissements lacunaires à localisation profonde sont également présents. Sans avoir une réelle spécificité, ces images sont prédictives de facteurs de risque vasculaire et d'une maladie de Binswanger, la corrélation étant significative lorsqu'il existe une hypertension artérielle. Cependant, la fréquence de signaux anormaux chez des patients sans signes cliniques ou facteurs de risque interdit l'utilisation systématique des découvertes de l'imagerie cérébrale pour affirmer une démence vasculaire.

Éléments de pathologie

L'atteinte de la substance blanche est la lésion dominante, beaucoup plus importante que l'atteinte corticale. Il existe des aires de démyélinisation de la substance blanche des hémisphéres avec un œdème diffus, associées à de petits infarctus et des cavités cicatricielles. La nature vasculaire de la leucoaraiose repose sur l'existence de sténoses athéromateuses des artères perforantes de la substance blanche hémisphérique. L'origine de cette vasculopathie reste à déterminer. Il semble qu'une altération de la barrière hémato-encéphalique associée à une artériolopathie sténosante responsable d'une ischémie distale chronique soit actuellement la meilleure explication. L'œdème observé serait également important dans la survenue des troubles.

HÉMORRAGIE CÉRÉBRALE [4, 17, 56, 57, 71, 73]

Les hémorragies cérébrales surviennent dans 8 % des cas chez des vieillards et l'hypertension artérielle chronique en est responsable dans 75 à 80 % des cas. Le risque d'hématome est multiplié par 7 lors qu'il existe une hypertension artérielle chronique chez un sujet de plus de 70 ans. Les hémorragies prédominent nettement chez les hommes.

Mode de début

L'hématome est caractérisé par la triade : céphalées d'apparition brutale, diminution de la vigilance, déficit important. Les troubles de la vigilance sont rapidement progressifs en quelques minutes ou en quelques heures (obnubilation, coma). Chez le vieillard, ces troubles ne sont pas toujours observés de façon complète. Un début brutal est noté dans 64 % des cas, progressif dans 34 % des cas et fluctuant chez 2 % des patients. Le patient peut aussi présenter une perte de connaissance immédiate et des signes d'hypertension intracrânienne. Les signes de focalisation varient en fonction de la région atteinte et de l'étendue de l'hémorragie. Un déficit maximum est observé dans la première heure qui suit l'hémorragie dans 50 à 60 % des cas. Une installation progressive des troubles en 24 heures est notée chez 30 % des patients, plus rarement en 2 à 7 jours dans 10 % des cas. Des crises épileptiques peuvent aussi être inaugurales de l'hémorragie. L'œdème péri-lésionnel intervient dans l'aggravation ultérieure des troubles, notamment dans la fosse postérieure.

Principales localisations et manifestations cliniques

Les hémorragies cérébrales sont supratentorielles dans 85 % des cas. La fréquence topographique est : région striatocapsulaire (30 à 50 % des cas), région lobaire (10 à 30 %), cervelet (5 à 14 %), tronc cérébral (4 à 5 %) et thalamus seul (2 %).

• *Hémorragie capsulo-lenticulaire.* La région striatocapsulaire est l'endroit le plus souvent atteint, principalement au niveau capsulo-lenticulaire, plus rarement dans le noyau caudé. Il existe une déviation conjuguée de la tête et des yeux en direction de l'hémisphère atteint, un hémisyndrome sensitivo-moteur complet controlatéral associé à une hémianopsie si la lésion s'étend postérieurement. Plus que la localisation, l'importance de la déviation des yeux traduit la gravité de l'étendue de la lésion. Une aphasie est notée dans les atteintes de l'hémisphère dominant. Un saignement secondaire dans l'espace sous-arachnoïdien ou dans les ventricules peut survenir, ainsi qu'un blocage à l'écoulement du liquide céphalorachidien avec formation d'une hydrocéphalie.

• *Hémorragies lobaires.* Ce sont des hématomes dans la substance blanche sous-corticale principalement frontale, moins souvent fronto-temporale ou pariétale, plus rarement occipitale. Depuis l'introduction du scanner X, il a été démontré que la fréquence des hémorragies lobaires est légèrement supérieure à celle des hématomes des noyaux gris centraux. Cette constatation est importante car les hématomes profonds sont la conséquence directe d'une hypertension artérielle alors que pour les hématomes lobaires il faut toujours rechercher une autre étiologie : malformation vasculaire, tumeur et surtout une angiopathie amyloïde.

• *Hémorragie cérébelleuse.* Elle est surtout située dans le territoire de l'artère cérébelleuse supérieure (région des noyaux dentelés) et dans celui de l'artère cérébelleuse postéro-inférieure. Le début est brutal avec céphalées intenses à prédominance occipitale, nausées, vomissements et grand vertige. Il existe une dysarthrie, un nystagmus dans le regard latéral et un syndrome cérébelleux. Les troubles de la vigilance sont constants ou surviennent quelques heures plus tard, pouvant évoluer vers le coma. Une souffrance du tronc cérébral est fréquemment associée à la séméiologie cérébelleuse.

• *Hémorragie du tronc cérébral*. Elle est constatée dans 4 à 5 % des observations. La localisation la plus fréquente est la protubérance (75 à 80 % des cas). C'est un tableau clinique extrêmement grave : coma, pupilles en myosis serré, troubles de l'oculomotricité réflexe, signes de décérébration, désordres respiratoires (hyperventilation, respiration de type Cheyne-Stockes). Chez le vieillard, l'évolution est rapidement mortelle.

• *Hémorragies mésencéphaliques*. Elles sont rares chez l'adulte (1 %) et exceptionnelles chez le vieillard.

Examens complémentaires

Le scanner X est l'examen de première intention permettant le diagnostic différentiel entre un ramollissement étendu et un hématome. Il montre une image hyperdense bien délimitée. Quelques heures à 2 jours après l'hémorragie, une marge hypodense étroite apparaît autour de l'hyperdensité qui s'élargit dans les jours qui suivent, le niveau de densité du sang diminuant progressivement. La disparition de l'hématome se fait en 3 à 4 semaines, l'hyperdensité étant remplacée par une image isodense généralement non homogène qui devient hypodense en 6 à 8 semaines. Le scanner X permet de suivre l'évolution et des contrôles peuvent rapidement détecter une compression du 4e ventricule et l'installation d'une hydrocéphalie.

Éléments de pathologie

L'affaiblissement de la média et la lipohyalinose entraînent la formation de petits anévrismes artériolaire (de Charcot-Bouchart) dont la rupture provoque l'hématome. Ces faits rendent compte de la localisation préférentielle de l'hémorragie d'origine hypertensive : putamen et région capsulo-lenticulaire. Les hémorragies secondaires à une anticoagulation sont rares (10 % des cas) et le cervelet est le premier site de prédilection chez le vieillard.

Évolution

L'évolution est plus mauvaise que dans les ramollissements, le pronostic vital et la réhabilitation fonctionnelle étant défavorables : 65 % des cas présentent un état grabataire contre 40 % pour les ramollissements. La mortalité est aussi plus élevée : 16 % contre 5 % pour les infarcissements.

ANGIOPATHIE AMYLOÏDE CÉRÉBRALE

L'angiopathie amyloïde cérébrale se différencie des autres formes d'amyloïdose par le fait qu'elle ne touche que le cerveau, bien qu'une atteinte cardiaque et pancréatique a été décrite dans quelques cas. L'angiopathie amyloïde est à différencier de l'amylose vasculaire des vaisseaux cérébraux qui est une observation fréquente chez le sujet âgé (cf. chapitre 3). Les hémorragies cérébrales corticales ou cortico-sous-corticales, souvent multiples et récidivantes, sont les principales manifestations de cette maladie particulière à la vieillesse.

ÉPIDÉMIOLOGIE ET ÉLÉMENTS DE PATHOLOGIE

Épidémiologie [26, 58, 74, 78]

L'angiopathie amyloïde cérébrale est directement liée à l'âge : peu présente avant 60 ans, elle est notée dans 40 % des cerveaux autopsiés entre 80 et 89 ans et dans 60 à 75 % des cas après 90 ans. L'incidence globale de l'angiopathie amyloïde cérébrale est estimée entre 40 et 50 % après 70 ans, se répartissant de façon similaire dans les deux sexes. La maladie est en rapport avec des dépôts de protéines fibrillaires : ß-protéine, cystatine C, pré-albumine. L'origine de ces protéines est inconnue mais elles pourraient être secondaires à une transformation progressive des immunoglobulines du sujet âgé.

Éléments de pathologie [23, 64, 66, 67, 78]

Les caractéristiques neuropathologiques sont des lésions ischémiques de taille diverse principalement des petits ramollissements corticaux ou sous-corticaux. Des pétéchies (0,1 à 0,4 cm de diamètre) sont fréquentes, d'âge différent, habituellement dans le cortex et toujours observées en cas d'hématomes qui sont multiples, corticaux ou dans la substance blanche juxtacorticale. Typiquement, ces lésions sont d'âge différent. Une dilatation ventriculaire modérée est présente, parallèle à l'atrophie corticale. Des hémorragies profondes capsulo-lenticulaires ou de grands ramollissements occupant tout un territoire ne sont pas en rapport avec l'angiopathie amyloïde cérébrale. Une leucœncéphalopathie diffuse, qui évoque la leucoaraïose de la maladie de Binswanger, a été rapportée chez plusieurs patients non hypertendus et pourrait être secondaire à une ischémie chronique dans les territoires distaux des artères perforantes.

La microscopie montre des dépôts de substance amyloïde dans les artères de moyen à petit calibre du cortex et des méninges. Dans les formes modérées d'angiopathie amyloïde cérébrale, l'amyloïdose est principalement notée dans les artères piales, ainsi que dans les artères corticales et méningées dans les formes avancées. Les capillaires ne sont généralement pas touchés par l'angiopathie amyloïde. Dans le cortex, le dépôt d'amyloïde est uniforme dans le vaisseau, donnant une structure annulaire, alors qu'au niveau méningé, les dépôts d'amyloïde sont segmentaires et situés dans la média externe ainsi que l'adventice. Ce sont surtout les lobes occipitaux qui sont le siège de l'angiopathie amyloïde, puis les lobes temporaux, frontaux et pariétaux. L'axe blanc des hémisphères, le tronc cérébral et la moelle épinière ne sont pas atteints et les noyaux gris centraux rarement, mais les vaisseaux des méninges cérébelleuses sont touchés dans 20 à 50 % des cas. D'autres lésions vasculaires sont associées à l'angiopathie amyloïde dans 25 % des cas : hyalinose artériolaire, prolifération et dégénérescence de l'intima, nécrose fibrinoïde segmentaire, micro-anévrismes. Ces modifications semblent directement liées à l'angiopathie amyloïde et seraient à l'origine des accidents neurologiques (hémorragies, petits ramollissements) responsables des manifestations cliniques de la maladie.

PRÉSENTATION CLINIQUE

Il existe 4 principaux tableaux cliniques de l'angiopathie amyloïde cérébrale :
— des hémorragies cérébrales multiples et récidivantes, qui sont particulières au sujet âgé;
— une forme involutive ischémique;
— l'association avec une démence de type Alzheimer;
— une forme asymptomatique, qui pourrait être la plus fréquente et qui est une découverte d'autopsie.

Hématomes intracérébraux

• *Présentation clinique et évolution* [23, 29, 64, 66, 67, 80].L'hémorragie cérébrale est la principale manifestation de la maladie. Si l'angiopathie amyloïde ne se complique d'hémorragie cérébrale que dans 2 % des cas, par contre, 5 à 10 % des hématomes intracrâniens du vieillard sont secondaires à une angiopathie amyloïde. Il s'agit d'hémorragies lobaires et superficielles, habituellement massives et qui ont tendance à récidiver : hématomes frontaux, pariétaux ou occipitaux, cortico-sous-corticaux, les noyaux gris étant rarement atteints de même que le tronc cérébral. Ces lésions peuvent être associées à de petites hémorragies ou de petits ramollissements corticaux. Comme pour l'hématome d'origine hypertensive, les troubles sont d'installation brutale, s'accompagnant d'une diminution de la vigilance et de déficits focalisés. Des myoclonies, des crises d'épilepsie et une détérioration intellectuelle rapidement progressive sont aussi des modes de début de la maladie. Cependant, il faut relever que de nombreuses personnes âgées sont victimes d'une hémorragie cérébrale unique qui entraîne rapidement la mort, et ne sont pas autopsiées. Le diagnostic de certitude ne pouvant être posé que par l'histologie, il est possible que de nombreux hématomes du sujet âgé soient dûs à une angiopathie amyloïde. Ces hémorragies sont plus fréquemment associées à des traumatisme crâniens bénins, ou lors de dérivation ventriculo-cardiaque et de biopsie cérébrale. L'angiopathie amyloïde est très sensible aux saignements et certains malades ont présenté de nouvelles hémorragies massives lors de crâniotomie pour évacuation de l'hématome. Le diagnostic d'angiopathie amyloïde doit être évoqué lorsqu'on prévoit une dérivation ventriculaire ou une biopsie stéréotaxique chez un vieillard présentant une démence rapidement progressive et ayant déjà souffert d'un accident vasculaire cérébral. L'évolution de la maladie est mauvaise et le patient présente une détérioration intellectuelle rapidement progressive. Il existe des déficits importants et les hémorragies ont tendance à récidiver. L'espérance de vie est courte, en moyenne inférieure à 5 ans après la survenue du premier hématome.

• *Imagerie médicale* [23, 60, 66, 67]. La topographie élective des hématomes au niveau cortical ou directement dans la substance blanche sous corticale permet un diagnostic de présomption au scanner X. L'imagerie par résonance magnétique montre de multiples petits hypersignaux corticaux ou à la jonction entre la substance blanche et le cortex, qui sont bien visibles sur les coupes pondérées en T2. Ces anomalies prédominent dans les régions occipitales et pariétales.

• *Diagnostic différentiel* [42, 44, 50, 66, 67, 80]. Il concerne les autres causes d'hématomes cérébraux. L'hémorragie d'origine hypertensive ou secondaire à une anticoagulation est plus profonde que celle de l'angiopathie amyloïde qui prédomine superficiellement. Les malformations vasculaires se manifestent habituellement à un âge plus jeune mais un saignement dans une métastase peut donner le même tableau clinique et une image semblable au scanner X. Parmi les autres étiologies, il faut évoquer les dyscrasies sanguines secondaires aux leucémies, aux anticoagulations ainsi qu'aux vasculites auto-immunes ou septiques. L'angiopathie amyloïde du vieillard est à distinguer des formes héréditaires aussi à l'origine d'hémorragies cérébrales. Aussi bien dans le type islandais qu'hollandais, les hémorragies surviennent plus précocément, respectivement dans les 3e et 5e décennies. L'amyloïdose est plus étendue que dans l'angiopathie amyloïde, touchant aussi les vaisseaux de la substance blanche, du tronc cérébral et de la moelle. L'amyloïde de ce type d'angiopathie héréditaire est aussi composée d'une autre variété de protéine. De rares cas associant angiopathie amyloïde et maladie de Creutzfeld-Jakob ont été décrits mais il s'agirait d'une association fortuite. Chez le vieillard, l'angiopathie amyloïde est le plus probablement à l'origine d'un hématome s'il n'y a pas d'autre cause d'hémorragie cérébrale et s'il existe d'anciens petits ramollissements corticaux.

Forme involutive ischémique [66, 72]

Contrairement aux hématomes, l'affection débute entre 50 et 60 ans et évolue rapidement vers une démence. Les dépôts d'amyloïde provoquent des modifications structurales de la paroi vasculaire avec réduction du flux sanguin. Il existe une atrophie cérébrale progressive et de multiples petits ramollissements associés à des hémorragies. Les troubles neurologiques sont variés : déficits localisés, troubles de la marche, atteinte des nerfs crâniens, crises d'épilepsie. L'évolution est mortelle en 10 ans environ, caractérisée par une détérioration intellectuelle rapidement progressive.

Angiopathie amyloïde et maladie d'Alzheimer [7, 78]

Bien que l'angiopathie amyloïde soit notée dans 80 % des démences de type Alzheimer, il n'est pas encore prouvé qu'il y a une relation directe entre les 2 affections. Il existe une corrélation entre l'intensité de l'angiopathie amyloïde et le nombre de plaques séniles chez certains patients atteints de maladie d'Alzheimer, mais de nombreux cas présentent aussi des plaques séniles sans aucune lésion d'angiopathie.

VASCULITES

GÉNÉRALITÉS [28, 69]

Les vasculites, ou angéites, sont caractérisées par des lésions des vaisseaux faites de 2 éléments principaux : une réaction inflammatoire et une nécrose partielle ou totale de la paroi vasculaire. Au stade aigu ou subaigu, il existe un infiltrat mononucléé ou composé de granulocytes neutrophiles et éosinophiles. Par la suite, une nécrose fibrinoïde de la paroi s'installe avec un remaniement et une sclérose des différentes tuniques. Des thromboses et des anévrismes peuvent compliquer l'évolution d'une angéite. Certaines vasculites sont secondaires à des troubles immunologiques et sont caractérisées par le dépôt de complexes immuns circulants dans la paroi vasculaire ou la formation in situ de ceux-ci. D'autres vasculites montrent une réaction granulomateuse avec initialement la participation de nombreux lymphoyctes et macrophages, puis mise en place de cellules épithélioïdes et de granulomes. Le liquide céphalorachidien est anormal mais non spécifique : hyperprotéinorachie et pléiocytose à prédominance lympho-plasmocytaire.

Les principales vasculites pouvant être observées chez le sujet âgé et se compliquer d'un accident vasculaire cérébral sont :

— l'artérite temporale;

— l'angéite granulomateuse;

— la panartérite noueuse.

D'autres vasculites peuvent survenir, notamment lors d'une infection aussi bien bactérienne que virale ou parallèlement à un cancer, entraînant des lésions vasculaires localisées ou plus diffuses avec le risque de petits ramollissements ou d'hémorragies intraparenchymateuses plus ou moins étendues.

ARTÉRITE TEMPORALE [24, 25]

Chez le vieillard, l'artérite temporale est la vasculite la plus fréquente. Les manifestations cliniques sont présentées dans le chapitre 7.

• *Accidents vasculaires cérébraux*. Bien que la maladie ne touche que les artères de l'axe cervico-encéphalique sur leur trajet extra-crânien, des ictus sont rapportés chez 3 à 10 % des cas. L'artériosclérose ou d'autres facteurs de risque cardio-vasculaire peuvent intervenir compte tenu de l'âge avancé des patients (75 à 80 ans en moyenne). les manifestations cliniques sont caractérisées par des troubles mnésiques et cognitifs évoquant une détérioration intellectuelle rapidement progressive ou évoluant par à-coups. Le début est habituellement brutal et il existe aussi des déficits focalisés à l'examen neurologiques mais pas d'hémisyndrome sévère.

• *Traitement et évolution*. Les troubles sont réversibles si un traitement de cortisone est introduit rapidement. Les doses et la durée de la corticothérapie sont les mêmes que celles présentées dans le tableau 7-2 C.

ANGÉITE GRANULOMATEUSE [52, 79]

C'est une vasculite ne touchant que le système nerveux central et prédominant chez les sujets de plus de 60 ans. Les artères et les veines de 200 µm sont atteintes de façon diffuse et il existe des aires de ramollissements ou d'hémorragies multiples. L'étiopathogénie est inconnue mais plusieurs cas ont été décrits parallèlement à une maladie de Hodgkin, une infection (herpès) ou une sarcoïdose.

• *Manifestations cliniques*. Elles sont variées : la céphalée est la plainte la plus fréquente mais il existe aussi un état confusionnel, une fatigabilité anormale, des crises épileptiques et des déficits focalisés en rapport avec des accidents vasculaires.

• *Traitement et évolution*. Le traitement associe corticothérapie et immunosuppresseurs (cyclophosphamide, azathioprine) mais la mortalité est très élevée (50 à 80 % à 6 mois d'évolution).

PANARTÉRITE NOUEUSE [46, 69]

C'est une vasculite plurisystémique prédominant chez l'homme. Le rein et l'appareil locomoteur sont principalement atteints et le système nerveux est touché après quelques années d'évolution de la maladie. Il s'agit surtout d'une souffrance du système nerveux périphérique (multinévrite : 40 à 60 % des cas; cf. chapitre 14), une atteinte centrale étant plus rare.

• *Manifestations neurologiques centrales.* Il s'agit généralement de crises d'épilepsie focalisées ou généralisées (20 à 40 % des cas) et d'une détérioration intellectuelle rapidement progressive (démence), moins souvent de petits accidents vasculaires diffusément répartis dans les 2 hémisphères. Le scanner X peut montrer des lésions multiples de même que l'imagerie par résonance magnétique mais les corrélations entre les images observées et les manifestations cliniques sont parfois imprécises.

• *Traitement et évolution.* La corticothérapie associée ou pas aux immunosuppresseurs (cyclophosphamide) peut rapidement faire régresser les troubles mais il existe un risque de rechute ou de récidive à l'arrêt du traitement.

HÉMORRAGIE SOUS-ARACHNOÏDIENNE

L'hémorragie sous-arachnoïdinne est rare chez la personne âgée et les manifestations cliniques ne sont pas aussi nettes que chez le jeune : les céphalées sont d'intensité moindre, les signes d'hypertension intracrânienne peuvent manquer étant donné l'atrophie cérébrale de la sénescence et un état fébrile peut être observé. Souvent, les symptômes ne sont pas assez importants pour motiver une consultation en urgence. Le scanner X peut visualiser du sang dans les ventricules ou l'espace sous-arachnoïdien, mais une hémorragie sous-arachnoïdienne n'est parfois mise en évidence qu'à la ponction lombaire qui montre un liquide xantochrome et une hyperprotéinorachie. Des pigmentophages correspondant à la phagocytose d'érythrocytes sont visibles durant les 2 à 3 semaines qui suivent l'hémorragie.

THROMBOPHLÉBITE CÉRÉBRALE [31, 32]

Elle est rare chez le sujet âgé. Le diagnostic est difficile car une thrombophlébite peut survenir dans de nombreuses circonstances : infection, coagulopathie, maladies systémiques, cancer, troubles du métabolisme. Le syndrome d'hypertension intracrânienne peut être modéré compte tenu de l'atrophie cérébrale de la sénescence, et il est caractérisé par des céphalées, une diminution de la vigilance ou des crises épileptiques inaugurales.

TRAITEMENTS

(Tableau 8-4)

PHASE INITIALE DE L'ACCIDENT VASCULAIRE CÉRÉBRAL

Généralités [15, 18, 45]

• *Surveillance du malade.* La phase aiguë concerne les 48 à 72 heures suivant le début de l'installation des troubles. Durant cette période, le patient doit bénéficier d'une surveillance médicale permanente aux soins intensifs ou dans une salle de soins continus. Le malade est en décubitus horizontal avec une discrète inclinaison de la tête et du tronc (20°) pour éviter une hypotension orthostatique cérébrale. Les paramètres vitaux (tension artérielle, fréquence cardiaque, température) sont régulièrement contrôlés ainsi que l'état de vigilance (échelle de coma de Glasgow).

• *Tension artérielle.* Indépendamment de l'existence d'une hypertension artérielle, la phase aiguë d'un accident vasculaire cérébral s'accompagne souvent de valeurs tensionnelles élevées (> 180/95 mmHg). Il ne faut jamais baisser rapidement la pression car cette hypertension est une réaction physiologique de l'organisme afin d'assurer une meilleure perfusion cérébrale. En phase aiguë, un traitement hypotenseur (nifédipine forme retard : 20 mg à 40 mg/j PO) doit être prescrit avec prudence après avoir vérifié qu'il n'existe pas de sténose carotidienne sévère (> 80 %). Une hypotension sévère iatrogène peut rapidement survenir chez le vieillard compte tenu de la perte des mécanismes normaux d'adaptation aux modifications des valeurs tensionnelles.

• *Glycémie.* L'hyperglycémie (> 8 mmol/l) aggrave l'ischémie cérébrale en favorisant l'acidose et la glycémie doit être contrôlée de façon optimale.

Hémodilution [3, 15]

L'hémodilution améliore le débit cérébral et l'oxygénation des tissus en abaissant l'hématocrite et la viscosité sanguine. Une hémodilution est indiquée si le patient est hospitalisé dans les 12 premières heures suivant l'accident neurologique et si l'hématocrite est supérieure à 0,45. Elle est obtenue par la perfusion de solutions de dextran 40 (500 ml/12 h). Si le traitement est bien supporté, la perfusion est donnée pendant 24 heures au maximum. En plus de l'amélioration de la perfusion locale, le dextran 40 a des propriétés anti-agrégantes et «antisludge». Une contre-indication absolue est l'insuffisance cardiaque et il est indispensable d'apprécier soigneusement la fonction cardiaque du vieillard avant d'introduire le dextran 40. L'hémodilution est inutile si le patient est hospitalisé plus de 24 heures après l'installation des troubles ou s'il existe une hémorragie cérébrale.

Anti-agrégation plaquettaire [5, 15, 27]

L'acide acétylsalicylique est actuellement le meilleur traitement concernant l'anti-agrégation plaquettaire et il peut déjà être introduit dans la phase aiguë d'un accident vasculaire. La posologie est de 300 mg/j PO. Cette dose est généralement bien supportée par le sujet âgé, et il n'existe pas un effet thérapeutique meilleur avec des doses supérieures qui, au contraire, augmentent le risque de complications (ulcère gastrique, allergie).

TABLEAU 8-4. — PRINCIPAUX TRAITEMENTS DE L'ACCIDENT VASCULAIRE CÉRÉBRAL DU SUJET AGÉ

Phase initiale de l'accident vasculaire (48 à 72 heures après l'installation des troubles) Surveillance médicale permanente : soins intensifs et/ou salle de soins continus – patient en décubitus horizontal avec discrète inclinaison de la tête et du tronc (20°) – contrôle régulier des paramètres vitaux : tension artérielle, fréquence cardiaque, température, état de vigilance (échelle de coma de Glasgow) — Hémodilution : – dans les 12 premières heures après l'accident neurologique - si hématocrite > 0,45. - dextran 40 : 500 ml/12 h (24 heures au maximum) - contre-indication : insuffisance cardiaque, hémorragie cérébrale — Anti-agrégation plaquettaire : acide acétylsalicylique (300 mg/j PO) — Anticoagulation : – indications : - ictus progressif (tronc cérébral surtout) - sténose carotidenne sévère (> 80 %) avec répétition d'accidents ischémiques transitoires - thrombus carotidien flottant – héparinate de sodium : 5 000 U IV en bolus, puis 500 U/kg/j — Prévention de l'embolie pulmonaire : héparinate de sodium : 3 x 5 000 UI/j SC. — Intervention chirurgicale : dérivation ventriculaire externe en urgence lors de ramollissement ou d'hématome de la fosse postérieure avec compression du tronc cérébral et hydrocéphalie secondaire
Phase tardive et réadaptation (> 72 heures) — Anti-agrégation plaquettaire : acide acétylsalicylique (300 mg/j PO) — Anticoagulation : en cas de cardiopathie emboligène, de sténose carotidenne symptomatique non opérable ou d'accidents ischémiques transitoires vertébro-basilaires - acénocoumarol : - attaque : 8 à 12 mg/j , - entretien : 1 à 4 mg/j (TP entre 15 et 25%) - attention aux interactions : hydrate de chloral phénobarbital acide acétylsalicylique — Endartérectomie : – sténose de l'artère carotide interne > 75% – état général satisfaisant – pas de risque opératoire trop important

Anticoagulation [15, 39, 47]

Chez le vieillard, et comme chez le sujet jeune ou d'âge moyen, les indications à une anticoagulation en phase aiguë sont l'ictus progressif, notamment au niveau du tronc cérébral, la sténose carotidenne sévère (> 80 %) avec répétition d'accidents ischémiques transitoires et le thrombus carotidien flottant avec danger d'embolie massive. L'anticoagulation est également indiquée lorsqu'il existe une cardiopathie emboligène mais il est prudent d'attendre 7 à 10 jours afin de diminuer le risque d'un ramollissement hémorragique secondaire. En phase aiguë, on utilise l'héparinate de sodium : 5 000 U IV en bolus, puis 500 U/kg/j (en moyenne 20 000 à 30 000 U/j IV) jusqu'au doublement de la valeur initiale du PTT (Partial Thromboplastin Time).

Prévention de l'embolie pulmonaire [11]

Le traitement préventif des thromboses veineuses profondes est primordial chez les patients immobilisés, notamment les sujets âgés. Un traitement anticogulant à l'héparine ne provoque aucune augmentation de l'incidence des ramollissements secondairement hémorragiques, et s'accompagne d'une baisse significative des embolies pulmonaires avec parallèlement une réduction de la mortalité. C'est l'héparinate de sodium (ou de calcium) qui est prescrit : 3 × 5 000 UI /j SC.

Intervention chirurgicale [15]

La seule indication chirurgicale d'un accident vasculaire est le ramollissement ou l'hématome de la fosse postérieure avec compression du tronc cérébral, du 4e ventricule et hydrocéphalie secondaire. Une dérivation ventriculaire externe effectuée en urgence peut diminuer l'hypertension intracrânienne et améliorer la vigilance, un crâniotomie décompressive de la fosse postérieure pouvant être effectuée dans un second temps mais c'est une intervention très risquée chez le sujet âgé.

Traitements non utilisés [38]

Les vasodilatateurs, les barbituriques, la naloxone et les corticoïdes n'ont aucune valeur prouvée dans le traitement de l'ictus aigu, de même que les anticalciques (nimodipine) à l'exception de l'hémorragie sous-arachnoïdienne qui est rare chez le vieillard.

PHASE TARDIVE ET RÉADAPTATION

Anti-agrégation plaquettaire [5, 15, 27]

L'anti-agrégation plaquettaire est le médicament de base dans la prévention d'un nouvel accident vasculaire ischémique, diminuant le risque annuel d'un nouvel ictus de 40 %. La posologie d'acide acétylsalicylique est la même que dans la phase aiguë (300 mg/j PO). L'association de dipyridamole ou de sulfinpyrazone n'est d'aucun effet bénéfique. L'acide acétylsalicylique est utilisé seul sans être associé à une anticoagulation.

Anticoagulation [15, 39]

Elle est utilisée principalement en cas de cardiopathie emboligène, de sténose carotidenne symptomatique non opérable ou d'accidents ischémiques transitoires vertébro-basilaires. Ce sont les antivitamines K qui sont prescrits : acénocoumarol, traitement d'attaque de 8 à 12 mg/j PO jusqu'à l'obtention d'un temps de prothrombine (TP) entre 15 et 25 %, puis dose d'entretien de 1 à 4 mg/j PO avec contrôle hebdomadaire du TP. Il faut faire attention aux interactions médicamenteuses, notamment avec certains traitements plus spécialement prescrits aux vieillards : hydrate de chloral pour l'insomnie, phénobarbital lors de crises épileptiques. Les antivitamines K ne doivent pas être associés à l'acide acétylsalicylique. Le sujet âgé est plus sensibles à certaines complications des anticoagulants, notamment l'hématome sous-dural chronique et l'hémorragie digestive.

Endartérectomie [1, 51, 59, 63]

La vieillesse n'est pas une contre-indication à l'endartérectomie mais ce traitement est réservé à des situations précises. L'indication à une endartérectomie est une sténose de l'artère carotide interne (> 50 à 75 %) s'étant manifestée par un accident ischémique transitoire ou un ictus mineur n'ayant entraîné que des séquelles modérées (ex : discret hémisyndrome). Il faut aussi que le patient soit dans un état général satisfaisant et qu'il n'existe pas un risque opératoire trop important (ex : insuffisance cardio-pulmonaire). Chez le sujet âgé, le risque d'un ictus du côté opéré est de 2 % après 5 ans d'évolution. Ce chiffre est nettement inférieur au danger annuel (5 à 6 %) d'un nouvel accident vasculaire chez un patient traité par anti-agrégants ou anticoagulation. Le malade ayant une sténose sévère et un ramollissent étendu du même côté dont les séquelles sont importantes (ex : hémiplégie complète) ne doit pas avoir d'endartérectomie, car le risque opératoire l'emporte sur l'effet bénéfique qui est pratiquement nul dans cette situation. Concernant les dangers de l'endartérectomie, la morbidité neurologique est de 3,1 % et la mortalité de 1,3 % durant les 30 premiers jours suivant l'intervention. Les principaux facteurs aggravant sont une coronaropathie ischémique et des troubles neurologiques instables comme des accidents ischémiques transitoires à répétition malgré une anticoagulation. Chez le vieillard, une cardiopathie ischémique représente un risque per-opératoire de 18 % comparativement à un sujet âgé sans coronaropathie (2 %). Un critère déterminant est aussi le choix de l'opérateur, les meilleurs résultats étant obtenus avec des équipes effectuant régulièrement des endartérectomies.

Réadaptation, pronostic et prévention des facteurs de risque [75, 76]

La récupération et la réadaptation après un ictus sont plus longues et souvent partielles chez le sujet âgé. Les ictus du vieillard sont généralement très étendus et entraînent un déficit permanent. Lorsqu'il existe des troubles de la vigilance en phase aiguë, la personne âgée met beaucoup plus de temps à retrouver un état de conscience normal par rapport à un sujet plus jeune. Des séquelles neuropsychiques importantes sont fréquemment observées et sont un facteur limitant pour une récupération. Le sujet âgé ayant souffert d'un accident vasculaire a un séjour hospitalier qui est beaucoup plus long qu'un sujet d'âge moyen, en moyenne 4 à 6 semaines contre 2 à 3 semaines. La rééducation est plus longue et parfois impossible, le patient étant grabataire et ayant totalement perdu son indépendance, et un placement dans une institution spécialisée est alors nécessaire. Les principaux facteurs négatifs pour une récupération sont une détérioration intellectuelle antérieure à l'ictus, un coma en phase aiguë, une hémiplégie, une aphasie, une héminégligence, des déficits neurologiques multiples et l'absence de récupération après un mois d'évolution. Une dépression est fréquente et proportionnelle à la gravité de l'atteinte neurologique, étant plus souvent notée dans les ictus de l'hémisphère gauche. Elle est souvent négligée ou mal diagnostiquée, étant confondue avec une détérioration intellectuelle.

Indépendamment de l'âge et de la gravité de l'ictus, il faut corriger tous les facteurs de risque cardio-vasculaire d'autant plus qu'un seul facteur est rare chez la personne âgée. Cependant, il faut être prudent concernant l'hypertension artérielle et le diabète car les personnes âgées sont très sensibles aux effets secondaires des médicaments et peuvent présenter des hypotensions ou des hypoglycémies très graves.

Épilepsie vasculaire

Elle est abordée dans le chapitre 10.

BIBLIOGRAPHIE

[1] ADAMS H.P. Jr. — Carotid endarterectomy. A safe and effective therapy for elderly patients. *Mayo Clin. Proc.*, 1991, *66*, 539-543.

[2] AMERICAN PSYCHIATRIC ASSOCIATION. — *DSM-III-R, Manuel diagnostique et statistique des troubles mentaux*. Masson Paris, 1989, 136-137.

[3] ASPLUND K. — Hemodilution in acute stroke. *Cerebrovasc. Dis.*, 1991, *1* (suppl 1), 129-138.

[4] ASPLUND K., CARLBERG B., SUNDSTROM G. — Stroke in the very old. Observations in a population-based sample of hospitalized patients. *Cerebrovasc. Dis.* 1992, 2, 152-157.

[5] ASYMPTOMATIC CERVICAL BRUIT STUDY GROUP. — Natural history and effectiveness of aspirin in asymptomatic patients with cervical bruits. *Arch. Neurol.*, 1991, *48*, 683-686.

[6] BABIKIAN V., ROPPER A.H. — Binswanger's disease : a review. *Stroke*, 1987, *18*, 2-12.

[7] BERGERON C., RANALLI P.J., MICELI P.N. — Amyloid angiopathy in Alzheimer's disease. *Can. J. Neurol. Sci.*, 1987, *14*, 564-569.

[8] BESSON G., HOMMEL M., PERRET J. — Les accidents vasculaires du tronc cérébral. *Revue du Praticien, Paris*, 1990, *40*, 1173-1179.

[9] BESSON G., BOGOUSSLAVSKY J., REGLI F., MAEDER P. — Acute pseudobulbar or suprabulbar palsy. *Arch. Neurol.*, 1991, *48*, 501-507.

[10] BLASS J.P., HOYER S., NITSCH R. — A translation of Otto Binswanger's article, «The delineation of the generalized progressive paralyses». *Arch. Neurol.*, 1991, *48*, 961-972.

[11] BOEER A., VOTH E., HENZE T., PRANGE H.W. — Early heparin therapy in patients with spontaneous intracerebral haemorrhage. *J. Neurol. Neurosurg. Psychiatry*, 1991, *54*, 466-467.

[12] BOGOUSSLAVSKY J., HACHINSKI V.C., BOUGHNER D.R. *et al.* — Cardiac and arterial lesions in carotid transient ischemic attacks. *Arch. Neurol.*, 1986, *43*, 223-228.

[13] BOGOUSSLAVSKY J., HACHINSKI V.C., BOUGHNER D.R. *et al.* — Clinical predictors of cardiac and arterial lesions in carotid transient ischemic attacks. *Arch. Neurol.*, 1986, *43*, 229-233.

[14] BOGOUSSLAVSKY J., FOX A.J., BARNETT H.J.M. *et al.* — Clinico-topographic correlation of small vertebrobasilar infarct using magnetic resonance imaging. *Stroke*, 1986, *17*, 929-938.

[15] BOGOUSSLAVSKY J., REGLI F., SCHELLING J.L. *Pharmacothérapie des affections neurologiques*. Payot Ed., Lausanne, 1988.

[16] BOGOUSSLAVSKY J. — Leucœncéphalopathie, leucoaraiose et infarctus cérébraux. *Rev. Neurol., Paris*, 1988, *144*, 11-17.

[17] BOGOUSSLAVSKY J., VAN MELLE G., REGLI F. — The Lausanne stroke registry : analysis of 1000 consecutive patients with first stroke. *Stroke*, 1988, *19*, 1083-1092.

[18] BOGOUSSLAVSKY J. — Traitement et prévention des infarctus cérébraux : présent et futur. *Rev. Med. Suisse Romande*, 1989, *109*, 285-289.

[19] BOGOUSSLAVSKY J., CACHIN C., REGLI F. *et al.* — Cardiac sources of embolism and cerebral infarction. Clinical consequences and vascular concomitants : the Lausanne stroke registry. *Neurology*, 1991, *41*, 855-859.

[20] BOGOUSSLAVSKY J., REGLI F., USKE A., MAEDER Ph. — Early spontaneous hematoma in cerebral infarct : is primary cerebral hemorrhage overdiagnosed? *Neurology*, 1991, *41*, 837-840.

[21] BOGOUSSLAVSKY J. — Topographic patterns of cerebral infarcts. *Cerebrovasc. Dis.*, 1991, *1* (suppl *1*), 61-68.

[22] BRODERICK J.P., PHILLIPS S.J., WHISNANT J.P. *et al.* — Incidence rates of stroke in the eighties. The end of the decline of stroke? *Stroke*, 1989, *20*, 577-582.

[23] CASE RECORDS OF THE MASSACHUSSETTS GENERAL HOSPITAL. — CASE 27-1991. *N. Engl. J. Med.*, 1991, 325, 42 -54.

[24] CASELLI R.J., HUNDER G.G., WHISNANT J.P. — Neurologic diseases in biopsy proven giant cell (temporal) arteritis. *Neurology*, 1988, *38*, 352-359.

[25] CASELLI R.J. — Giant cell (temporal) arteritis : a treatable cause of multi-infarct dementia. *Neurology*, 1990, *40*, 753-755.

[26] COHEN A.S., SKINNER M. — New frontiers in the study of amyloidosis. *N. Engl. J. Med.*, 1990, *323*, 542-543.

[27] COLLER B.S. — Platelets and thrombolytic therapy. *N. Engl. J. Med.*, 1990, *322*, 33-42.

[28] CONN D.L. — Update on systemic necrotizing vasculitis. *Mayo Clin. Proc.*, 1989, *64*, 535-543.

[29] COSGROVE G.R., LEBLANC R., HEAGHER-VILLEMURE K. — Cerebral amyloid angiopathy. *Neurology*, 1985, *35*, 625-631.

[30] DAVOUS P. — Les démences vasculaires. *Ann. Méd. Interne*, 1991, *142*, 353-370.

[31] DESLEGTE R.G.M, KAISER M.C., VANDERBAAN S., SMIT L. — Computed tomographic diagnosis of septic sinus thrombosis and their complications. *Neuroradiology*, 1988, *30*, 160-165.

[32] DI NUBILE M.J. — Septic thrombosis of the cavernous sinuses. *Arch. Neurol.*, 1988, *45*, 567-572.

[33] DUTREIX J.L., GENRE O., MONEGIER DU SORBIER Ch. *et al.* — Corrélation ultrasoniques, artériographiques et anatomopathologiques dans 59 cas d'athérosclérose carotidienne. *Rev. Neurol., Paris*, 1985, *141*, 128-136.

[34] ERIKSSON S., ASPLUND K., HAGG E. *et al.* — Clinical profiles of cerebrovascular disorders in a population-based patient sample. *J. Chron. Dis.*, 1987, *40*, 1025-1032.

[35] FERRAZZINI M., REGLI F., BOGOUSSLAVSKY J. — Pathogenèse des accidents cérébro-vasculaires carotidiens dans une population âgée. *Schweiz. Med. Wochenschr.*, 1988, *118*, 462-466.

[36] FISHER C.M. — Lacunar strokes and infarcts : a review. *Neurology*, 1982, *32*, 871-876.

[37] FISHER C.M. — Binswanger's encephalopathy : a review. *J. Neurol.*, 1989, *236*, 65-79.

[38] FISHER M. — Clinical pharmacology of cerebral ischemia : old controversies and new approaches. *Cerebrovasc. Dis.*, 1991, *1* (suppl 1), 112-119.

[39] GERAUD G., BES A. — Is anticoagulant therapy too frequently used in ischemic stroke? *Cerebrovasc. Dis.*, 1991, *1* (suppl 1), 120-123.

[40] GHIKA J.A., BOGOUSSLAVSKY J., REGLI F. — Infarcts in the territory of lenticulostriate branches from the middle cerebral artery. *Neurology*, 1989, *39*, 507-512.

[41] GIROUD M., GRAS P., MILAN C. *et al.* — Histoire naturelle des syndromes lacunaires. Apport du registre dijonnais des accidents vasculaires cérébraux. *Rev. Neurol., Paris*, 1991, *147*, 566-572.

[42] GLENNER G.G., MURPHY M.A. — Amyloidosis of the nervous system. *J. Neurol. Sci.*, 1989, *94*, 1-28.

[43] GOOD D.C., FRANK S., VERHULST S., SHARMA B. — Cardiac abnormalities in stroke patients with negative arteriograms. *Stroke*, 1986, *17*, 6-11.

[44] HAAN J., LANSER J.B.K., ZIJDERVELD I. *et al.* — Dementia in hereditary cerebral hemorrhage with amyloidosis-Dutch type. *Arch. Neurol.*, 1990, *47*, 965-967.

[45] HACKE W., KRIEGER D., HIRSCHBERG M. — General principles in the treatment of acute ischemic stroke. *Cerebrovasc. Dis.*, 1991, *1* (suppl 1), 93-99.

[46] HARLE J.R., DISDIER P., ALI CHERIF A. *et al.* — Démence curable et panartérite noueuse. *Rev. Neurol., Paris*, 1991, *147*, 148-150.

[47] HIRSH J. — Heparin. *N. Engl. J. Med.*, 1991, *324*, 1565-1574.

[48] INZITARI D., DIAZ F., FOX A. *et al.* — Vascular risk factors and leuko-araiosis. *Arch. Neurol.*, 1987, *44*, 42-47.

[49] KANNEL W.B., ABBOTT R.D., SAVAGE D.D., MCNAMARA P.M. — Epidemiologic features of chronic atrial fibrillation. The Framingham study. *N. Engl. J. Med.*, 1982, *306*, 1018-1022.

[50] KEOHANE C., PEATFIELD R., DUCHEN L.W. — Subacute spongiform encephalopathy (Creutzfeld-Jakob with amyloid angiopathy). *J. Neurol. Neurosurg. Psychiatry*, 1985, *48*, 1175-1178.

[51] KISTLER J.P., BUONANNO F.S., GRESS D.R. — Carotid endarterectomy. Specific therapy based on pathophysiology. *N. Engl. J. Med.*, 1991, *325*, 505-507.

[52] KOO E.H., MASSEY E.W. — Granulomatous angiitis of the central nervous system : protean manifestations and response to treatment. *J. Neurol. Neurosurg. Psychiatry*, 1988, *51*, 1126-1133.

[53] LABAUGE R., BOUKOBZA M., PAGES M. *et al.* — Occlusion de l'artère vertébrale. *Rev. Neurol., Paris*, 1987, *143*, 490-509.

[54] LANDI G., GUIDOTTI M., VALSECCHI F. — Influence of age on carotid atheroma in patients with reversible ischemic attacks. *Stroke*, 1987, *18*, 43-45.

[55] LOEB C. — Les attaques ischémiques transitoires. *Rev. Neurol., Paris*, 1985, *141*, 694-697.

[56] MANDELOW A.D. — Spontaneous intracerebral haemorrhage. *J. Neurol. Neurosurg. Psychiatry*, 1991, *54*, 193-195.

[57] MANGIARDI J.R., EPSTEIN F.J. — Brainstem hematomas : review of the literature and presentation of five new cases. *J. Neurol. Neurosurg. Psychiatry*, 1988, *51*, 966-976.

[58] MASUDA J., TANAKA K., UEDA K., OMAE T. — Autopsy study of incidence and distribution of cerebral amyloid angiopathy in Hisayama, Japan. *Stroke*, 1988, *19*, 205-210.

[59] MEYER F.B., MEISSNER I., FODE N.C., LOSASSO T.J. — Carotid endarterectomy in elderly patients. *Mayo Clin. Proc.*, 1991, *66*, 464-469.

[60] MICHEL B., GASTAUT J.L., GAMBARELLI D., CHAVE B. — Hématomes intracérébraux lobaires récidivants au cours de l'angiopathie amyloïde cérébrale. *Rev. Neurol., Paris*, 1988, 144, 503-507.

[61] MIYAZAKI M. — Quantitative detection of cerebral arteriosclerosis by means of the Doppler ultrasonic technique. *Gerontology*, 1986, *32* (suppl. 1), 17-23.

[62] MOSS A.J. — Atrial fibrillation and cerebral embolism. *Arch. Neurol.*, 1984, *41*, 707.

[63] NORTH AMERICAN SYMPTOMATIC CAROTID ENDARTERECTOMY TRIAL COLLABORATORS. — Beneficial effect of carotid endarterectomy in symptomatic patients with high-grade carotid stenosis. *N. Engl. J. Med.*, 1991, 325, 445-453.

[64] OKAZAKI H., REAGAN T.J., CAMPBELL R.J. — Clinicopathologic studies of primary cerebral amyloid angiopathy. *Mayo Clin. Proc.*, 1979, *54*, 22-31.

[65] POIRIER J., DEROUSNE C. — Le concept de lacune cérébrale de 1838 à nos jours. *Rev. Neurol., Paris*, 1985, *141*, 3-17.

[66.] REGLI F., VONSATTEL J.P., PERENTES E., ASSAL G. L'angiopathie amyloïde cérébrale. *Rev. Neurol., Paris*, 1981, *137*, 181-194.

[67] REGLI F. — Cerebral amyloid angiopathy. In : Vinken P.J., Bruyn G.W., Klawans H.L. (eds) *Handbook of Clinical Neurology*, 1989, vol. 10 [54] : Vascular Diseases Part II., Elselvier Science Publishers, Amsterdam, 333-344.

[68] SHERMAN D.G., GOLDMAN L., WHITING R.B. *et al.* — Thrombœmbolism in patients with atrial fibrillation. *Arch. Neurol.*, 1984, *41*, 708-710.

[69] SIGAL L.H. — The neurologic presentation of vasculitic and rheumatologic syndromes. *Medicine*, 1987, *66*, 157-180.

[70] TOUBOUL .J., ARBEILLE Ph. — *Exploration ultrasonore neurovasculaire*. Masson, Paris 1989.

[71] TROUILLAT R., BOGOUSSLAVSKY J., REGLI F., USKE A. — Hémorragies intracérébrales supratentorielles. *Schweiz. Med. Wochenschr.*, 1990, *120*, 1056-1063.

[72] ULRICH G., TAGHAVY A., SCHMIDT H. — Zur Nosologie und Aetiologie der kongophilen Angiopathie (Gefässform der cerebralen Amyloidose). *Z. Neurol.*, 1973, *206*, 39-59.

[73] VAN DER HOOP R.G., VERMEULEN M., VAN GIJN J. — Cerebellar hemorrhage : diagnosis and treatment. *Surg. Neurol.*, 1988, *29*, 6-10.

[74] VINTERS H.V. — Cerebral amyloid angiopathy : a critical review. *Stroke*, 1987, *28*, 311-324.

[75] VUADENS P., REGLI F. — Après l'ictus, quelle prise en charge? *Rev. Med. Suisse Romande*, 1991, *111*, 43-47.

[76] WOLF P.A., KANNEL W.B. — Reduction of stroke through risk factor modification. *Semin. Neurol.*, 1986, *6*, 243-253.

[77] WOLF P.A., ABBOTT R.D., KANNEL W.B. — Atrial fibrillation : a major contributor to stroke in the elderly. The Framingham study. *Arch. Intern. Med.*, 1987, *147*, 1561-1564.

[78] YAMADA M., TSUKAGOSHI H., OTOMO E., HAYAKAWA M. — Cerebral amyloid angiopathy in the aged. *J. Neurol.*, 1987, *234*, 371-376.

[79] YOUNGER D.S., HAYS A.P., BRUST J.C.M., ROWLAND L.P. — Granulomatous angiitis of the brain. An inflammatory reaction of diverse etiology. *Arch. Neurol.*, 1988, *45*, 514-518.

[80] YONG W.H., ROBERT M.E., LENARD SECOR D. *et al.* — Cerebral hemorrhage with biopsy-proved amyloid angiopathy. *Arch. Neurol.*, 1992, *49*, 51-58.

9

Tumeurs et métastases du système nerveux

Aux États-Unis, la moitié de tous les cancers surviennent chez 12 % de la population de plus de 65 ans. Entre 1968 et 1983, une diminution de 2,1 % de la mortalité annuelle due au cancer fut notée chez les sujets de moins de 50 ans mais, par contre, il existait une augmentation chez les personnes de plus de 75 ans de respectivement 1,1 % pour l'homme et de 0,3 % pour la femme. Il s'agit principalement de tumeurs pulmonaires, de myélome ainsi que de tumeurs cérébrales. D'autre part, les vieillards souffrant d'une tumeur ont une survie qui est plus courte comparativement aux cancéreux d'âge moyen [5]

ÉPIDÉMIOLOGIE [5, 10, 24]

Les principales tumeurs primitives du vieillard sont d'origine gliale. Le glioblastome et l'astrocytome représentent 50 à 70 % des cas selon les séries étudiées et les méningiomes sont notés dans 20 à 30 % des cas. Il existe une nette différence entre l'augmentation annuelle des tumeurs primitives du système nerveux dans la population générale de moins de 65 ans, qui est 0,5 %, par rapport à celle notée chez les personnes âgées et qui atteint 8 %. D'autre part, en 1985 aux États-Unis et comparativement aux années 1973 et 1974, il a été constaté un accroissement de l'incidence des tumeurs primitives du cerveau qui était de 187 % pour les personnes âgées entre 75 et 79 ans, de 394 % pour celles de 80 à 84 ans et de 501 % au-dessus de 85 ans. Pour une population globale de 100 000 individus âgés de 74 à 79 ans, l'incidence annuelle de nouvelles tumeurs cérébrales était estimée à 20 cas, soit 0,02 %, et cette augmentation intéresse un peu plus l'homme que la femme (1,07/1).

Concernant les métastases cérébrales, l'incidence annuelle est de 31,7 nouveaux cas pour 100 000 habitants âgés de 65 à 74 ans (0,03 %). La principale étiologie est le cancer pulmonaire pour l'homme (60 % des cas) et celui du sein pour la femme. La fréquence des métastases est 3 fois plus grande chez l'homme que chez la femme.

Dans les pays occidentaux, cette augmentation du nombre du tumeurs cérébrales, aussi bien primitives que secondaires est en relation, avec plusieurs facteurs :

— l'introduction puis la multiplication d'investigations non invasives comme le scanner X dans la seconde moitié des années 1970 puis l'imagerie par résonance magnétique dans les années 1980, qui permettent un diagnostic plus précoce du cancer;

— de meilleures registres des cancers et de grandes études statistiques tenant compte des autopsies ayant permi de trouver des tumeurs cérébrales chez des vieillards qui étaient décédés rapidement, ainsi que des nouvelles méthodes de diagnostic (biopsie stéréotaxique) mettant en évidence un cancer chez un sujet âgé ayant des troubles neurologiques non spécifiques;

— une durée de vie plus longue avec parallèlement un risque plus grand de développer un cancer systémique avec des métastases cérébrales ou une tumeur primitive du cerveau.

TUMEURS INTRACRÂNIENNES

Chez le sujet âgé, les tumeurs intracrâniennes sont plus fréquentes que les tumeurs primitives de la moelle épinière ou que les métastases rachidiennes. Les néoplasies sont divisées en tumeurs primitives, principalement le glioblastome et le méningiome, et les métastases. Chez le vieillard, les métastases sont nettement plus fréquentes que les tumeurs primitives.

MANIFESTATIONS NEUROLOGIQUES [2, 9]

La présentation clinique est variée, dépendant du type tumoral et surtout de la localisation de la tumeur : déficits focaux s'aggravant lentement en quelques semaines, crises épileptiques. Chez le sujet âgé, la survenue de céphalées de tension, à prédominance matinale et accentuées lorsque le patient se penche en avant, associées à des nausées et une détérioration intellectuelle, sont suggestives d'un processus expansif intracrânien se traduisant par une hypertension intracrânienne. Une tumeur à localisation frontale peut se manifester par une détérioration intellectuelle plus ou moins rapidement progressive ou évoquer un état confusionnel. Des modifications de la personnalité sont notées dans 50 % des cas. Une comitialité est fréquemment constatée (25 à 30 % des cas). Une tumeur peut aussi se manifester de façon brutale et évoquer un accident vasculaire cérébral (20 à 30 % des cas), parfois en rapport avec une hémorragie intra-tumorale (ex : mélanome). Compte tenu de l'atrophie cérébrale physiologique secondaire au vieillissement, certaines tumeurs peuvent croître de façon importante avant d'être symptomatiques et, contrairement aux sujets jeunes ou d'âge moyen, un œdème papillaire est rarement observé chez le vieillard. Cliniquement, un diagnostic exact de localisation est difficile car il peut exister une atteinte multiple et un œdème péritumoral entraînant un effet de masse et des troubles à distance de la lésion primitive. L'œdème cérébral occupe la substance blanche et il est principalement observé avec les gliomes et les métastases, étant souvent en relation avec le degré de malignité de la tumeur.

Concernant les processus expansifs sous-tentoriels, la possibilité d'une tumeur de la fosse postérieure doit être évoquée chez une vieillard ayant une hydrocéphalie «à pression normale» si le 4e ventricule n'est pas visible au scanner X. Une tumeur cérébelleuse ou du tronc n'est pas toujours visualisée radiologiquement et une imagerie par résonance magnétique peut être nécessaire pour préciser le diagnostic. D'autre part, les tumeurs et les métastases de la fosse postérieure ont une évolution beaucoup plus courte que celles situées au niveau supra-tentoriel car leur effet de masse se manifeste rapidement étant donné l'espace plus petit qu'elles occupent. Dans les atteintes du tronc cérébral, les troubles sont caractérisés par une souffrance axiale et multiple des nerfs crâniens ainsi qu'une atteinte des voies longues tant motrices que sensitives.

TYPES DE TUMEUR

Seules les principales tumeurs intracrâniennes de la sénescence sont abordées ici.

Métastases [3, 6, 7, 14, 15, 17]

Chez le vieillard, les métastases sont plus fréquentes que les tumeurs primitives aussi bien à l'étage supra-tentoriel que sous-tentoriel. Après le poumon, le foie et l'os, c'est le système nerveux central qui est l'organe le plus souvent atteint par des métastases d'une tumeur solide.

• *Éléments de pathologie.* Des métastases cérébrales sont notées chez 30 % des sujets ayant un cancer et, chez 50 % des patients ayant des métastases cérébrales, celles-ci sont localisées essentiellement dans le système nerveux central. Les métastases cérébrales sont multiples dans la moitié des cas. Les cellules tumorales ont une affinité particulière pour la substance grise qui est richement vascularisée, ce qui explique que les métastases débutent habituellement dans le cortex. Les hémisphères cérébraux sont atteints dans 80 % des cas. Chez l'homme, la principale tumeur à l'origine de métastases cérébrales est le cancer du poumon et, chez la femme, la néoplasie mammaire. Parmi les sujets ayant des métastases cérébrales, celles-ci sont la première manifestation d'une tumeur méconnue dans 30 % des cas. C'est le cancer du poumon qui est le plus souvent en cause, suivi par les néoplasies digestives. Bien que plus souvent observé chez le sujet d'âge moyen (50-55 ans), le mélanome est aussi retrouvé à l'origine de métastases cérébrales chez le vieillard.

• *Diagnostic.* Des examens simples (ex : radiographie thoracique) permettent souvent de poser rapidement le diagnostic, alors que chez d'autres malades, un bilan étendu (pulmonaire, digestif, mammaire) peut être normal. Chez le sujet âgé, il faut souligner que des investigations poussées d'un point de vue systémique ne sont pas justifiées compte tenu du mauvais pronostic des métastases cérébrales en général et de l'espérance de vie très réduite de ces patients. Cependant, la biopsie stéréotaxique ou l'exérèse complète de la métastase en cas de lésion unique chez un vieillard en bon état général peut être justifiée car elle permet le diagnostic histologique de certitude : métastase, tumeur primitive, autre processus expansif (abcès, granulome).

• *Évolution et pronostic.* Quel que soit le type tumoral, la découverte de métastases cérébrales est de très mauvais pronostic. Chez le sujet âgé, la survie moyenne est de 6 mois car il n'est pas toujours possible de pouvoir appliquer les traitements habituellement essayés dans ces situations (radiothérapie, chimiothérapie). Dans les métastases, l'œdème péritumoral est très important, intéressant surtout la substance blanche. Il est en rapport avec une augmentation de la perméabilité de la barrière hémato-encéphalique et le passage de protéines de haut poids moléculaire dans l'espace interstitiel. En plus des manifestations directement en relation avec la localisation de la métastase, l'augmentation du volume tumoral et l'œdème péri-lésionnel provoquent un effet de masse sur les structures avoisinantes et des signes à distance de la lésion primitive. On peut observer un engagement cérébral par hernie du tissu cérébral sous la faux du cerveau ou à travers l'orifice de la tente du cervelet, cette situation pouvant parfois survenir en quelques heures. Chez le sujet âgé et de manière générale, l'évolution est rapidement fatale, surtout lors d'une poussée d'œdème, de remaniements nécrotiques ou de saignement intra-tumoral.

Tumeurs gliales [3, 4, 21, 22]

Le glioblastome et l'astrocytome représentent 50 à 70 % des tumeurs intracrâniennes du sujet âgé.

• *Éléments de pathologie.* Les astrocytomes sont des tumeurs histologiquement bénignes mais susceptibles de se transformer en un processus malin. Ils sont généralement situés dans les hémisphères (50 à 80 % des cas) et sont mal délimités. L'aspect microscopique est très homogène : prolifération astrocytaire uniforme sans signes de malignité. Les glioblastomes sont des tumeurs astrocytaires malignes qui proviennent soit de la transformation d'un astrocytome bénin, soit de novo au sein du parenchyme cérébral. Ils peuvent toucher tout le système nerveux central et prédominent dans les lobes frontaux, temporaux ainsi que les régions profondes et commissurales. L'histologie est très variée : astrocytes géants, nombreuses mitoses, hémorragies, aspect kystique.

• *Diagnostic.* Les troubles sont non spécifiques : céphalées, déficits focalisés d'installation progressive, crises convulsives. Le scanner X montre de façon typique une zone hypodense mal délimitée et entourée d'un important œdème, prenant peu le contraste, avec ou sans nécrose associée. L'imagerie par résonance magnétique est plus sensible que le scanner X. L'imagerie médicale est le plus souvent suffisante pour affirmer le diagnostic mais une biopsie stéréotaxique est parfois nécessaire.

• *Évolution et pronostic.* Les gliomes sont des tumeurs rapidement progressives qui ont souvent une extension déjà très importante au moment du diagnostic. Chez le sujet âgé, le traitement est généralement symptomatique et la survie varie entre 3 et 6 mois.

Méningiomes [3, 12, 19, 21]

Chez le sujet âgé, les méningiomes représentent 20 à 30 % des tumeurs intracrâniennes. Leur incidence augmente avec l'âge, étant observés le plus souvent après 80 ans. Ils sont souvent multiples et 2 à 4 fois plus fréquents chez la femme que chez l'homme, ce qui est à rapprocher de l'existence de récepteurs hormonaux au niveau de ces tumeurs. Il existe aussi une prédisposition génétique caractérisée par une délétion simple ou multiple concernant notamment le chromosome 22.

• *Éléments de pathologie.* Les méningiomes sont des néoplasies bénignes se développant lentement à partir des cellules arachnoïdiennes. Ce sont des tumeurs extra-parenchymateuses. Les méningiomes de la convexité sont les plus fréquents (50 % des cas), suivis par ceux de la base (40 % des cas : gouttière olfactive, petite aile du sphénoïde). Microscopiquement, il existe 3 aspects principaux : méningiomes méningothéliomateux, fibromateux et transitionnel.

• *Diagnostic.* La plupart des méningiomes sont asymptomatiques et découverts fortuitement lors d'un scanner X ou à l'autopsie. Chez le sujet âgé, ils sont souvent calcifiés et leur caractère asymptomatique est dû à l'atrophie cérébrale de la vieillesse. Un méningiome de la gouttière olfactive peut se manifester par une anosmie progressive. D'autres situés sur le clivus ou dans le trou occipital peuvent entraîner une hydrocéphalie progressive et se manifester indirectement par une démence, des troubles de la marche et une incontinence sphinctérienne. Les crises épileptiques secondaires à un méningiome sont rares, étant plus fréquentes lorsqu'il existe un œdème. Le scanner X montre une image typique d'une lésion bien délimitée et prenant diffusément le contraste. Chez la personne âgée, la tumeur est souvent calcifiée, partiellement ou en totalité. Une hyperostose réactionnelle est souvent notée, principalement chez la femme et dans la région frontale. Un œdème plus ou moins étendu est constaté dans 30 à 60 % des cas. En imagerie par résonance magnétique, les méningiomes ont un signal proche du parenchyme cérébral, surtout sur les coupes pondérées en T1, mais ils deviennent bien visibles après injection de Gadolinium.

• *Évolution et pronostic*. Il est souvent souhaitable d'éviter une exérèse chirurgicale compte tenu de l'évolution très lente du méningiome et de l'âge avancé des malades, et le traitement doit être symptomatique.

Méningite carcinomateuse [1, 3, 8, 13, 25]

La méningite carcinomateuse concerne la colonisation des méninges et de l'espace sous-arachnoïdien par les cellules cancéreuses. Elle survient chez 8 à 10 % des patients, les tumeurs les plus souvent en cause étant celles du sein, du poumon, le lymphome non hodgkinien et le mélanome.

• *Éléments de pathologie*. La circulation des cellules néoplasiques dans le liquide céphalorachidien leur permet d'envahir tout le névraxe. Les principaux endroits touchés sont les citernes de la base, les vallées sylviennes et la queue de cheval. Il existe un envahissement diffus ou localisé des méninges, des nerfs crâniens ou une infiltration des gaines des racines, parfois une envahissement des plexus choroïdes ou du parenchyme. Une vasculite associée aux infiltrats tumoraux peut survenir et favoriser des ramollissements.

• *Manifestations cliniques*. Le début clinique, rapidement progressif, se caractérise par une importante atteinte de l'état général avec ou sans fièvre. Il existe des symptômes non spécifiques : diplopie, céphalées, troubles du comportement. L'examen peut montrer une atteinte multifocale du système nerveux central avec un syndrome méningé et une paralysie isolée d'un nerf crânien ou, plus fréquemment, une multinévrite crânienne uni- ou bilatérale qui est typique de la méningite carcinomateuse. Les nerfs les plus souvent touchés sont le II, le III, le VI, le VII et le VIII. Une hydrocéphalie par blocage du liquide céphalorachidien avec hypertension intracrânienne peut survenir, de même que des signes de focalisation ou une épilepsie en rapport avec un envahissement ou une nécrose du parenchyme cérébral. Une souffrance médullaire peut aussi être constatée.

• *Diagnostic*. Le scanner X peut être normal ou montrer une hydrocéphalie. L'imagerie par résonance magnétique est meilleure et peut visualiser l'infiltration tumorale qui est caractérisée par des zones d'hypersignal au niveau méningé. Le liquide céphalorachidien montre une protéinorachie augmentée et une pléiocytose lymphoplasmocytaire. Une hypoglycorachie est fréquente, pouvant précéder la pléiocytose, ainsi qu'une élévation de l'acide lactique. L'examen cytologique montre des cellules tumorales ou anormales (cellules plurinucléées, mitoses) qui sont notées dans plus de

90 % des méningites carcinomateuses. Les cellules néoplasiques ont tendance à former de petits groupes cellulaires très caractéristiques mais rares. Cependant, le diagnostic du type tumoral est difficile et le dosage de marqueurs par immunocytochimie peut être nécessaire. Les anticorps monoclonaux ayant une réactivité spécifique avec des antigènes tumoraux peuvent apporter des renseignements sur l'origine d'un cancer, mais ceux-ci sont rarement effectués chez le sujet âgé compte tenu de l'espérance de vie réduite et du prix élevé de ces examens spéciaux. Il faut souligner que la négativité de l'étude du liquide céphalorachidien ne doit pas faire récuser le diagnostic mais inciter à répéter la ponction lombaire à quelques jours d'intervalle.

• *Évolution et pronostic*. Une méningite carcinomateuse est toujours un facteur de mauvais pronostic. Chez le cancéreux d'âge moyen et indépendamment du traitement, la survie moyenne est de 6 mois et inférieure à 10 % après une année. Chez le sujet âgé, l'espérance de vie est généralement plus courte, de 3 à 6 mois après la survenue des premiers symptômes.

Autres tumeurs [3, 22]

Le neurinome du VIII est très rare après 70 ans et ce diagnostic est à évoquer en cas de surdité progressive puis d'installation d'un syndrome cérébelleux unilatéral. Les gliomes du tronc cérébral sont très rares et les hémangioblastomes de la fosse postérieur exceptionnellement observés. Des adénomes hypophysaires, sécrétants on non sécrétants, ont été rapportés mais les symptômes d'appel étaient non spécifiques et généralement confondus avec l'involution endocrinienne de la sénescence.

TUMEURS DE LA CALOTTE ET DE LA BASE DU CRÂNE [11]

La calotte est fréquemment atteinte par des métastases qui sont généralement ostéolytiques (ex : myélome). Indépendamment de la méningite carcinomateuse, la base du crâne peut être touchée par de multiples processus néoplasiques.

MANIFESTATIONS NEUROLOGIQUES

• *Calotte*. La croissance se fait habituellement vers l'extérieur avec érosion du périoste et le premier symptôme peut être une petite voussure au niveau du cuir chevelu. Des signes de focalisation ou des crises épileptiques sont décrits lorsque la croissance se fait vers l'intérieur du crâne avec compression de l'encéphale mais celui-ci n'est généralement pas envahi par le tissu tumoral.

• *Base du crâne*. Il existe habituellement une souffrance des nerfs crâniens qui sont progressivement étirés ou comprimés sur leur trajet ou enserrés au niveau de leurs orifice de sortie. Le VI est le plus souvent touché de même que le IV ainsi que le V, et les premiers symptômes peuvent être une diplopie ou une névralgie symptomatique du trijumeau. Une infiltration néoplasique de la fente sphénoïdale se traduit par une atteinte du nerf optique avec une baisse progressive de l'acuité visuelle, habituellement unilatérale, et qui peut être confondue avec une cataracte ou une dégénérescence maculaire sénile. La campimétrie montre une amputation partielle ou un rétrécissement concentrique du champ visuel. Un envahissement de la base du crâne peut aussi se manifester par des signes modérés d'hypertension intracrânienne, la plainte essentielle étant alors des céphalées.

Lorsque la tumeur est localisée entre l'étage crânien et le massif facial, elle peut entraîner une symptomatologie ORL variée : anosmie par envahissement de la lame criblée de l'éthmoïde, épistaxis, obstruction sinusienne ou nasale. L'orbite peut aussi être atteinte, l'envahissement tumorale provoquant un abaissement ou une désaxation du globe oculaire avec exophtalmie et diplopie.

Types de tumeur

• *Base du crâne.* Ce sont principalement des métastases, s'accompagnant ou non d'une méningite carcinomateuse : cancer du sein, du poumon, de la thyroïde ou de la prostate. L'envahissement lymphomateux de la base du crâne est également fréquent. Le méningiome en plaque est une tumeur particulière avec envahissement et destruction de l'os, notamment au niveau éthmoïdal avec secondairement un bourgeonnement tumoral dans les fosses nasales. Il est parfois impossible de déterminer le point de départ de la tumeur

• *Massif facial.* L'orbite peut être la localisation unique d'un lymphome ou d'une métastase. Les tumeurs malignes des fosses nasales et des sinus sont plus fréquentes chez le vieillard. Ce sont généralement des épithéliomas spino-cellulaires ou baso-cellulaires, plus rarement des mélanomes. L'envahissement peut rester localisé à la sphère ORL ou se faire vers l'éthmoïde et la base du crâne avec risque de méningite secondaire. L'extension tumorale peut atteindre la fosse hypopyhsaire entraînant une insuffisance endocrinienne et un diabète insipide, le sinus caverneux et les lobes temporaux.

Examens complémentaires

Pour les tumeurs de la calotte, les radiographies standards du crâne (face, profil) donnent le maximum de renseignements. Pour les atteintes de la base et du massif facial, le scanner X ou l'imagerie par résonance magnétique permettent de visualiser l'extension des lésions. Lorsque la tumeur primitive est inconnue, la biopsie doit faire partie du bilan diagnostique mais il existe souvent un danger d'hémorragie avec une morbidité et une mortalité élevée.

TRAITEMENTS

[2, 3, 16, 18, 19, 20]

Chez le sujet âgé et de façon générale, le traitement des tumeurs intracrâniennes comporte tout d'abord les glucocorticoïdes et les antiépileptiques ainsi que, dans une moindre mesure, la chirurgie, la radiothérapie et la chimiothérapie.

• *Corticothérapie.* Elle a souvent un effet spectaculaire, qui est dose dépendant mais transitoire et affecte peu la durée de survie. L'action a principalement lieu sur l'œdème cérébral. C'est la dexaméthasone qui est utilisée : 10 mg/j IV comme traitement d'urgence (1er et 2e jour de traitement) puis 3 à 10 mg/j PO, la posologie étant adaptée de façon individuelle. Compte tenu des doses élevées, certains effets secondaires sont dangereux chez le vieillard, notamment au niveau digestif (ulcère), endocrinien (décompensation d'un diabète) ou psychiatrique (psychose, agitation). Dans la méningite carcinomateuse, le traitement (corticothérapie, chimiothérapie, radiothérapie du névraxe) ne permet habituellement qu'une stabilisation temporaire, principalement sur les hémopathies malignes qui sont plus sensibles que les tumeurs solides.

• *Antiépileptiques.* Si le patient a présenté des crises convulsives ou si les métastases sont à localisation corticale, un traitement antiépileptique est d'emblée prescrit. Chez le vieillard et même s'il existe des crises partielles, le phénobarbital est le médicament de première intention (50 à 100 mg/j PO en une dose unique le soir au coucher) car les personnes âgées sont très sensibles aux effets secondaires des autres antiépileptiques. L'effet thérapeutique ne survenant qu'après 8 à 10 jours de traitement, une benzodiazépine peut être associée transitoirement au phénobarbital : clonazépam (3 mg/j PO ou IV); clobazam (10 à 30 mg/j PO) (cf. chapitre 10).

• *Chirurgie.* Une intervention chirurgicale est proposée si elle peut améliorer la durée et surtout la qualité de vie en fonction du site lésionnel, du terrain, de la nature et de l'extension systématique du cancer primitif. Elle n'est pas effectuée en cas de gliome ou de métastases multiples. Une intervention sur un méningiome, même symptomatique et d'accès facile, n'est pas toujours souhaitable car l'atrophie cérébrale est très sensible à l'exérèse d'une tumeur présente depuis longtemps et occupant un volume important. Il existe des risques de décompensation post-opératoire et d'hémorragie intracrânienne chez le sujet de plus de 65 ans car le méningiome est une tumeur richement vascularisée. La mortalité d'une intervention pour un méningiome peut atteindre 40 à 50 % des cas, notamment dans les suites opératoire (5 à 8 % d'embolies pulmonaires mortelles).

• *Autres traitements.* En fonction du type tumoral, une radiothérapie peut être proposée, mais elle est rarement effectuée car le cerveau âgé supporte très mal les rayons et il existe un risque d'encéphalopathie post-radique aiguë (hypertension intracrânienne rapidement progressive). Une chimiothérapie est rarement effectuée chez le sujet âgé compte tenu des nombreux effets secondaires et de l'espérance de vie limitée.

• *Tumeurs de la calotte et de la base du crâne.* Le traitement est extrêmement décevant. L'extension des lésions est telle que la chirurgie ou la radiothérapie sont rarement proposées, de même que la chimiothérapie, ou alors dans un but essentiellement palliatif et de confort du malade.

LEUCÉMIES ET LYMPHOMES

[23]

Les complications neurologiques des leucémies et des lymphomes chez le vieillard sont similaires à celles observées chez le sujet d'âge moyen et ce sont des troubles à localisation centrale. Les manifestations neurologiques des leucémies peuvent être infiltratives, hémorragiques, infectieuses et iatrogènes (agranulocytose induite). Les atteintes les plus fréquentes sont les infiltrats tumoraux et les hémorragies intraparenchymateuses. Une atteinte du système nerveux central dans la leucémie myéloïde chronique ou la leucémie lymphoïde chronique est notée chez 5 à 10 % des patients, étant plus fréquente lors de crises blastiques ou en phase terminale. Le liquide céphalorachidien montre une pléiocytose lympho-plasmocytaire et des cellules leucémiques, une hyperprotéinorachie et une hypoglycorachie (25 % des cas).

Leucémies

• *Leucose méningée.* C'est la manifestation neurologique la plus fréquente des leucémies, caractérisée par un syndrome méningé ou une hypertension intracrânienne progressive : état confusionnel, hallucinations, crises convulsives ou signes de focalisation. Un diabète insipide est constaté lors d'atteinte hypothalamo-hypophysaire. Des infiltrats intraparenchymateux sont notés chez 20 % des malades, symptomatiques ou non, et avec ou sans blaste dans le liquide céphalorachidien. Une infiltration ou une compression du tronc cérébral peut se traduire par des troubles de la vigilance, une multinévrite crânienne et des désordres neurovégétatifs. Les nerfs crâniens les plus souvent touchés sont les nerfs oculomoteurs (III, VI, IV) et le nerf optique, en rapport avec une infiltration leucémique de la base.

• *Accidents vasculaires cérébraux.* L'hémorragie intraparenchymateuse est l'accident vasculaire cérébral le plus fréquent des leucémies. Elle survient surtout dans les hyperleucocytoses (leucocytes > 100 000 ml) et lors de septicémie ou de pancytopénie iatrogène. De grands hématomes intracérébraux avec des amas tumoraux en leur centre ont été trouvés à l'examen pathologique. Une prolifération soudaine de cellules leucémiques peut faciliter des thromboses cérébrales et des thrombophlébites. Une encéphalopathie généralisée peut survenir suite à une coagulation intravasculaire disséminée.

• *Atteintes médullaire et radiculaire.* Une myélopathie compressive ou un atteinte pluri-radiculaire sont en relation avec un envahissement de l'espace épidural par des cellules leucémiques. Les troubles sont variés : syndrome radiculaire algo-déficitaire, paraparésie ou troubles sphinctériens. Il existe une infiltration des racines nerveuses et des plexus, ainsi que de la moelle.

Lymphomes

Les troubles secondaires aux lymphomes sont assez semblables à ceux des leucémies. Il existe plusieurs modes de présentation : nodule intraparenchymateux solitaire ou multiple, lésions périventriculaires diffuses, envahissement méningé, névrite crânienne, envahissement médullaire, uvéite et dépôts lymphomateux dans le vitré.

Infections

Leur fréquence s'explique par les altérations de la lignée blanche, les désordres immunologiques et les traitements cytotoxiques. Une infection peut survenir chez 50 à 75 % des malades, étant responsable de la mort dans la moitié des cas (cryptococcose, listériose, herpès).

ATTEINTES TRONCULAIRES

Chez le vieillard, des tumeurs très malignes (ex : mélanome) peuvent métastatiser dans le tissu sous-cutané et se manifester par une compression localisée d'un tronc nerveux (ex : nerf cubital, nerf médian). Les lésions se développent très rapidement. Le scanner X permet de juger de l'extension de la tumeur et ses rapports avec le nerf. Le diagnostic est posé par la biopsie ou l'exérèse. Une infiltration du plexus brachial inférieur par une tumeur à point de départ de l'apex pulmonaire est responsable du syndrome de Pancoast : douleurs sur la face antéro-interne du bras et de l'avant-bras, dysesthésies, aréflexie bicipitale et stylo-radiale, la parésie survenant plus tardivement.

TUMEURS DU RACHIS ET DE LA MOELLE ÉPINIÈRE

Elles sont décrites dans la partie consacrée aux myélopathies de la sénescence (cf. chapitre 13).

BIIBLIOGRAPHIE

[1] BEAL M.F. — Multiple cranial-nerve palsies. A diagnostic challenge. *N. Engl. J. Med.*, 1990, *322*, 461-463.

[2] BLACK P.M.— Brain tumors (First of two parts). *N. Engl. J. Med.*, 1991, *324*, 1471-1476.

[3] BLACK P.M. — Brain tumors (Second of two parts). *N. Engl. J. Med.*, 1991, *324*, 1555-1564.

[4] BURGER P.C., VOGEL F.S., GREEN S.B., STRIKE T.A. — Glioblastoma multiforme and anaplastic astrocytoma : pathologic criteria and prognostic implications. *Cancer*, 1985, *56*, 1106-1111.

[5] DAVIS D.L., SCHWARTZ J. — Trends in cancer mortality : US white males and females, 1968-1983. *Lancet*, 1988, *1*, 633-636.

[6] DELAPORTE P. LECHEVALIER B., CHAPON F. — Neuropathie sensitive et troubles de la mémoire évoluant lentement chez une femme de 65 ans. *Rev. Neurol., Paris*, 1986, *142*, 559-565.

[7] DELATTRE J.Y., KROL G., THALER H.T., POSNER J.B. — Distribution of brain metastases. *Arch. Neurol.*, 1988, *45*, 741-744.

[8] DELATTRE J.Y., DAVILA G., POISSON M. — Les méningites carcinomateuses. *Nevraxe*, 1990, *1*, 5-20.

[9] GODFREY J.B., CAIRD F.I. — Intracranial tumours in the elderly. Diagnosis and treatment. *Age Ageing*, 1984, *13*, 152-158.

[10] GREIG N.H., RIES L.G., YANCIK R., RAPOPORT S.I. — Increasing annual incidence of primary malignant brain tumors in the elderly. *J. Natl. Cancer Inst.*, 1990, *82*, 1621-1624.

[11] HENSON R.A., URICH H. — *Cancer and the nervous system. The neurological manifestations of systemic malignant disease.* Blackwell Scientific Publications, Oxford, 1982.

[12] JAN M., VELUT S. — Méningiomes intracrâniens, sarcomes méningés, mélanomes méningés primitifs. *Encycl. Méd. Chir., Paris*, Neurologie, 1991, Editions Techniques, 17251 A10, 21 p.

[13] KLEIN P., HALEY E.C., WOOTEN F., VANDENBERG S.R. — Focal cerebral infarctions associated with perivascular tumor infiltrates in carcinomatous leptomeningeal metastases. *Arch. Neurol.*, 1989, *46*, 1149-1152.

[14] KOH H.K. — Cutaneous melanoma. *N. Engl. J. Med.*, 1991, *325*, 171-182.

[15] LE CHEVALIER T., SMITH F.P., CAILLE P. *et al.* — Sites of primary malignancies in patients presenting with cerebral metastases. A review of 120 cases. *Cancer*, 1985, *56*, 880-882.

[16] LEIBEL S.A., SHELINE G.E. — Radiation therapy for neoplasms of the brain. *J. Neurosurg.*, 1987, *66*, 1-22.

[17] MERCHUT M.P. — Brain metastases from undiagnosed systemic neoplasms. *Arch. Intern. Med.*, 1989, *149*, 1076-1080.

[18] OJEMANN R.G., BLACK P.M. — Difficult decisions in managing patients with benign brain tumors. *Clin. Neurosurg.*, 1989, *35*, 254-284.

[19] PAPO I. — Intracranial meningiomas in the elderly in the CT scan era. *Acta Neurochir.*, 1983, *67*, 195-204.

[20] PATCHELL R.A., TIBBS P.A., WALSH J.W. *et al.* — A randomized trial of surgery in the treatment of single metastases to the brain. *N. Engl. J. Med.*, 1990, *322*, 494-500.

[21] POIRIER J., GRAY F., ESCOUROLLE R. — *Manuel de neuropathologie*. 3e éd., Masson, Paris, 1989.

[22] SALCMAN M. — Brain tumours and the geriatric patient. *J. Am. Geriatr. Soc.*, 1982, *30*, 501-508.

[23] SUBRAMONY S.H. — Systemic cancer. *Semin. Neurol.*, 1985, *5*, 344-359.

[24] WALKER A.E., ROBINS M., WEINFELD F.D. — Epidemiology of brain tumors : the national survey of intracranial neoplasms. *Neurology*, 1985, *35*, 219-226.

[25] WASSERSTROM W.R., GLASS J.P., POSNER J.B. — Diagnosis and treatment of leptomeningeal metastases from solid tumors : experience with 90 patients. *Cancer*, 1982, *49*, 759-772.

10

Épilepsie

Chez le sujet âgé, la survenue d'une première crise d'épilepsie doit toujours faire rechercher une cause organique, principalement un accident vasculaire cérébral ou un processus expansif (tumeur, abcès, hématome sous-dural). Une intoxication médicamenteuse ou des troubles métaboliques sont aussi responsables d'un nombre important de crises convulsives. Le traitement de l'épilepsie du vieillard est délicat car les patients sont très sensibles aux effets secondaires, et il existe de nombreuses interactions médicamenteuses compte tenu de la prescription simultanée de plusieurs traitements pour des affections diverses. La durée de vie des médicaments est généralement plus longue étant donné les modifications physiologiques de la sénescence. Une prise irrégulière des médicaments ou une surconsommation due à des oublis est constatée chez 30 % des sujets âgés, entraînant une inefficacité de la médication ou, au contraire, un surdosage avec risque d'intoxication.

ÉPIDÉMIOLOGIE [9, 21, 25, 39]

La proportion d'individus souffrant d'une épilepsie est plus importante chez les vieillards que chez les jeunes ou les sujets d'âge moyen : 24 % des crises convulsives sont décrites chez des personnes de plus de 65 ans. Cependant, les crises des sujets âgés échappent souvent aux épileptologues car la plupart sont symptomatiques d'une affection plus précocupante que la crise elle-même. L'incidence annuelle de nouveaux patients ayant souffert d'une crise d'épilepsie passe de 12 cas/100 000 personnes âgées de 40 à 59 ans à 20 à 82 nouveaux cas/100 000 individus de plus de 60 ans, voire 151/100 000 selon certaines études. Cette variation du pourcentage est en rapport avec la nouvelle classification des crises d'épilepsie car les anciens travaux ne considéraient que l'épilepsie-maladie. D'autre part, le développement de la gériatrie permet de mieux apprécier les troubles neurologiques du sujet âgé et d'obtenir des statistiques plus précises. La prévalence augmente aussi parallèlement au vieillissement de la population : de 7,3 ‰ entre 40 et 59 ans à 10,2 ‰ au-dessus de 60 ans. Ces chiffres reflètent la fréquence croissante des situations pathologiques avec la vieillesse. Il existe une nette prédominance masculine (60 % des cas).

PRÉSENTATION CLINIQUE

ANAMNÈSE [12, 22]

Renseignements cliniques

Il n'est pas toujours facile d'obtenir des précisions chez les sujets très âgés sur les circonstances, la durée, les caractères de l'épisode convulsif. Les syncopes, d'origine cardiaque ou non, les chutes, fréquentes chez certains vieillards, et les épisodes confusionnels ou amnésiques plus ou moins prolongés, peuvent prêter à discussion (cf. chapitres 6 et 11). Le diagnostic de crise d'épilepsie est retenu sur des arguments cliniques, confortés ou non par l'EEG. L'interrogatoire du sujet âgé, de son entourage ou du personnel soignant et l'examen doivent faire rechercher des éléments évocateurs d'une lésion focalisée, principalement un processus expansif, à l'origine de la crise d'épilepsie. Il faut aussi noter la prise de médicaments potentiellement épileptogènes dans le cadre d'une encéphalopathie prédisposante. Une arythmie cardiaque doit aussi être recherchée car elle peut orienter le diagnostic vers la syncope convulsivante ou, plus rarement, vers les rares crises épileptiques d'origine cardiaque sur troubles du rythme. Une épilepsie n'est retrouvée que dans 1 à 3 % des étiologies des pertes de connaissance de la sénescence. D'autre part, la récupération est plus longue après un phénomène de Todd qui peut être confondu avec un accident ischémique transitoire et, de même, la durée et le temps de récupération d'une syncope sont prolongés chez le vieillard et évoquer à tort un état post-critique.

Crises convulsives non épileptiques

Il s'agit de la syncope convulsivante d'origine cardiaque qui survient lorsque l'ischémie cérébrale est supérieure à 15 s. (cf. chapitre 6). Le patient a des manifestations convulsives généralisées, jamais partielles et habituellement non précédées d'une phase tonique, qui sont secondaires à de brusques phases de relâchement du tonus. Le début est brutal ou accompagné de phénomènes végétatifs. Il n'y a pas d'état post-critique mais de nombreuses variantes sont notées, avec ou sans incontinence sphinctérienne. L'examen neurologique est normal, notamment pas de phénomène de Todd, et l'EEG intercritique est physiologique.

TYPES DE CRISES [9, 12, 22, 43]

Les manifestations épileptiques du sujet âgé sont principalement des crises partielles : 60 à 70 % des cas. Des crises généralisées d'emblée sont notées chez 20 à 30 % des patients et des états de mal dans 10 à 20 % des cas. Une aura est retrouvée rétrospectivement chez 30 % des patients ayant présenté une comitialité qui paraissait généralisée d'emblée, et un foyer est noté sur 30 % des EEG des sujets ayant présenté cliniquement une crise convulsive généralisée. En conclusion, 75 % des crises d'épilepsie survenant après 60 ans sont des crises partielles dont un tiers présente une généralisation secondaire.

Les crises partielles sont plus fréquentes après 60 ans qu'avant cet âge et sont le plus souvent simples, généralement motrices ou sensitives, que complexes. La distinction du type de crise est fondée sur leurs caractères électro-cliniques. La séméiologie ne suffit pas à affirmer une épilepsie partielle en raison de la fréquente survenue nocturne des épisodes (10 à 15 % des cas) et du caractère souvent inaperçu d'un début focal se généralisant rapidement.

Une crise généralisée d'emblée et idiopathique est exceptionnelle, et c'est habituellement la réapparition d'une comitialité très ancienne qui a été asymptomatique pendant plusieurs décennies.

L'état de mal est plus fréquent dans la sénescence que pour des groupes d'âge antérieur et peut se présenter sous la forme d'un état de mal confusionnel : confusion mentale avec ou sans délire, absence de convulsions, activité épileptique à localisation frontale à l'EEG. L'état de mal confusionnel (= état d'absence prolongée, cf. infra) fait partie du diagnostic différentiel de la confusion mentale du vieillard et son diagnostic est posé essentiellement par l'EEG.

ÉLECTROGÉNÈSE DE LA SÉNESCENCE

L'électrogenèse normale de l'adulte consiste en rythmes alpha dont la fréquence varie entre 8 et 13 Hz, d'aspect sinusoïdal et d'une amplitude située entre 25 et 75 µV. Cette activité physiologique de base prédomine dans les régions occipitales. Elle est enregistrée chez le sujet éveillé ayant les yeux fermés, étant bloquée et remplacée par des rythmes rapides à l'ouverture des yeux.

EEG NORMAL DU SUJET ÂGÉ [10, 13, 30, 37, 38, 45]

Le vieillissement entraîne un ralentissement progressif de l'électrogenèse avec une diminution de la réactivité de l'activité de base et, dans une moindre mesure, la présence de rythmes rapides dans les régions antérieures et centrales. L'activité polyrythmique postérieure alpha, subalpha ou bêta de l'adulte d'âge moyen a tendance à être remplacée progressivement par une monorythmie alpha, puis par des rythmes alpha et thêta après 70 ans. Parallèlement, il existe une moins bonne spatialisation de l'activité de base, l'alpha ayant tendance à diffuser dans les régions antérieures et, dans une moindre mesure, une diminution de la réactivité de l'EEG à l'ouverture-fermeture des yeux. Entre 60 et 80 ans, la fréquence moyenne de l'alpha se situe entre 8 et 9 Hz et descend en-dessous de 8,5 Hz après 80 ans. Un ralentissement diffus et modéré de l'électrogenèse de veille est normalement constaté chez 10 à 20 % des vieillards n'ayant aucun symptôme neurologique. Ce sont généralement des rythmes lents thêta (4 à 7 Hz, 20 µV), plus rarement delta (< 3 Hz, > 30 µV), et qui prédominent dans les régions temporales (30 à 40 % des cas, plus souvent à gauche qu'à droite). Ce ralentissement est à distinguer des modifications normales survenant à l'assoupissement et à l'endormissement qui sont fréquents lorsqu'on enregistre une personne âgée. Ces ondes lentes sont différentes d'une dysrythmie focalisée ou diffuse pouvant être l'expression d'une lésion corticale ou cortico-sous-corticale. Il existe aussi une abondance d'activités rapides physiologiques à prédominance antérieure, qu'il convient de distinguer des rythmes mu et bêta (14 et 30 Hz, < 20 V), et plus fréquemment chez la femme que chez l'homme, ces éléments n'étant pas secondaires à la prescription de médicaments (benzodiazépines, phénobarbital). Ces ondes rapides semblent être corrélées chez ces sujets avec de meilleures performances mnésiques et intellectuelles comparativement à une population témoin de même âge ayant un EEG normal. Il existerait aussi une relation entre la longévité et la présence de rythmes rapides ou d'un alpha entre 9 et 10 Hz.

Il n'existe pas d'explication concernant le ralentissement et les modifications de l'activité de base. Ils pourraient traduire l'atrophie corticale et cortico-sous-corticale physiologique de la vieillesse, mais il n'y a pas de relation nette entre l'importance de l'involution cérébrale et le ralentissement de l'électrogenèse. Ces anomalies seraient aussi en relation avec une diminution de la perfusion cérébrale, tant globale que corticale, et traduiraient indirectement le degré d'artériosclérose du cerveau. Les ondes lente diffuses sont significativement plus abondantes et le plus souvent de type delta chez les patients vasculaires ou ayant une détérioration intellectuelle que chez les sujets normaux où elles sont de type thêta. Il faut souligner que l'atrophie n'est pas un facteur favorisant pour la survenue de crises convulsives sauf s'il existe une démence (ex : maladie de Creutzfeld-Jakob, maladie d'Alzheimer) mais il est exceptionnel que l'épilepsie soit inaugurale des troubles dans cette situation.

Intérêt de l'EEG et des autres examens complémentaires [14, 16, 18, 37]

Si l'EEG ne présente pas de corrélation précise avec l'âge chez le vieillard normal, par contre, il reflète bien les perturbations fonctionnelles de la pathologie de la sénescence, notamment dans les démences, les accidents vasculaires cérébraux et les tumeurs. Cependant, 25 à 50 % des EEG peuvent être normaux chez des patients souffrant d'une épilepsie et des erreurs par excès sont aussi faites si on ne tient pas compte des modifications physiologiques de l'électrogenèse de la sénescence. Chez le sujet âgé, l'EEG est toujours utile dans l'appréciation d'un état confusionnel et peut montrer une activité épileptique ou des rythmes bi- ou triphasiques d'une encéphalopathie métabolique, une dysrythmie diffuse et irritative (ex : intoxication médicamenteuse), ou encore des rythmes bêta à prédominance antérieure compatibles avec l'absorption de benzodiazépines ou de phénobarbital. Lors d'une démence rapidement progressive, une activité paroxystique périodique compatible avec une maladie de Creutzfeld-Jakob peut être observée. La cartographie est intéressante en permettant d'obtenir des cartes des puissances spectrales de l'EEG. Cet examen peut localiser certaines anomalies, notamment dans les démences (ex : maladie d'Alzheimer, modifications à prédominance pariéto-occipitale). Un scanner X est systématiquement effectué lorsqu'une crise convulsive survient chez un vieillard, même si l'origine semble claire (ex : épilepsie vasculaire tardive) car il faut toujours éliminer une tumeur. Même s'il existe une pathologie incurable, le scanner X est justifié car il permet d'affirmer le diagnostic et de décider de l'attitude thérapeutique.

ÉTIOLOGIES

[20, 26, 29] (Tableau 10-1)

L'apparition d'une première crise convulsive chez le vieillard est presque toujours l'expression d'une lésion cérébrale et une épilepsie idiopathique débutant dans la sénescence doit être considérée comme exceptionnelle. Si l'épilepsie idiopathique survient avant 60 ans dans la majorité des cas, l'étiologie d'une première crise convulsive du sujet âgé reste souvent indéterminée, parfois dans plus de la moitié des cas.

TABLEAU 10-1. - PRINCIPALES ÉTIOLOGIES DES CRISES D'ÉPILEPSIE CHEZ LE SUJET AGÉ

Accidents vasculaires cérébraux	15-42 %
Tumeurs (primitives ou secondaires)	10-25 %
Causes toxico-métaboliques	10 %
Traumatismes crânio-encéphaliques	5-10 %
Étiologie indéterminée	25-50 %

La principale étiologie d'une épilepsie chez le sujet âgé est l'accident vasculaire cérébral (15 à 42 % des cas) puis les tumeurs, primitives ou secondaires (10 à 25 %). Une cause toxico-métabolique, l'alcoolisme notamment, est notée chez 10 % des patients et un traumatisme dans 5 à 10 % des cas. L'étiologie reste indéterminée chez 25 à 50 % des cas. Les crises d'origine vasculaire surviennent à un âge un peu plus avancé (en moyenne 70 à 75 ans) que l'épilepsie tumorale (65 à 72 ans).

PRINCIPALES FORMES D'ÉPILEPSIE DE LA SÉNESCENCE

ÉPILEPSIE VASCULAIRE [17, 32, 35, 36]

Il existe une nette prédominance des accidents vasculaires cérébraux dans l'étiologie des crises épileptiques survenant dans la sénescence puisqu'ils en sont responsables dans un tiers des cas. Ce chiffre pourrait être plus élevé compte tenu de l'existence de ramollissements non visibles au scanner X. Seule la constatation à l'imagerie d'un infarctus récent ou ancien permet d'affirmer le diagnostic d'épilepsie vasculaire. Chez le sujet âgé, la survenue précoce de crises épileptiques dans les suites d'un ictus est un facteur de mauvais pronostic.

• *Incidence et chronologie*. L'incidence de crises épileptiques dans les accidents vasculaires cérébraux varie entre 7 et 40 % des cas. Les crises sont plus fréquentes dans les ramollissements d'origine embolique (13 à 23 % des cas) que lors d'ictus non emboliques (8 à 12,5 %), peut-être parce que les accidents vasculaires d'origine embolique sont plus fréquemment hémorragiques. L'épilepsie de la phase aiguë survient dans les 24 heures après l'ictus, l'épilepsie à début précoce dans les 15 jours et l'épilepsie tardive au-delà de 2 semaines. L'épilepsie séquellaire apparaît habituellement 6 mois à 1 an après l'accident vasculaire. Vingt à 30 % des crises surviennent durant les 2 premières semaines (dont 80 à 90 % pendant les 24 premières heures), 65 à 70 % pendant les 12 mois suivants et seulement 5 % après un an.

• *Types de crise*. Il s'agit de crises partielles simples le plus fréquemment, étant généralisées dans 40 % des cas. Une marche jacksonienne évoque un ramollissement sylvien. Les crises précoces sont habituellement partielles alors qu'elles sont le plus souvent généralisées lorsqu'elles apparaissent après 6 mois. Un état de mal est noté comme première manifestation d'une comitialité d'origine vasculaire chez 8 % des patients, étant de type partiel (6 %) ou généralisé (2 %), et laisse prévoir une évolution défavorable. Les crises ont tendance à récidiver chez 50 % des patients et ce risque est plus élevé lorsque l'épilepsie survient précocément après l'accident vasculaire. Un facteur favorisant (fatigue, troubles métaboliques) est retrouvé dans 80 % des crises ayant récidivés.

• *Localisation et taille de l'ictus.* Dans 75 % des cas, l'ictus est localisé dans le territoire carotidien. La taille du ramollissement est le facteur de risque le plus important pour la survenue d'une épilepsie vasculaire. Celle-ci est plus précoce et à tendance à récidiver plus rapidement si la lésion est très étendue et touche les structures corticales ainsi que sous-corticales et s'il existe une hémorragie.

• *EEG.* Il existe généralement un ralentissement diffus de l'électrogenèse sur l'hémisphère atteint avec des ondes thêta et delta polymorphe et peu amples. Des pointes pseudo-périodiques continues focales (periodic lateralized epileptiform discharge = PLED) peuvent être présentes et sont évocatrices d'une épilepsie vasculaire. Lorsqu'elles sont mises en évidence, il est possible de constater des myoclonies hémicorporelles contro-latérales correspondant à des crises focales. Des graphoéléments épileptiques sont des facteurs de mauvais pronostic car ils sont notées chez 95 à 98 % des patients qui développent ensuite une épilepsie vasculaire.

• *Mécanismes étiopathogéniques.* La pathogénie de l'épilepsie vasculaire est mal connue : l'étendue de la lésion et la cicatrice corticale sont des éléments étiologiques majeurs mais aussi les dépôts de fer et les troubles hémodynamiques séquellaires. Une épilepsie d'apparition tardive peut également être l'expression d'une insuffisance circulatoire cérébrale chronique d'origine cardiaque, les troubles pouvant disparaître avec l'introduction d'un traitement anti-arythmique.

• *Épilepsie prémonitoire.* Il s'agit de la survenue de crises convulsives prémonitoires quelques heures ou plusieurs jours avant l'ictus. Ce sont des crises partielles, motrices, sensitives ou mixtes. L'épisode peut être isolé ou se répéter en salves. Ce concept est actuellement remis en question car l'imagerie par résonance médicale a montré que ces crises correspondent à de petits infarctus cérébraux corticaux ne s'accompagnant d'aucun déficit clinique.

ÉPILEPSIE ET TUMEUR [15]

C'est la seconde cause d'épilepsie du sujet âgé car la sénescence est la période où l'incidence des tumeurs cérébrales est la plus élevée, avec prédominance de gliomes, de métastases et de méningomes. Une crise épileptique inaugurale est constatée chez 20 à 25 % des patients, sous la forme de crises partielles ou de crises généralisées. Un état de mal peut survenir en cas de métastases frontales.

ÉPILEPSIE D'ORIGINE TOXICO-MÉTABOLIQUE [20, 41]

Ce type d'épilepsie peut être affirmé lorsque les crises sont concomitantes aux désordres métaboliques ou hémodynamiques, à un surdosage en médicaments à réputation épileptogène (tableau 10-2), à une intoxication ou un sevrage éthylique, et en l'absence de toute autre cause. Certains vieillards sont très sensibles aux neuroleptiques, antidépresseurs ou benzodiazépines, notamment lors de sevrage brutal. Les diurétiques, en favorisant une hyponatrémie, peuvent provoquer une encéphalopathie métabolique se manifestant par une épilepsie. Parmi les troubles du métabolisme les plus souvent à l'origine de crises, il faut citer l'hypoglycémie aiguë chez un diabétique mal compensé, l'insuffisance rénale et le syndrome de déséquilibre après dialyse et l'hypocalcémie.

TABLEAU 10-2. – PRINCIPAUX MÉDICAMENTS POTENTIELLEMENT ÉPILEPTOGÈNES CHEZ LE SUJET AGÉ

Antibiotiques :	pénicilline isoniazide
Neuroleptiques et antidépresseurs :	phénothiazines flumazénil butyrophénones antidépresseurs tricycliques lithium benzodiazépines (lors du sevrage)
Anti-arythmiques :	disopyramide procaïne anticholinergiques
Hypoglycémiants :	insuline sulfamidés hypoglycémiants
Analeptiques respiratoires :	aminophylline doxapram

L'alcoolisme est parfois à l'origine de crises convulsives chez le vieillard mais son incidence est nettement inférieure à celle de l'âge moyen. Les crises surviennent plus fréquemment la nuit (30 % des cas) et sont rares (1 à 5 épisodes par an). L'état de mal est exceptionnel. Chez le sujet âgé, le diagnostic différentiel d'une épilepsie alcoolique peut être difficile, l'abus de boisson étant souvent nié par le patient et son entourage, et il faut toujours exclure une épilepsie secondaire à une lésion corticale (contusion sur chute) ou un hématome épidural ou sous-dural chronique.

ÉTAT D'ABSENCE PROLONGÉE [4, 8, 11, 31, 40]

Cette épilepsie est définie sous plusieurs dénominations : petit mal status, état de mal à expression confusionnel, état crépusculaire épileptique prolongé, psychose épileptique. Les critères de définition sont l'existence de troubles de la conscience associés à l'EEG à des anomalies diffuses et épileptiques chez des vieillards, moins souvent des sujets d'âge moyen, et généralement sans antécédent personnel ou familial d'épilepsie. L'âge de survenue se situe entre 65 et 75 ans avec une prépondérance féminine. L'état d'absence prolongée peut inaugurer une épilepsie du vieillard, bien que certains patients ont présenté par le passé des crises grand mal ou des absences petit mal, et les troubles peuvent survenir après un long intervalle libre de toute crise (15 à 50 ans). C'est l'EEG en période critique qui permet d'affirmer le diagnostic.

L'état d'absence prolongée est à distinguer des ictus amnésiques qui sont beaucoup plus fréquents et d'une décompensation psychotique aiguë dont la survenue est rare après 70 ans. Il est à différencier de l'état confusionnel post-critique qui est souvent plus long chez le vieillard que chez le jeune. La rareté des cas rapportés est due à la non-reconnaissance de l'origine épileptique car le diagnostic est difficile cliniquement, voire impossible à affirmer, s'il n'est pas procédé à un EEG.

Manifestations cliniques

Elles sont stéréotypées, les troubles survennant brutalement chez un patient sans antécédent psychiatrique ou neuropsychique, et peuvent durer quelques heures à plusieurs jours. Il existe une diminution de la vigilance plus ou moins importante, une lenteur gestuelle et une fixité du regard. Le langage est délirant avec tendance à la stéréotypie ou, au contraire, on observe une lenteur d'idéation et un mutisme. Une désorientation temporo-spatiale est la règle. Il peut exister des automatismes gestuels et une déambulation, plus rarement un état catatonique. Des myoclonies palpébrales, labiales ou des extrémités sont notées dans 25 % des cas. Le principal signe évocateur est la fluctuation des symptômes qui sont entrecoupés par des phases de comportement subnormal. La présentation clinique évoque fréquemment une affection psychiatrique avec idées délirantes et l'absence de convulsions rend le diagnostic difficile.

Électroencéphalogramme

L'EEG montre un rythme de base associé à des ondes lentes ainsi qu'une activité irritative ou épileptique polymorphe à prédominance bifrontale pouvant être permanente (état de mal) ou intermittente. Les anomalies sont franches et caractérisées par des décharges continues ou très fréquentes associant ondes-lentes (parfois à caractère triphasique), pointes, pointe-ondes de fréquence variable (0,5 à 4 Hz) diffuses et à prédominance antérieure, non modifiées à l'ouverture des yeux et aux stimulations externes. Des décharges épileptiformes latéralisées (periodic lateralized epileptiform discharge = PLED) peuvent aussi être enregistrées.

Évolution

Le tableau clinique est souvent à l'origine d'erreurs diagnostiques, et un tiers des patients recoivent des antidépresseurs ou des neuroleptiques qui aggravent les troubles en abaissant le seuil épileptogène. Les symptômes sont remarquables par leur normalisation après injection IV de benzodiazépines ou de phénytoïne, les patients ayant alors une amnésie circonstantielle, mais l'effet est limité dans le temps. Un relai d'antiépileptiques PO est nécessaire et permet le plus souvent une guérison totale. La récidive est rare chez le vieillard, contrairement aux états d'absence du sujet jeune.

Mécanismes étiopathogéniques

Les circonstances de survenue sont imprécises de même que l'état clinique antérieur. L'imagerie n'objective aucune anomalie particulière en-dehors d'une atrophie cérébrale en relation avec l'âge. Le caractère fluctuant des troubles et l'absence de lésions au scanner X suggèrent une atteinte fonctionnelle favorisée par des troubles toxico-métaboliques qui agissent sur le cerveau âgé de sujets ayant un seuil épileptogène plus bas que la normale. Chez le vieillard, des modifications des systèmes de neurotransmission pourraient aussi intervenir.

ÉPILEPSIE ET ENCÉPHALOPATHIE ANOXIQUE [42]

Dans la majorité des cas, il s'agit d'un arrêt cardio-respiratoire ou d'un arrêt cardiaque secondaire à un infarctus du myocarde, une arythmie aiguë ou une embolie pulmonaire. Les techniques de soins intensifs permettent des réanimations de plus en plus performantes d'un point de vue cardio-pulmonaire mais il existe souvent une atteinte sévère, voire irréversible, de l'encéphale. Il est donc important de se prononcer rapidement sur la gravité de l'atteinte du système nerveux afin de savoir si les traitements doivent être poursuivis, ceci pour des raisons éthiques, médico-légales et financières. L'EEG est l'examen de choix dans l'évaluation d'une encéphalopathie anoxique car le patient est généralement comateux, en ventilation artificielle avec sédation et curarisation. Une aggravation ou non amélioration de l'EEG après 3 jours d'évolution est un facteur défavorable.

État de mal myoclonique

L'encéphalopathie anoxique est l'étiologie principale de l'état de mal myoclonique dont le pronostic est extrêmement mauvais (80 à 90 % de décès). L'EEG montre des éléments épileptiques (pointes, pointes lentes diffuses, pointes-ondes dégradées) qui peuvent se traduire par un état de mal avec des crises subintrantes ou une activité épileptique continue. Chez le patient curarisé et intubé, les manifestations cliniques sont discrètes : myoclonies rhizoméliques, discrètes secousses des paupières qui correspondent au «burst suppression pattern» des auteurs anglo-saxons. Ces myoclonies sont généralement réfractaires à de hautes doses de benzodiazépines (clonazépam), de phénytoïne ou de barbituriques et peuvent durer plusieurs jours. Le coma-têta, où il existe des ondes thêta diffusément réparties sur tout l'encéphale, est principalement décrit dans l'encéphalopathie anoxique de sujets très âgés (> 70 ans) et l'évolution est généralement mortelle.

ÉPILEPSIE POST-TRAUMATIQUE [20]

La notion d'un traumatisme crânio-encéphalique est à l'origine d'une épilepsie du sujet âgé dans 5 à 10 % des cas. La présence d'au moins un des critères suivants est nécessaire au diagnostic :

— perte de connaissance ou coma post-traumatique;

— signes de focalisation à l'examen neurologique;

— contusion hémorragique et/ou hématome intra-cérébral au scanner X.

L'hématome sous-dural peut aussi se manifester par des crises convulsives et doit être recherché systématiquement lorsqu'une épilepsie survient chez un patient recevant une anticoagulation.

ÉPILEPSIE IDIOPATHIQUE [20, 43, 44]

Elle est exceptionnelle chez le sujet âgé et peut se révéler tardivement chez un individu ayant une prédisposition hérédo-familiale. Elle peut être affirmée lorsque l'anamnèse et les examens complémentaires, dont l'imagerie, ne permettent pas de poser un diagnostic étiologique de certitude. Il s'agit habituellement d'une ancienne épilepsie, connue ou non, qui s'était manifestée pendant l'enfance ou l'adolescence puis avait disparu pour réapparaître suite à différentes causes pouvant provoquer une baisse du seuil épileptogène chez le sujet âgé (fièvre importante, déshydratation, maladie grave). Ce sont des crises généralisées de type Grand Mal d'emblée, presque toujours à déclenchement nocturne, bien que 12 % des crises partielles d'origine indéterminée surviennent après 60 ans. L'examen neurologique et le bilan neuropsychique sont normaux. L'EEG est sans particularité ou montre quelques ondes lentes non spécifiques.

ÉPILEPSIE ET DÉMENCE [19]

L'épilepsie est rapportée dans 10 à 15 % des cas de démence de type Alzheimer. Le risque de développer une épilepsie est de 10 % dans les 10 ans suivant le début de la démence et de 26 % après 15 ans d'évolution de la maladie. Les crises apparaissent en moyenne 5 à 15 ans après les premiers symptômes de détérioration intellectuelle et ce sont habituellement des crises généralisées tonico-cloniques. Les épisodes convulsifs sont habituellement isolés et l'état de mal rare, répondant rapidement et favorablement aux antiépileptiques sauf lorsque les troubles surviennent en fin d'évolution. L'origine des crises est indéterminée bien qu'elles semblent survenir parallèlement à l'affaiblissement intellectuel, leur fréquence étant similaire à celle notée dans le syndrome de Down. L'EEG peut montrer une désorganisation du tracé, un remplacement de l'alpha par des rythmes thêta ou delta, et la survenue d'anomalies paroxystiques qui sont le plus souvent généralisées ou forment des foyers à prédominance postérieure.

TRAITEMENTS

GÉNÉRALITÉS [23, 39]

La sénescence modifie la pharmacocinétique et la pharmacodynamique des antiépileptiques. Bien que le transit intestinal soit plus lent, l'absorption varie peu mais la distribution du produit est modifiée par l'augmentation du tissu adipeux, l'atrophie musculaire et l'hypoalbuminémie qui entraîne une augmentation de la fraction libre de la phénytoïne ou de la carbamazépine. Il existe souvent une insuffisance rénale ou cardiaque qui ralentissent l'excrétion des métabolites.

Il est important de bien informer le patient et son entourage sur la nécessité du traitement et les effets indésirables possibles. Il faut souligner que 30 à 50 % des sujets âgés observent mal les prescriptions et que les accidents iatrogènes sont fréquents. A l'inverse, les oublis peuvent expliquer la persistance ou la récidive de crises. Les effets secondaires sont à rechercher systématiquement par l'interrogatoire car ils ne sont pas toujours spontanément déclarés et ils sont à apprécier en fonction du contexte clinique : somnolence, manifestations vestibulo-cérébelleuses (nystagmus, vertiges, ataxie, dysarthrie), épaule douloureuse (rhumatisme gardélanique). Un nystagmus dans le regard latéral est fréquent et ne doit pas entraîner de modification de la posologie s'il est constaté de façon isolée. L'attribution de la responsabilité de tel ou tel produit est délicate en cas de polychimiothérapie associant un antiépileptiques à d'autres médicaments pour des affections systémiques. L'utilisation non critiquée et de routine des taux plasmatiques est fausse et la source de nombreuses erreurs : des patients peuvent avoir des taux plasmatiques inférieurs aux normes thérapeutiques mais être néanmoins correctement protégés, alors que d'autres ont besoin de doses plus élevées pour obtenir un taux sanguin efficace.

PRINCIPAUX ANTIÉPILEPTIQUES UTILISÉS CHEZ LE SUJET ÂGÉ [3, 5, 23, 27, 33]

Il est préférable de commencer avec des doses plus faibles que chez le sujet d'âge moyen et le traitement est ajusté en fonction de chaque individu. Dans la mesure du possible, il faut utiliser un seul produit compte tenu des effets indésirables et des interactions entre les antiépileptiques (tableau 10-3*A*). Certains médicaments favorisent la survenue de crises convulsives chez un vieillard ayant un seuil épileptogène abaissé : pénicilline, isoniazide, cyclosérine, neuroleptiques, antidépresseurs tricycliques, lithium, insuline, lidocaïne IV, aminophylline. Le tableau 10-3*B* résume les principales interactions des antiépileptiques avec d'autres médicaments.

TABLEAU 10-3 A. — PRINCIPALES INTERACTIONS ENTRE ANTIEPILEPTIQUES

Association	*Interaction*	*Mécanisme*
Clonazépam + phénytoïne	diminution de l'effet du clonazépam	métabolisation augmentée
Clonazépam + valproate	contre-indication absolue car risque d'absence	mécanisme inconnu
Phénobarbital + clonazépam	diminution de l'effet du clonazépam	métabolisation augmentée
Phénobarbital + valproate	augmentation de l'effet du phénobarbital	métabolisation diminuée
Carbamazépine + phénytoïne	diminution de l'effet de la carbamazépine	métabolisation augmentée
Diazépam + valproate	augmentation de l'effet du diazépam	déplacement de la liaison aux protéines et métabolisation diminuée

Phénobarbital

C'est l'antiépileptique de choix de la sénescence. Il est donné avec une posologie plus faible (50, 75 ou100 mg/j PO) que celle prescrite chez le sujet d'âge moyen avec la même efficacité thérapeutique. Il a l'avantage de pouvoir être pris en une dose unique le soir au coucher car il a une longue demi-vie (environ 100 heures). La sédation diurne est modérée et transitoire en début de traitement. Un nystagmus et une ataxie peuvent survenir. Il est important de rappeler que l'efficacité thérapeutique n'apparaît qu'après 8 à 15 jours. Les effets secondaires les plus fréquemment rapportés sont des altérations des fonctions cognitives et une diminution de la vigilance. Chez le vieillard, ces troubles peuvent être insidieux ou attribués à tort à de nouvelles crises épileptiques. Une intoxication se manifeste par une obnubilation, un nystagmus et une dysarthrie. Une capsulite de l'épaule (rhumatisme gardénalique) est rare et généralement unilatérale, étant favorisée par un traumatisme bénin du bras.

TABLEAU 10-3*B*. — PRINCIPALES INTERACTIONS DES ANTIÉPILEPTIQUES AVEC D'AUTRES TRAITEMENTS

Antiépileptique	Médicament	Interaction
Phénobarbital	furosémide	augmente le taux de phénobarbital
	chloramphénicol	idem
	clomipramine	idem
	isoniazide	idem
	coumarines	diminue le taux de phénobarbital
	rifampicine	idem
	pyridoxine	idem
	thyroxine	le phénobarbital augmente le taux du médicament
	halopéridol	idem
	coumarines	le phénobarbital diminue le taux du médicament
	antidépresseurs tricycliques	idem
	cortisone	idem
	digoxine	idem
	théophylline	idem
	chloramphénicol	idem
	oxycycline	idem
	nitrofurantoïne	idem
Phénytoïne	isoniazide	augmente le taux de phénytoïne
	coumarines	idem
	salicylates	idem
	furosémide	idem
	propranolol	idem
	chloramphénicol	idem
	cimétidine	idem
	phénothiazines	idem
	antidépresseurs tricycliques	idem
	coumarines	la phénytoïne augmente le taux du médicament
	antifoliques	idem
	théophylline	la phénytoïne diminue le médicament
	cortisone	idem
	digoxine	idem
Valproate	salicylate	le médicament aumente le taux de valproate
	coumarine	le valproate augmente le taux du médicament
	tricycliques	idem
	neuroleptiques	idem

TABLEAU 10-3*B*. — PRINCIPALES INTERACTIONS DES ANTIÉPILEPTIQUES AVEC D'AUTRES TRAITEMENTS

Carbamazépine	isoniazide	le médicament augmente le taux de carbamazépine
	érythromycine	idem
	cimétidine	idem
	vérapamil	idem
	coumarine	la carbamazépine diminue le taux du médicament
	doxycycline	idem
	théophylline	idem
	halopéridol	idem

Benzodiazépines

Les benzodiazépines (clonazépam, diazépam, clobazam) ont une rapidité d'action par voie IV qui en fait la médication de premier choix dans l'état de mal et sont utiles dans les traitements d'urgence et en phase aiguë. Par contre, elles sont contre-indiquées comme médication de longue durée compte tenu de la sensibilité particulière des sujets âgés à leurs effets secondaires : somnolence, ataxie, troubles cognitifs, état confusionnel. Par voie IV, l'efficacité survient en moins de 5 minutes mais l'action ne dure que 20 à 30 minutes, raison pour laquelle une perfusion continue est nécessaire pendant quelques heures ou 2 à 3 jours dans l'état de mal. A domicile, le diazépam peut parfois être donné par voie rectale par l'entourage du malade ou le personnel paramédical. L'association valproate-clonazépam est contre-indiquée car elle peut provoquer des états d'absence dont l'origine est indéterminée.

Valproate

Il possède une demi-vie plus grande par augmentation du volume de distribution et par élévation de sa fraction libre. Les effets adverses les plus fréquents sont des troubles digestifs (nausées, diarrhées, vomissements) qui sont transitoires. La posologie est de 2 × 500 mg/j PO (forme retard).

Carbamazépine

Elle est utilisée dans l'épilepsie tumorale compte tenu du caractère partiel des crises. Il n'y a pas de différence concernant les taux de carbamazépine chez le vieillard par rapport au jeune mais il est très sensible aux effets secondaires, notamment les vertiges et l'ataxie qui sont un facteur limitant, et raison pour laquelle le produit est introduit progressivement (forme retard : 200 mg/j puis augmentation de 200 mg tous les 3 jours jusqu'à 2 × 400 mg/j PO).

Phénytoïne

Elle a des taux sanguins plus élevés chez le sujet âgé compte tenu de l'hypoalbuminémie et de l'augmentation de sa fraction libre. Elle a beaucoup d'effets adverses dont le principal est l'ataxie. Elle peut aggraver une ostéoporose en interférant avec le métabolisme de la vitamine D. La posologie habituelle est de 200 à 300 mg/j PO.

La phénytoïne, la carbamazépine et le valproate sont prescrits avec prudence car les personnes âgées sont très sensibles aux effets secondaires. Les formes à libération prolongée (forme «retard») sont intéressantes car elles évitent la nécessité de prises pluriquotidiennes. Le tableau 10-4 résume les principaux traitements prescrits en fonction du type d'épilepsie.

TABLEAU 10-4. — SYNTHÈSE DES PRINCIPAUX TRAITEMENTS UTILISÉS DANS L'ÉPILEPSIE DU SUJET AGÉ

Épilepsie vasculaire et épilepsie tumorale Phase aiguë : – clonazépam. Urgence : 1 mg IV, puis entretien : 4 à 8 mg/j IV pendant 3 à 4 jours. Traitement de longue durée : - – phénobarbital : 50 à 100 mg/j PO – corticothérapie pour diminuer l'oedème tumoral : dexaméthasone : urgence : 10 mg IV puis 3 à 10 mg/j PO.
État de mal et état d'absence prolongée Traitement d'urgence : – clonazépam 1 mg IV (possibilité de répéter l'injection après 15 min) – diazépam 10 mg IV Traitement d'entretien : – de courte durée (2 à 3 jours) : - - clonazépam : 6 à 8 mg/j IV - clobazam : 3 × 10 mg/j PO - diazépam : 3 × 5 mg/j PO – de longue durée : phénobarbital : 50 à 100 mg/j PO

ÉPILEPSIE VASCULAIRE ET ÉPILEPSIE TUMORALE [1, 28]

La nécessité d'un antiépileptique varie en fonction du moment de l'apparition des crises : convulsions concomitantes à l'accident vasculaire, crises précoces ou crises tardives, ainsi que la présence de graphoéléments épileptiques à l'EEG mais sans manifestation clinique. En phase aiguë, c'est le clonazépam qui est utilisé (urgence : 1 mg IV, puis entretien : 4 à 8 mg/j IV). S'il n'existe pas de nouvelles crises ni d'éléments irratitifs ou épileptiques à l'EEG, il n'y a pas d'indication à un traitement de longue durée. Par contre, si les crises récidivent ou que l'EEG est nettement anormal, le phénobarbital est introduit (50 à 100 mg/j PO).

Dans les crises partielles et même s'il existe un foyer localisé à l'EEG, le phénobarbital est également préféré à la carbamazépine compte tenu des effets secondaires. En cas de tumeur, l'introduction d'une corticothérapie pour diminuer l'œdème péritumoral a aussi un effet bénéfique sur les crises convulsives : dexaméthasone (10 mg/j IV comme traitement d'urgence , puis 3 à 10 mg/j PO) (cf. chapitre 9).

ÉTAT DE MAL ET ÉTAT D'ABSENCE PROLONGÉE [2, 4, 5, 6]

L'administration de benzodiazépines IV est le traitement de première intention. L'injection du bolus doit être faite avec enregistrement de l'EEG, ce qui permet de vérifier l'efficacité thérapeutique (disparition de l'activité épileptique). C'est le clonazépam (1 mg IV) qui est prescrit, pouvant être répété après 15 minutes si nécessaire. Une alternative est le diazépam (10 mg IV). L'injection est effectuée lentement (1 minute minimum) et de façon prudente afin d'éviter une dépression respiratoire. Un antagoniste des benzodiazépines (flumazénil : 0,5 mg IV) doit être prêt afin de neutraliser les effets des benzodiazépines en cas d'arrêt respiratoire. La phénytoïne est donnée en cas de non réponse aux benzodiazépines : 750 mg IV en une heure, puis 300mg/j PO. En cas de persistance des troubles, une médication associant clonazépam et phénytoïne est prescrite pendant quelques jours. Compte tenu du risque de dépression respiratoire (benzodiazépines) et de troubles du rythme cardiaque (phénytoïne), les traitements sont effectués aux soins intensifs ou en salle de soins continus avec une surveillance médicale permanente.

Un traitement d'entretien est prescrit en fonction de l'origine de l'état de mal et, si une médication est nécessaire, c'est le phénobarbital qui est donné (50 à 100 mg/j PO) ou le valproate (2 × 500 mg/j PO). Dans l'état d'absence prolongée, un relai PO de benzodiazépines (clobazam : 3 × 10 mg/j; diazépam : 3 x 5 mg/j) ou IV (clonazépam : 6 à 8 mg/j) assure une guérison en 24 à 72 heures. Dans cette situation, l'opportunité d'un traitement au long cours semble discutable car la récidive est rare. Il faut principalement corriger les désordres toxico-métaboliques et si un neuroleptique ou un thymoanaleptique est indispensable, l'administration de phénobarbital (50 à 100 mg/j PO) peut être proposée en couverture.

Arrêt du traitement [7, 24, 34, 39]

L'expérience clinique montre qu'il est difficile d'arrêter un antiépileptique chez une personne âgée, même après plusieurs années sans crises convulsives. Il existe une accoutumance importante et l'arrêt complet des médicaments antiépileptiques entraîne un taux de récidive dans 50 % des cas. Le danger de crises de sevrage augmentent aussi avec la vieillesse, notamment en cas de lésion focalisée. Le risque est plus grand lorsqu'il s'agit de crises partielles avec généralisation secondaire.

En conclusion, il n'est pas conseillé de retirer ou de modifier un traitement antiépileptique s'il est bien supporté et s'il existait une raison valable de l'introduire, à moins que le patient ne développe des effets secondaires intolérables (ex : rhumatisme gardénalique).

Bibliographie

[1] Armon C., Radtke R.A., Massey E.W. — Therapy of seizures associated with stroke. *Clin. Neuropharmacol.*, 1991, *14*, 17-27.

[2] Bleck T.P. — Convulsive disorders : status epilepticus. *Clin. Neuropharmacol.*, 1991, *14*, 191-198.

[3] Bogousslavsky J., Regli F., Schelling J.L. — Pharmacothérapie des affections neurologiques. Payot Ed., Lausanne, 1988.

[4] Bourrat C., Garde P., Boucher M., Fournet A. — Etats d'absence prolongée chez des patients âgés sans passé épileptique. *Rev. Neurol., Paris*, 1986, *142*, 696-702.

[5] Brodie M.J. — Established anticonvulsants and treatment of refractory epilepsy. *Lancet*, 1990, *336*, 350-354.

[6] Brodie M.J. — Status epilepticus in adults. *Lancet*, 1990, *336*, 551-555.

[7] CALLAGHAN N., GARRETT A., GOGGIN T. — Withdrawal of anticonvulsant drugs in patients free of seizures for two years. *N. Engl. J. Med.*, 1988, *318*, 942-946.

[8] DAUTREPPE J.N., COLLOMBIER N., ROMMELFANGEN J. — Etats confusionnels d'origine épileptique chez les patients âgés : intérêt de l'EEG. *Médecine et Hygiène*, 1989, *47*, 1520-1525.

[9] DELANGRE T., MIHOUT B., PROUST B., SENANT J., SAMSON M. — Causes des premières crises convulsives de l'adulte. *Presse Med.*, 1989, *18*, 1014-1017.

[10] DUFFY F.S., ALBERT M.S., MC NULTY G., GARVEY A.J. — Age-related differences in brain electrical activity of healthy subjects. *Ann. Neurol.*, 1984, *16*, 430-438.

[11] FAGAN K.J., LEE S.I. — Prolonged confusion following convulsions due to generalized nonconvulsive status epilepticus. *Neurology*, 1990, *40*, 1689-1694.

[12] FOLETTI G.B., REGLI F. — Les crises convulsives chez les personnes âgées. *Schweiz. Rundsch. Med. Prax.*, 1987, *76*, 273-276.

[13] GASTAUT J.L., FARNARIER G., MICHEL B. *et al.* — Etude corrélative des données EEG et scanographiques au cours du vieillissement cérébral normal et pathologique. *Rev. EEG. Neurophysiol.*, 1980, *10*, 228-235.

[14] GIAQUINTO S., NOLFE G. — The EEG in the normal elderly : a contribution to the interpretation of aging and dementia. *Electrœncepha. Clin. Neurophysiol.*, 1986, *63*, 540-546.

[15] GODFREY J.B., CAIRD F.I. — Intracranial tumours in the elderly. Diagnosis and treatment. *Age Ageing*, 1984, *13*, 152-158.

[16] GUPTA K. — Epilepsy in the elderly. How fare to investigate. *Br. J. Clin. Pract.*, 1983, *37*, 249-252.

[17] GUPTA S.R., NAHEEDY M.H., ELIAS D., RUBINO F.A. — Postinfarction seizures. A clinical study. *Stroke*, 1988, *19*, 1477-1481.

[18] HARNER R.N., JACKEL R.A., MAWHINNEY-HEE M.R., SUSSMAN N.M. — Computed EEG topography in epilepsy. *Rev. Neurol., Paris*, 1987, *143*, 457-461.

[19] HAUSER W.A., MORRIS M.L., HESTON L.L., ANDERSON V.E. — Seizures and myoclonus in patients with Alzheimer's disease. *Neurology*, 1986, *36*, 1226-1230.

[20] HENNY C., DESPLAND P.A., REGLI F. — Première crise épileptique après l'âge de 60 ans : étiologie, présentation clinique et EEG. *Schweiz. Med. Wochenschr.*, 1990, *120*, 787-792.

[21] JALLON P., DARTIGUES J.F. — Epidémiologie descriptive des épilepsies. *Rev. Neurol., Paris*, 1987, *143*, 341-350.

[22] JEANDEL C., VESPIGNANI H., DUCROCQ X. *et al.* — L'épilepsie du sujet âgé : aspects électro-cliniques et étiologiques à partir d'une série personnelle de 100 observations. *Médecine et Hygiène*, 1991, *49*, 1375-1381.

[23] LAPLANE D., CARYDAKIS C. — Les effets secondaires des traitements antiépileptiques. *Rev. Neurol., Paris*, 1985, *141*, 447-455.

[24] LOISEAU P., DUCHE B. — L'arrêt du traitement antiépileptique. *Rev. Neurol., Paris*, 1990, *146*, 380-382.

[25] LUHDORF K., JENSEN L.K., PLESNER A.M. — Epilepsy in the elderly : incidence, social function and disability. *Epilepsia*, 1986, *27*, 135-142.

[26] LUHDORF K., JENSEN L.K., PLESNER A.M. — Etiology of seizures in the elderly. *Epilepsia*, 1986, *27*, 458-463.

[27] MORSELLI P.L. — Mécanisme d'action des médicaments antiépileptiques. *Rev. Neurol., Paris.*, 1987, *143*, 406-412.

[28] OJEMANN R.G., BLACK P.M. — Difficult decisions in managing patients with benign brain tumors. *Clin. Neurosurg.*, 1989, *35*, 254-284.

[29] PEREZ-LOPEZ J.L., LONGO J., QUINTANA F. *et al.* — Late onset epileptic seizures. A retrospective study of 250 patients. *Acta Neurol. Scand.*, 1985, *72*, 380-384.

[30] POLLOCK V.E., SCHNEIDER L.S., LYNESS S.A. — EEG amplitudes in healthy, late-middle-aged and elderly adults : normality of the distributions and correlations with age. *Electrœncepha. Clin. Neurophysiol.*, 1990, *75*, 276-288.

[31] REY M., PAPY J.J. — Etat d'obnubilation critique d'origine frontale chez le sujet âgé : un diagnostic difficile. *Rev. EEG Neurophysiol. Clin.*, 1987, *17*, 377-385.

[32] ROBERTS R.C., SHORVON S.D., COX T.C.S., GILLIATT R.W. — Clinically unsuspected cerebral infarction revealed by computed tomography scanning in late onset epilepsy. *Epilepsia*, 1988, *29*, 190-194.

[33] SCHEUER M.L., PEDLEY T.A. — The evaluation and treatment of seizures. *N. Engl. J. Med.*, 1990, *323*, 1468-1474.

[34] SCHMIDT D. — Suppression complète ou partielle des médicaments antiépileptiques. *Rev. Neurol., Paris*, 1987, *143*, 429-439.

[35] SHINTON R.A., GILL J.S., ZEZULKA A.V., BEEVERS D.G. — The frequency of epilepsy preceeding stroke. Case control study in 230 patients. *Lancet*, 1987, *1*, 11-13.

[36] SHINTON R.A., GILL J.S., MELNICK S.C. *et al.* — The frequency, characteristics and prognosis of epileptic seizures at the onset of stroke. *J. Neurol. Neurosurg. Psychiatry*, 1988, *51*, 273-276.

[37] SMITH M.C. — Neurophysiology of aging. *Semin. Neurol.*, 1989, *9*, 68-81.

[38] SOININEN A., PARTANEN V.J., HELKALA E.L., RIEKKINEN P.J. — EEG findings in senile dementia and normal aging. *Acta Neurol. Scand.*, 1982, *65*, 59-70.

[39] TALLIS R. — Epilepsy in old age. *Lancet*, 1990, *336*, 295-296.

[40] TERZANO M.G., PARRINO L., MAZZUCCHI A., MORETTI G. — Confusional states with periodic lateralized epileptiform discharges (PLEDs) : a peculiar epileptic syndrome in the elderly. *Epilepsia*, 1986, *27*, 446-457.

[41] ULDRY P.A., BOGOUSSLAVSKY J., REGLI F. — Complications neurologiques de l'alcoolisme. *Encycl. Méd. Chir., Paris, Neurologie*, 1991, 17161 B 10, 13 p.

[42] ULDRY P.A. DESPLAND P.A., F. REGLI F. — Modifications et valeur pronostique de l'EEG dans l'encéphalopathie anoxique : 75 cas. *Schweiz. Med. Wochenschr.*, 1991, *121*, 1453-1459.

[43] VERCELLETTO P., GASTAUT J.L. — Les épilepsies débutant après soixante ans. *Rev. EEG. Neurophysiol.*, 1981, *11*, 537-544.

[44] WEBER M., SCHAFF J.L., VESPIGNANI H., LEGRAS B. — Cinq ans après une première crise épileptique apparue tardivement. *Rev. Neurol., Paris*, 1987, *143*, 368-374.

[45] WILLIAMSON P.C., MERSKEY H., MORRISON S. *et al.* — Quantitative electrœncephalographic correlates of cognitive decline in normal elderly subjects. *Arch. Neurol.*, 1990, *47*, 1185-1188.

11

États confusionnels

L'état confusionnel est un syndrome secondaire à une souffrance cérébrale diffuse et transitoire, d'apparition aiguë et disparaissant généralement avec la correction du facteur déclenchant. Bien qu'étant observé à tout âge, il est plus fréquent chez le vieillard où il peut être la manifestation initiale de nombreuses affections neurologiques ou systémiques : accident vasculaire cérébral, tumeurs de l'encéphale, infarctus du myocarde, pneumonie, septicémie, troubles du métabolisme, intoxication médicamenteuse.

DONNÉES ÉPIDÉMIOLOGIQUES
[14, 27, 45, 53]

On estime que 10 % des vieillards d'un service de médecine ou de chirurgie ont un état confusionnel transitoire durant leur séjour hospitalier. Bien que les troubles soient fluctuants et régressent chez la majorité des patients, une mortalité est notée dans 30 à 50 % des cas, le décès étant en rapport avec les troubles systémiques ou neurologiques à l'origine de l'état confusionnel. La confusion ne doit pas être confondue avec la démence bien qu'elle puisse masquer le début d'une détérioration intellectuelle : 40 % des vieillards déments ont un état confusionnel à l'admission alors que 25 % des sujets confus souffrent d'une démence.

DÉFINITION [1]

La vigilance est l'activation du cerveau par l'intermédiaire de la substance réticulée activatrice du tronc cérébral, permettant l'éveil et la conscience. L'état confusionnel est caractérisé par une obnubilation, qui est une baisse modérée de la conscience mais avec conservation de l'état de veille et lenteur anormale aux réponses ainsi qu'à l'exécution des ordres.

L'état confusionnel ou confusion est décrit sous plusieurs noms : état confusionnel simple, état confuso-onirique, délire confuso-onirique, délire aigu, syndrome de régression psychomotrice du vieillard. Dans la terminologie anglo-saxone, «delirium» est synonyme de «confusional state», dont la traduction française «état confusionnel» est celle retenue par le DSM-III-R. Le tableau 11-1 présente les critères diagnostiques de l'état confusionnel.

TABLEAU 11-1. — CRITÈRES DIAGNOSTIQUES D'UN ÉTAT CONFUSIONNEL (1)

1. Impossibilité à maintenir l'attention envers des stimulations externes et à s'intéresser correctement à de nouvelles stimulations extérieures.
2. Désorganisation de la pensée : propos incohérents ou inappropriés, discours décousu.
3. Au moins deux des troubles suivants 3A. Obnubilation. 3B. Anomalies de la perception : erreurs d'interprétation, illusions ou hallucinations. 3C. Perturbation du rythme veille-sommeil : insomnie et somnolence ou sommeil diurne anormal. 3D. Activité psychomotrice anormalement augmentée ou diminuée 3E. Désorientation temporo-spatiale et non reconnaissance de l'entourage habituel. 3F. Troubles mnésiques : perturbation de la mémoire immédiate et de la mémoire d'apprentissage.
4. Les troubles sont d'apparition rapide et évoluent sur une courte période, ayant tendance à fluctuer.
5. Soit 5A ou 5B : 5A. Il existe un ou plusieurs facteurs organiques spécifiquement à l'origine des troubles actuels. 5B. En l'absence de facteur organique, on peut suspecter l'existence d'une cause organique si l'état confusionnel ne s'explique pas par une maladie mentale ou psychiatrique (psychose bipolaire, démence).

PRÉSENTATION CLINIQUE [1, 25, 26, 27]

Mode de début

Le début est généralement aigu. Les troubles s'installent en quelques heures et peuvent être précédés par une agitation anormale ou une insomnie. Un début plus lent en quelques jours ou plusieurs semaines est observé lorsque la cause est une affection neurologique ou systémique d'installation progressive. La durée d'un état confusionnel est en rapport avec son étiologie et la correction de celle-ci mais est généralement courte, une semaine environ, rarement plus d'un mois. Chez le vieillard, les premiers symptômes surviennent fréquemment la nuit, le patient pouvant par ailleurs avoir un comportement normal durant la journée. Un mode de début souvent constaté est la survenue des troubles lors d'une hospitalisation ou d'un placement, le sujet âgé ayant perdu ses points de repère familiers et étant complétement désorienté.

La fluctuation des symptômes est caractéristique de l'état confusionnel, le patient ayant typiquement des périodes où la vigilance est normale et l'attitude cohérente. La gravité des troubles varie entre la somnolence ou la torpeur et un état veille presque normal.

Désorientation

Elle est constante. Le patient est habituellement désorienté dans le temps et, dans les cas graves, dans l'espace et sur lui-même. Il ne se souvient plus de son âge ou de sa date de naissance, ne peut pas donner les repères élémentaires de son existence et parfois ne reconnait plus les membres de sa famille ou son entourage habituel.

Perturbation de l'attention et troubles cognitifs

L'état confusionnel est caractérisé par une difficulté à soutenir l'attention. Le patient est inattentif et a de la peine à se concentrer, étant facilement distrait par des stimuli extérieurs. Les questions ou les ordres doivent être répétés plusieurs fois, rendant l'anamnèse et l'examen neurologique difficile, voire ininterprétable lorsque la collaboration du malade est indispensable (ex : examen de la sensibilité). La conversation est hésitante, fragmentée, parfois réduite à un murmure inintelligible. La pensée et l'abstraction, les capacités de perception et la mémoire sont typiquement perturbées dans l'état confusionnel. Une persévération motrice ou verbale peut aussi être constatée. Il existe des troubles formels de la pensée qui est fragmentée et décousue, le discours étant incohérent ou inapproprié. L'affaiblissement des fonctions cognitives est constant ainsi que les perturbations de la mémoire immédiate et d'apprentissage. Le patient n'est pas capable de retenir de nouvelles consignes et a de la peine à se souvenir d'événements récents (ex : motif d'hospitalisation) ou plus anciens (ex : anamnèse personelle). Lorsque l'état confusionnel disparaît, il existe toujours une amnésie circonstantielle plus ou moins prononcée.

Anomalies de la perception

Des troubles de la perception sont notés dans 40 % des cas. Le patient est perplexe, angoissé et agité. Il présente des illusions sensorielles ou des hallucinations visuelles, moins souvent auditives ou sensitives. La peur est un sentiment courant. La réalité est déformée et il existe une fausse perception des faits mais pas de délire structuré, contrairement aux affections psychiatriques (psychose bipolaire, schizophrénie). Les hallucinations ont parfois un contenu effrayant avec vision d'animaux (ex : delirium tremens), moins souvent de personnages. Ces troubles sont plus marqués s'il existe des déficits visuels (ex : cataracte) ou une presbyacousie.

Troubles du sommeil

L'état confusionnel commence fréquemment la nuit par une agitation et il existe une inversion du cycle veille-sommeil. Le patient dort ou somnole trop fréquemment le jour, restant éveillé et confus la nuit. Cette désorganisation du cycle nycthéméral aggrave l'état confusionnel, notamment l'inattention et les troubles cognitifs. Une agitation nocturne chez un vieillard est pathognomonique d'un état confusionnel.

Désordres associés

Une apathie ou, au contraire, une agitation sont souvent constatées. Des signes adrénergiques sont notés lorsque le patient est angoissé : tachycardie, augmentation de la tension artérielle, sudation anormale, érythème facial. Ils sont typiques lorsque l'état confusionnel est d'origine médicamenteuse ou toxique (ex : sevrage alcoolique ou aux benzodiazépines).

Troubles psychomoteurs

L'état confusionnel peut se présenter sous 3 formes :

— Patient apathique-hypoactif : le malade est ralenti, fréquemment somnolent, répondant lentement aux questions et apparaissant comme une personne déprimée; un mutisme ou une catatonie est constaté dans les cas graves;

— Patient éveillé-hyperactif : le malade est agité, refuse de collaborer, parle à haute voix, étant parfois aggressif; il existe une hyperactivité motrice, le patient ne tenant pas en place, changeant soudainement de position dans le lit et tortillant sans cesse les draps; un tremblement ou un astérixis sont notés dans les état confusionnels d'origine toxique ou métabolique;

— Forme mixte : c'est probablement la variante la plus fréquente; l'activité psychomotrice passe brutalement d'un extrême à l'autre, le patient ayant des phases d'inhibition, habituellement le jour, et des épisodes d'agitation, notamment nocturnes.

TABLEAU 11-2. — DIAGNOSTIC DIFFÉRENTIEL : ÉTAT CONFUSIONNEL, DÉTÉRIORATION INTELLECTUELLE, DÉMENCE ET TROUBLES PSYCHOTIQUES

Caractéristiques	État confusionnel	Détérioration intellectuelle	Démence	Affections psychiatres
Début	soudain	progressif	progressif	progressif/ parfois rapide
Fluctuations journalières	oui	non	non	non
État de vigilance	diminué	normal	normal	normal
Orientation	perturbée	perturbée	perturbée	normale
Attention	diminuée	normale	diminuée	normale
Discours	incohérent	normal	incohérent	normal ou délirant
Troubles cognitifs et mnésiques	modérés	modérés	sévères	absents
Hallucinations	présentes (surtout visuelles)	absentes	absentes	présentes (surtout auditives)
Sommeil	perturbé avec agitation nocturne	normal	normal	parfois perturbé, réveil fréquents
Activité psychomotrice	variables, agitation, apathie	parfois agitation	normale	variable
Mouvements involontaires	asterixis, tremblement	aucun	normal, parfois myoclonies	aucun

DIAGNOSTIC DIFFÉRENTIEL

[1, 27]

L'installation soudaine chez un sujet âgé d'une désorientation, d'une inattention et de troubles cognitifs fluctuant durant la journée avec fréquemment une aggravation nocturne sont pathognomoniques d'un état confusionnel. Le diagnostic différentiel se fait entre la détérioration intellectuelle globale, la démence et une affection psychiatrique.

Contrairement à la démence, l'état confusionnel est d'installation rapide et les symptômes variables dans le temps, le patient pouvant avoir des moments où il est parfaitement adéquat, et il existe des troubles de la conscience. Par contre, la démence débute par une détérioration intellectuelle s'aggravant progressivement et les fluctuations sont rares, le patient étant rarement agité, la vigilance normale, le sommeil peu perturbé bien que les symptômes puissent être aggravés la nuit, l'anxiété ou l'agitation étant par contre rare. Les deux affections cœxistent souvent chez le sujet âgé et il est difficile, voire impossible dans certains cas, de déterminer la part des troubles à attribuer à un état confusionnel ou à une démence débutante. Une maladie psychiatrique, notamment la schizophrénie ou la psychose bipolaire, est habituellement antérieure aux désordres actuels bien qu'une dépression puisse débuter à la sénescence (dépression d'involution). D'autre part, l'état confusionnel se traduit fréquemment par un ralentissement diffus et non spécifique de l'EEG, ces anomalies n'étant pas observées dans les affections psychiatriques. Par contre, des éléments lents sont notés dans la détérioration intellectuelle débutante ou dans certaines démences. Le tableau 11-2 présente les principales différences entre état confusionnel, détérioration intellectuelle, démence et troubles psychiatriques. Le diagnostic différentiel avec la dépression d'involution est évoqué au chapitre 2 et résumé dans le tableau 2-1.

ÉTIOLOGIES

Les étiologies d'un état confusionnel du vieillard sont divisées en 4 groupes principaux :

— Affections primaires du système nerveux central : accidents vasculaires cérébraux, tumeurs, traumatisme crânio-encéphalique, épilepsie;

— Maladies systémiques avec atteinte secondaire de l'encéphale : c'est la catégorie la plus importante, incluant notamment les troubles métaboliques, l'encéphalopathie anoxique et les infections;

— Causes toxiques et iatrogènes : intoxications médicamenteuses, conséquences d'interventions médicales ou chirurgicales;

— État confusionnel du sevrage médicamenteux (benzodiazépines surtout) ou alcoolique.

AFFECTIONS PRIMAIRES DU SYSTÈME NERVEUX CENTRAL

Accidents vasculaires cérébraux

• *Généralités* [13, 19]. Indépendamment de l'hématome sous-dural chronique dont la confusion peut être la seule manifestation, de nombreux accidents vasculaires cérébraux se compliquent d'un état confusionnel en phase aiguë ou dans leur évolution. Il est noté chez 30 à 50 % des patients à l'admission, étant encore présent à la sortie chez 20 % des malades. Un état confusionnel survient plus fréquemment chez des sujets de plus de 70 ans comparativement aux patients d'âge moyen, aussi bien dans les atteintes hémisphériques gauche que droite. Il semble que les hémorragies s'accompagnent plus souvent d'un état confusionnel, mais 10 à 30 % des patients avec un accident ischémique transitoire ont une confusion à l'admission ou qui apparaît durant la première semaine d'hospitalisation. Le danger de développer un état confusionnel lors d'un ictus est plus grand s'il existe des antécédents d'accidents vasculaires cérébraux, une démence ou une affection cardio-vasculaire. De même, dans la phase post-ictale, un infarctus du myocarde, une pneumonie, un globe vésical ou une infection urinaire sont les principales causes à l'origine d'un état confusionnel. Il faut souligner que les troubles sont le plus souvent transitoires et que l'installation d'une démence est rare après un accident vasculaire cérébral, à l'exception de l'ictus thalamique ou des petits ramollissements multiples qui entraînent une démentification progressive.

• *Territoires vasculaires particuliers* [6, 33]. Un accident vasculaire hémisphérique droit bien focalisé peut entraîner un état confusionnel typique. Il s'agit surtout d'une atteinte de la circonvolution temporale moyenne à droite dans le territoire sylvien qui est à l'origine des symptômes («delirium agité aigu»). Un ramollissement du territoire de l'artère cérébrale antérieure à droite peut aussi donner un tableau similaire, ainsi qu'une lésion dans le territoire de l'artère cérébrale postérieure gauche en relation avec une atteinte des gyri lingual et fusiforme.

• *Atteintes thalamiques* [5, 36, 39, 52]. Il s'agit habituellement de petits ramollissements thalamiques en rapport avec une microangiopathie hypertensive ou diabétique. Ce sont surtout les ictus thalamiques paramédians et tubéro-thalamiques qui sont responsables d'un état confusionnel pouvant être la principale manifestation. Les troubles sont secondaires à une lésion des noyaux ventro-latéral et dorsomédian dans l'atteinte tubéro-thalamique, et dorsomédian ainsi qu'intralaminaire dans l'atteinte paramédiane. Les symptômes peuvent persister et évoluer vers une démence s'il existe une atteinte thalamique bilatérale. Des désordres oculo-moteurs (paralysie de l'abaissement du regard et de la convergence) peuvent être associés à la confusion.

• *Ictus amnésique* [32, 44, 48, 49]. L'ictus amnésique, ou amnésie globale transitoire, est un état confusionnel particulier qui est observé à tout âge, plus particulièrement entre 50 et 75 ans. Les symptômes sont caractérisés par un déficit mnésique d'installation brutale avec amnésie antérograde et rétrograde. Il n'y a pas de troubles de la vigilance, les capacités intellectuelles sont intactes mais le patient est perplexe durant l'épisode, posant à plusieurs reprises les mêmes questions et oubliant au fur et à mesure les réponses. Toutes les informations sont effacées après quelques minutes, le rappel étant nul, en évocation comme en reconnaissance. L'épisode dure 3 à 8 heures et disparaît en laissant une amnésie circonstantielle. Une émotion est un facteur déclenchant noté dans 50 % des cas, de même que le stress ou la fatigue. A l'exception des désordres mnésiques, l'absence de signe clinique neurologique est fondamentale au diagnostic. L'ictus amnésique est secondaire à une hypoperfusion temporale interne bilatérale qui a été démontrée par la tomographie à émission de positrons, les lésions prédominant au niveau des hippocampes. L'ictus amnésique peut récidiver dans 20 à 25 % des cas, habituellement après plusieurs années. S'il possède en lui-même un bon pronostic, des désordres mnésiques sont notés chez 50 % des patients après plusieurs mois en rapport avec des troubles circulatoires cérébraux et 45 % des cas présentent un accident vasculaire cérébral dans les années qui suivent. Ce sont les facteurs de risque cardio-vasculaire ou cérébro-vasculaire qui interviennent dans le pronostic éloigné et non point l'ictus amnésique en tant que tel. D'un point de vue épileptologique, le diagnostic différentiel se pose principalement avec des crises partielles complexes dont la durée est plus courte ou un état d'absence prolongée (cf. chapitre 10).

Tumeurs [9, 10]

Un état confusionnel est noté dans 20 à 25 % des tumeurs cérébrales, principalement celles à localisation frontale. Les symptômes sont d'apparition progressive en quelques semaines ou plusieurs mois et il peut exister une confusion sans autre signe neurologique, notamment pas de déficit moteur ou sensitif. Des métastases multiples et de petite taille ou une méningite carcinomateuse peuvent aussi se manifester par un état confusionnel dont l'évolution se fait rapidement vers le coma et la mort (cf. chapitre 9).

Traumatisme crânio-encéphalique [46, 47]

Les vieillards chutent fréquemment : 15 à 30 % des personnes de plus de 70 ans tombent au moins une fois par an, ce chiffre atteignant 50 % après 80 ans (cf. chapitre 5). Un traumatisme crânien plus ou moins sévère peut compliquer une chute et se manifester par un état confusionnel immédiat ou apparaissant après quelques heures, plus fréquemment s'il existe une perte de connaissance. Une confusion d'installation progressive, fluctuante avec des phases de nette obnubilation ou de somnolence, est suspecte d'un hématome sous-dural chronique, notamment chez le patient anticoagulé. Cet hématome peut survenir lors d'un traumatisme bénin et se manifester après plusieurs semaines, alors que le patient ne se souvient plus de l'incident.

Épilepsie [8, 38]

Les crises épileptiques du vieillard sont principalement des crises partielles (60 % des cas), qui sont le plus souvent simples que complexes. Les crises complexes peuvent se présenter comme un état confusionnel, notamment lorsque l'hémisphère gauche est atteint, se manifestant par des troubles de la vigilance et une aphasie. L'état de mal confusionnel (état d'absence prolongée) est particulier à la personne âgée et se traduit par une confusion avec ou sans délire, sans convulsion mais avec une activité épileptique à localisation antérieure à l'EEG (cf. chapitre 10).

MALADIES SYSTÉMIQUES

Nombreuses sont les affections systémiques pouvant se manifester, initialement ou durant leur évolution, par un état confusionnel qui peut être l'étape précédant une stupeur ou un coma. Chez le vieillard, la confusion est souvent au premier plan par rapport aux autres symptômes ou signes cliniques. Le tableau 11-3 présente les principales causes métaboliques et les maladies de système à l'origine d'un état confusionnel du vieillard.

TABLEAU 11-3. — PRINCIPALES CAUSES MÉTABOLIQUES ET AFFECTIONS SYSTÉMIQUES A L'ORIGINE D'UN ÉTAT CONFUSIONNEL CHEZ LE SUJET AGÉ

1. Troubles de la température corporelle – Hypothermie : température rectale < 35 °C – Hyperthermie : fièvre
2. Désordres métaboliques – Désordres de l'osmolalité : - encéphalopathie hypo-osmolaire - encéphalopathie hyperosmolaire – Hypercalcémie : encéphalopathie hypercalcémique – Hypomagnésie (< 0,8 mmol/L) – Hypophosphorémie (< 0,4 mmol/L) – Troubles de la glycémie : - hypoglycémie aiguë - hyperglycémie hyperosmolaire sans acido-cétose
3. Affections cardiaques et pulmonaires – Encéphalopathie anoxique (Cf. tableau 11-4)
4. Affections rénales et urinaires – Encéphalopathie urémique – Encéphalopathie des dialysés – Globe vésical
5. Affections digestives – Encéphalopathie hépatique – Troubles de l'absorption, syndrome carentiel et hypovitaminose : - hypovitaminose B1 - hypovitaminose B12
6. Affections immunitaires – Lupus érythémateux disséminé – Thyroïdites
7. Affections endocriniennes – Diabète : hypoglycémie et hyperglycémie – Hyperthyroïdie et hypothyroïdie – Hyperparathyroïdie : encéphalopathies parathyroxique et hypercalcémique – Insuffisance hypophysaire
8. Cancer – Cancer généralisé avec ou sans métastase cérébrale – Complications des traitements : - radiothérapie - chimiothérapie

Troubles métaboliques

Ce sont les causes les plus fréquentes de l'état confusionnel de la sénescence. Les troubles métaboliques sont souvent intriqués. Si certaines encéphalopathies sont secondaires à un désordre précis (ex : hypoglycémie aiguë, déshydratation), d'autres formes sont d'interprétation physiopathologique plus difficile car survenant au cours d'affections donnant des désordres complexes telles que l'insuffisance rénale ou hépatique. Il faut aussi prendre connaissance des traitements prescrits qui peuvent aggraver l'état confusionnel. En dépit de leur nombre et de leur variété, les encéphalopathies métaboliques ont des symptômes cliniques similaires et l'état confusionnel en est l'expression la plus habituelle. Chez le vieillard, il faut tenir compte de la rapidité de la constitution des désordres biologiques et de lésions préexistantes du système nerveux qui peuvent être aggravées par les anomalies métaboliques. La fièvre, même modérée, et l'hypothermie qui peut rapidement s'installer chez un vieillard, sont des causes importantes d'état confusionnel. Des troubles moteurs sont fréquents et caractérisés par une hypertonie oppositionnelle, un tremblement irrégulier, un astérixis et des myoclonies. Des crises convulsives peuvent aussi être observées. L'analyse du tableau neurologique n'amène que peu de renseignements concernant l'étiologie des troubles. L'étude de l'anamnèse, les données de l'examen somatique général apportent des renseignements importants concernant l'étiologie et, surtout, les résultats des analyses biologiques qui sont essentielles au diagnostic exact. L'apport des examens paracliniques neurologiques est variable. Chez le sujet âgé, l'EEG est toujours utile dans l'appréciation d'un état confusionnel et peut montrer une activité épileptique ou des rythmes bi- ou triphasiques évoquant une encéphalopathie métabolique, une dysrythmie diffuse et irritative (ex : intoxication médicamenteuse) ou encore des rythmes bêta antérieurs (absorption de benzodiazépines ou de phénobarbital). L'imagerie n'apporte que peu d'informations. L'analyse du liquide céphalorachidien permet d'exclure une méningite.

• *Hypoglycémie* [15]. La présentation clinique est fonction de la rapidité de la baisse de la glycémie et du taux sanguin final de glucose. Les troubles peuvent apparaître dès que la glycémie descend en-dessous de 2,1 mmol/l, parfois plus tôt chez le diabétique mal compensé dont la glycémie est trop élevée. L'hypoglycémie aiguë est le plus souvent secondaire à une injection d'insuline ou à la prise de sulfamidés hypoglycémiants entraînant une baisse trop rapide du glucose sanguin dans un diabète instable. L'état confusionnel est précédé par une sensation de faiblesse, des tremblements et une sudation. Des déficits focaux peuvent apparaître dans un second temps et évoquer un accident vasculaire cérébral (hémiplégie). Un coma peut suivre l'état confusionnel ou s'installer brutalement sans prodromes annonciateurs. L'état confusionnel est réversible par l'injection de glucose mais il existe des séquelles temporaires lorsque l'hypoglycémie a été corrigée après plusieurs heures, la disparition des symptômes prenant quelques jours. Des déficits peuvent cependant persister en cas de traitement trop tardif : troubles de la mémoire, détérioration intellectuelle, épilepsie.

• *Hyperglycémie aiguë*. Un état confusionnel particulier est décrit dans l'hyperglycémie (> 55 mmol/l) hyperosmolaire sans acido-cétose. Ce sont des vieillards avec un diabète de type 2 qui est décompensé par un infection ou la prise de médicaments diminuant la tolérance au glucose (ex : thiazide, prednisone, phénytoïne). Il existe aussi des crises épileptiques et des déficits focaux.

• *Hypercalcémie* [31, 34, 40, 42]. Chez le vieillard, l'hyperparathyroïdie primaire est la 3e cause d'endocrinopathie après le diabète et les dysthyroïdies. Après 60 ans, son incidence est de 0,9 ‰ chez l'homme et de 1,9 ‰ pour la femme. Il existe une nette prédominance féminine, le sex ratio étant de 2 à 4 pour 1. Les troubles sont atypiques chez le sujet âgé et apparaissent dès que la calcémie dépasse 3,25 mmol/l. La séméiologie osseuse et l'insuffisance rénale sont au second plan par rapport aux manifestations neuro-psychiatriques (20 à 50 % des cas) : dépression, état confusionnel, les troubles étant d'installation progressive. Les autres signes principaux sont des céphalées, une parésie diffuse et des ictus (rares). Le diagnostic différentiel de l'hyperparathyroïdie du sujet âgé se fait principalement avec l'hypercalcémie des affections malignes (hyperthyroïdie, myélome notamment) ou d'autre origine (immobilisation prolongée, traitement thiazidique ou avec du lithium). Le diagnostic de l'hyperparathyroïdie primaire est posé par le dosage de la parathormone. Non traitée, l'évolution se fait vers une démence et le traitement de base est chirugical, permettant une régression des troubles qui peut être complète si l'évolution des symptômes était inférieure à 2 ans.

• *Insuffisance hypophysaire* [11, 29]. S'il existe un vieillissement normal de l'hypophyse, l'insuffisance anté-hypophysaire de la personne âgée est le résultat d'une maladie hypophysaire dont l'origine est souvent inconnue. Les premiers symptômes sont habituellement un état confusionnel d'installation progressive ou une dépression, moins souvent une agitation. Les autres troubles sont variés : anorexie, hypotension orthostatique, insuffisance thyroïdienne, hypoglycémie, hyponatrémie sans hyperkaliémie. Le diagnostic différentiel de l'insuffisance anté-hypophysaire primitive se fait avec l'insuffisance secondaire à une corticothérapie au long cours qui en est la principale étiologie chez le sujet âgé, et les adénomes hypophysaires sécrétants qui sont le plus souvent des adénomes à prolactine (10 à 15 % survenant après 80 ans). Parmi les autres causes d'insuffisance hypophysaire du vieillard, il faut citer une tumeur hypothalamique, les traumatismes crâniens, l'artérite giganto-cellulaire de Horton et les status après radiothérapie de l'encéphale. Le diagnostic est posé par un bilan endocrinien et les troubles régressent avec un traitement substitutif. L'insuffisance anté-hypophysaire est à différencier du syndrome de la selle turcique vide qui est noté dans 2 à 5 % des autopsies et n'entraîne que peu de troubles.

Encéphalopathie anoxique [35, 54]

L'hypoxie est une étiologie fréquente de confusion, le sujet âgé étant très sensible à une diminution ou à une mauvaise oxygénation du cerveau. L'anoxie ischémique est à l'origine des troubles dans la majorité des cas et il peut s'agir d'une hypoperfusion cérébrale secondaire à un cause cardiaque ou extra-cardiaque : arrêt cardiaque ou cardio-respiratoire secondaire à un infarctus du myocarde ou une arythmie aiguë, embolie pulmonaire, dissection aortique. L'anoxie anoxique intervient aussi dans les problèmes d'insuffisance respiratoire du sujet âgé (pneumonie), l'anoxie anémique étant plus rare. Le tableau 11-4 résume les principales étiologies de l'encéphalopathie anoxique de la sénescence.

La gravité des troubles dépend du degré d'hypoxie, une PaO2 inférieure à 50 mmHg se compliquant facilement d'une confusion, et, surtout, de sa durée. Chez le vieillard, les manifestations de l'infarctus myocardique sont souvent atypiques. La douleur peut être minime par rapport à un état confusionnel aigu, surtout chez le diabétique où l'infarctus silencieux survient 6 à 7 fois plus fréquemment que chez le sujet normal. Une réanimation rapide et l'instauration d'un traitement adéquat permettent d'éviter une aggravation de l'hypoxie avec une atteinte irréversible de l'encéphale. L'intoxication au CO provoque une encéphalopathie anoxique particulière qui peut survenir chez le vieillard occupant un logement au chauffage défectueux. Les symptômes sont en relation avec la quantité de carboxyhémoglobine, un état confusionnel étant noté dès que la concentration est de 10 %, et les troubles peuvent encore être présents plusieurs heures après l'exposition au CO. L'intoxication au CO peut aggraver ou révéler une maladie de Parkinson.

TABLEAU 11-4. — ÉTAT CONFUSIONNEL ET ENCÉPHALOPATHIE ANOXIQUE : PRINCIPALES ÉTIOLOGIES

1. Anoxie ischémique : – Causes cardiaques : - infarctus - troubles du rythme - valvulopathies : insuffisance mitrale, sténose aortique sévère - arrêt cardiaque – Augmentation de la résistance pulmonaire : embolie pulmonaire
2. Anoxie anoxique : – Insuffisance respiratoire chronique – Insuffisance respiratoire aiguë : pneumonie, oedème aigu du poumon
3. Anoxie anémique : – Anémie – Hémorragie massive – Intoxication au CO

Insuffisance rénale [16]

Un état confusionnel est constaté chez 35 % des patients ayant une insuffisance rénale aiguë et dans 45 à 50 % des cas d'insuffisance rénale chronique. Les troubles varient rapidement, pouvant s'aggraver ou disparaître d'une heure à l'autre. Des signes moteurs sont aussi observés : asterixis, tremblement intentionnel, myoclonies, fasciculations. D'autres désordres généraux peuvent compliquer une insuffisance rénale : insuffisance hépatique, troubles digestifs, hypertension artérielle, désordres électrolytiques, diabète et le tableau clinique est alors celui d'une encéphalopathie secondaire à des troubles métaboliques généraux. L'état confusionnel de l'encéphalopathie des dialysés est particulier et survient après d'autres troubles qui sont des difficultés du langage, une dysarthrie et des dyskinésies faciales. La symptomatologie est accentuée par la dialyse et pendant les heures qui la suivent. L'évolution se fait vers une démence, la mort survenant après 6 mois à 2 ans d'évolution.

Encéphalopathie hépatique [55]

L'état confusionnel est caractéristique, avec au début des modifications de l'humeur (accès de colère, jovialité) et une déambulation nocturne. Les anomalies de la vigilance sont particulières : somnolence fluctuante, la diminution de l'état de conscience étant progressive et parallèle au degré de l'atteinte hépatique. Un coma est noté dans les cas graves. Les troubles sont favorisés par l'administration de sédatifs (barbituriques, opiacés, neuroleptiques), une hémorragie digestive ou un apport inadapté de protéines, une infection ou un désordre métabolique. Parmi les autres signes, l'astérixis est caractéristique, une rigidité de type extra-pyramidal avec signe de la roue dentée est notée dans 50 % des cas et les réflexes sont plus fréquemment vifs qu'abolis. Des crises épileptiques sont constatées dans 30 % des cas.

Troubles thyroïdiens [21]

• *Hyperthyroïdie*. Les troubles du comportement sont fréquents : insomnie, labilité émotionnelle anormale, hyperactivité. L'hyperthyroïdie favorise la survenue ou la décompensation de troubles psychiatriques pré-existants et une psychose est notée dans 2 % des cas. Les troubles du comportement peuvent se manifester par un état confusionnel aigu avec agitation, tremblement et tachycardie ou, au contraire, une apathie importante, une dépression ou une détérioration évoquant une démence, ces derniers troubles étant plus fréquents chez le vieillard.

• *Hypothyroïdie*. Des désordres neuro-psychiatriques sont notés chez 50 à 90 % des patients, principalement les sujets âgés. Une hypothyroïdie légère peut se traduire par une apathie plus ou moins constante, une certaine indifférence, parfois un état dépressif, mais des épisodes d'irritabilité anormale ou un état confusionnel peuvent aussi survenir.

État carentiel et hypovitaminose

• *Hypovitaminose B 12* [17,2]. Un état confusionnel d'apparition insidieuse est rapporté chez 5 à 50 % des patients ayant un manque en vitamine B12, principalement les sujets âgés. Non traités, les troubles évoluent vers une démence. Les désordres carentiels ne se manifestent qu'après 2 à 5 ans compte tenu des réserves hépatiques et du faible besoin quotidien. Les autres troubles sont une polyneuropathie, une sclérose combinée de la moelle et une neuropathie optique. Le dosage de la vitamine B12 est le meilleur moyen d'affirmer le diagnostic car une hypovitaminose peut être présente sans anémie ni macrocytose. Cependant, le dosage peut être faussement normal et le test de Schilling permet d'établir le diagnostic. Il existe une réversibilité partielle ou totale des symptômes après administration de vitamine B12 (100 μg PO ou IM par semaine). Les étiologie les plus souvent évoquées comportent la malabsorption et la malnutrition (25 % des cas). Au niveau du système nerveux, l'hypovitaminose B12 entraînerait la production d'acides gras anormaux par l'intermédiaire de l'acide méthylmalonique qui altérerait la myéline.

Cancer [9]

Indépendamment des tumeurs à localisation centrale, un cancer généralisé se complique d'un état confusionnel dans 50 à 80 % des cas. Il peut être secondaire à une destruction progressive d'organes vitaux : envahissement pulmonaire, insuffisance rénale, infiltration médullaire avec anémie. Les effets secondaires de la radiothérapie et la chimiothérapie (méthotrexate notamment) peuvent aussi entraîner un état confusionnel.

Infections [25]

Quelle que soit son origine, une infection peut s'accompagner d'un état confusionnel. La pneumonie et les infections urinaires sont les plus souvent à l'origine d'un état confusionnel du sujet âgé. Chez le vieillard, la fièvre est souvent peu élevée et les signes méningés modérés ou absents, la raideur de nuque étant parfois difficile à différencier d'une arthrose cervicale. Un cas particulier et l'état confusionnel aigu qui peut apparaître au début d'une encéphalite herpétique. Un foyer infectieux pulmonaire survient fréquemment chez le vieillard hospitalisé, d'autant plus que le patient reste souvent au lit. La fièvre peut être modérée et le seul symptôme important est une confusion mentale secondaire à l'état infectieux et à l'hypoxémie (cf. chapitre 16).

CAUSES TOXIQUES ET IATROGÈNES

Étiologies médicamenteuses et toxiques

• *Généralités* [4, 18, 30, 51]. Si les sujets âgés sont peu exposés aux toxiques industriels, par contre, de nombreux médicaments provoquent facilement un état confusionnel ou aggravent une démence pré-existante, et ce sont surtout les anticholinergiques qui en sont responsables. D'autre part, les effets secondaires avec ou sans intoxication sont 2 à 3 fois plus fréquents chez le veillard que chez l'adulte d'âge moyen. Bien que la sénescence entraîne des modifications du transit intestinal, il y a peu de répercussions concernant l'absorption des médicaments. Il existe une involution hépatique s'accompagnant d'une diminution de 45 % du flux sanguin. D'un point de vue rénal, la filtration glomérulaire est diminuée de 35 % chez le vieillard par rapport au sujet jeune. La personne âgée présente une modification de sa masse adipeuse qui augmente de 20 à 35 % chez l'homme et de 30 à 50 % chez la femme. Ces changements provoquent une distribution différente des médicaments et une modification de leur demi-vie, par exemple le diazépam et le nitrazépam ayant une durée d'action prolongée. D'autres facteurs prédisposent à une confusion d'origine médicamenteuse : diminution de la liaison du médicament aux protéines plasmatiques (augmentation de la fraction libre), prescription de plusieurs substances avec risque d'interaction. Une mauvaise compliance, le patient prenant trop ou pas assez du médicament prescrit, est relevée chez 30 à 50 % des personnes âgées. Le tableau 11-5 résume les principaux médicaments pouvant entraîner un état confusionnel chez le sujet âgé. Le syndrome anticholinergique et l'encéphalopathie au bismuth qui sont particuliers à la sénescence, sont décrits ci-dessous.

• *Syndrome anticholinergique* [25]. Certains vieillards sont très sensibles à l'atropine et à la scopolamine, et des états confusionnels ont été décrits après l'administration d'un simple collyre. Le syndrome anticholinergique concerne les complications centrales des anticholinergiques qui peuvent avoir à la fois un effet stimulant et inhibiteur. En plus de l'état confusionnel, il existe des pupilles dilatées et peu réactives, une tachycardie, un érythème facial, des urgences mictionnelles associées à des difficultés à initier la miction et une constipation. Une dysarthrie, des crampes, une ataxie et de la fièvre peuvent aussi être constatées. Un test au salicyclate de physostigmine (1 à 2 mg IM ou IV) permet de diminuer les troubles, l'état confusionnel disparaissant en premier, l'injection pouvant être répétée après 30 min. Une sédation avec une benzodiazépine (diazépam : 10 à 20 mg PO ou IM) est parfois suffisante pour faire disparaître le syndrome anticholinergique.

TABLEAU 11-5. — PRINCIPAUX MÉDICAMENTS FAVORISANT UN ÉTAT CONFUSIONNEL

Médicaments	Remarques
Agents anticholinergiques scopolamine atropine	Syndrome anticholinergique réversible avec la physostigmine ou le diazépam
Sédatifs et hypnoinducteurs phénobarbital benzodiazépines	Discuter leur arrêt lors de l'apparition d'une confusion chez un sujet âgé reçevant ces médicaments pour une épilepsie
Médicaments cardiovasculaires digoxine et ses dérivés β-bloqueurs : propranolol antihypertenseurs : clonidine méthydopa nitroprussiate de sodium	L'état confusionnel précéde les autres signe d'intoxication
Antiparkinsoniens amantadine lévodopa bromocriptine	L'état confusionnel est à différencier de celui qui peut progressivement survenir dans l'évolution de la maladie
Antibiotiques antituberculeux antimalariques	État confusionnel rarement observé, celui-ci étant généralement secondaire à l'infection
Divers cimétidine lithium aminophylline morphine bismuth	 L'état confusionnel est dose-dépendant La confusion est favorisée s'il existe de la fièvre, une insuffisance rénale ou cardiaque Diagnostic différentiel : épilepsie État confusionnel rarement observé État confusionnel fréquemment noté

• *Encéphalopathie au bismuth* [22]. Il s'agit le plus souvent de malades ayant subi une hémicolectomie ou souffrant d'une constipation chronique. Les observations concernent principalement les femmes, surtout au-dessus de 60 ans. Le tableau clinique comporte 2 phases : des prodromes pendant plusieurs semaines avec des désordres neuropsychiatriques peu spécifiques (asthénie, dépression), puis l'installation d'un syndrome neurologique avec myoclonies d'action prédominant aux membres supérieurs. L'état confusionnel est franc : état onirique, désorientation temporo-spatiale, troubles cognitifs et mnésiques. Des comas ont été décrits dans certains cas graves. Plus rares, des crises épileptiques tonico-cloniques généralisées ont aussi été rapportées. Le diagnostic est posé par le dosage du bismuth dans le sang et les urines qui montrent des taux anormalement élevés. Il existe aussi fréquemment des opacités du cadre colique à la radiographie de l'abdomen. Une bismuthémie pathologique peut persister pendant plusieurs semaines malgré l'arrêt de la médication et l'amélioration des signes cliniques, bien qu'une évolution démentielle ait été rapportée chez certains patients.

Interventions chirurgicales [3, 41, 50]

La chirurgie générale du sujet âgé se complique d'un état confusionnel dans 10 à 15 % des cas, ce chiffre atteignant 30 à 50 % lors d'interventions pour fracture du col du fémur. L'opéré cardiaque a un risque particulier de présenter un état confusionnel (3 à 30 % des cas) qui survient dans les 2 à 5 jours post-opératoires. Les troubles sont observés au réveil ou plus tard durant l'hospitalisation, et peuvent être aggravés par la prescription de différents antalgiques ou sédatifs (benzodiazépines). L'état confusionnel per- ou post-opératoire est en rapport avec une encéphalopathie diffuse dont l'origine est multifactorielle : ischémie ou anoxie transitoire, troubles métaboliques, effets de l'anesthésie (ex : prémédication à la scopolamine) et des médicaments. Lors de la circulation extra-corporelle, certains patients âgés ayant une autorégulation vasculaire perturbée supportent mal l'hypotension et la perte du flux pulsé, et un état confusionnel peut être constaté, traduisant une encéphalopathie ischémique modérée. Un coma prolongé (> 12 heures) ou des déficits neurologiques focalisés sont notés dans les cas graves. La confusion mentale est aussi favorisée par la présence de troubles systémiques (ex : insuffisance rénale). L'état confusionnel post-chirurgical est à différencier de la psychose des soins intensifs qui survient indépendamment de l'âge chez un patient séjournant plusieurs jours ou semaines en unité de réanimation, et qui est facilitée par l'immobilisation ainsi que la déprivation sensorielle (ex : perte de la notion du temps, le patient ne sachant plus si c'est le jour ou la nuit).

Sevrages médicamenteux et alcoolique

Chez le sujet âgé, ce sont principalement les benzodiazépines qui sont à l'origine d'un syndrome de sevrage médicamenteux avec état confusionnel (cf. chapitre 4).

Sevrage alcoolique : delirium tremens du vieillard [2, 7, 12]

L'alcoolisme de la sénescence est souvent méconnu et sous-estimé. Une consommation excessive dans les pays occidentaux est notée chez 5 à 30 % des hommes et 1 à 10 % des femmes de plus de 65 ans. Il peut s'agir d'une alcoolisation de longue date ou qui a été augmentée suite à un deuil ou à la solitude. On estime qu'un tiers des suicides des personnes âgées est secondaire à l'alcoolisme.

• *Delirium tremens.* Un vieillard peut présenter un syndrome de sevrage alcoolique avec état confusionnel aigu similaire au delirium tremens du sujet d'âge moyen, les troubles étant favorisés par une malnutrition, un état infectieux ou une hospitalisation. C'est l'arrêt brutal d'une consommation régulière qui est à l'origine du delirium. Le mode de début est non spécifique : malaise général, nausées, vomissements, diarrhées. Puis survient le delirium qui est associé à 4 signes principaux : tremblement, agitation, hallucinations, désordres neurovégétatifs. Une insomnie et des crises épileptiques sont aussi notées. L'agitation et le délire sont typiques : inquiétude, répétitions gestuelles, agressivité. Une désorientation temporo-spatiale est constante de même que des hallucinations (animaux effrayants). Des mouvements anormaux (mâchonnement, agrippement inadéquat) sont aussi mis en évidence. Les désordres neurovégétatifs sont constants : sudation, fièvre, tachycardie, hypertension.

Coma transitoire d'origine indéterminée [20]

Il s'agit d'un coma de quelques heures pouvant survenir de façon répétée sur plusieurs jours et dont l'étiologie est inconnue. Il n'existe aucun trouble métabolique, état infectieux ou affection psychiatrique pouvant expliquer le coma. Le scanner X, l'EEG et le liquide céphalorachidien sont normaux. Le pronostic est excellent. Il semble que ces épisodes sont très fréquents mais méconnus. Il s'agirait d'une diminution transitoire de l'activité de la substance réticulée activatrice ascendante.

MÉCANISMES ÉTIOPATHOGÉNIQUES [26, 27, 28, 34, 50]

Il existe plusieurs théories concernant l'installation d'un état confusionnel chez le vieillard : altération des neurotransmetteurs avec perturbation du métabolisme cholinergique; modifications secondaires aux désordres électrolytiques; étiologie en rapport avec des lésions anatomiques précises (hémisphère droit et circuit hippocampo-mamillo-thalamique).

Une diminution du métabolisme cholinergique est la principale hypothèse concernant l'état confusionnel du sujet âgé. La transmission cholinergique intervient dans la régulation de l'éveil et du sommeil, notamment le sommeil paradoxal (rapid eyes movements sleep), par son action sur la substance réticulée activatrice du tronc cérébral et le système limbique. Des travaux expérimentaux ont montré qu'une confusion pouvait être provoquée par diverses substances anticholinergiques et que les troubles étaient réversibles par un anti-cholinestérasique (physostigmine). Chez le vieillard, la diminution du métabolisme oxydatif et une réduction de la synthèse de certains neurotransmetteurs comme l'acétylcholine ont un rôle primordial dans la survenue des troubles. Une autre hypothèse est que la confusion de la sénescence serait la conséquence d'une réaction de l'organisme à un stress aigu avec augmentation du cortisol, cette sécrétion anormale ayant été étudiée plus particulièrement lors d'interventions chirurgicales.

Concernant les troubles du métabolisme, les désordres ioniques, notamment l'hypercalcémie, ont un rôle majeur dans la survenue d'un état confusionnel. Le calcium intervient dans les échanges transmembranaires du sodium et du potassium, abaissant l'excitabilité neuro-musculaire. Il a aussi une action sur les neurotransmetteurs en facilitant l'activité dopaminergique et en diminuant l'activité cholinergique. Ce point est important car la sénescence entraîne une diminution de l'acétylcholine intra-cérébrale. L'hyperparathyroïdie favorise une hypomagnésie qui a aussi un rôle favorisant dans la confusion par interaction avec l'acétylcholine. Dans l'insuffisance rénale, et bien que les causes de l'encéphalopathie urémique soient multiples, le rôle de l'hormone parathyroïdienne dans la survenue de l'état confusionnel est suspecté. Il existe des interactions entre l'insuffisance rénale et l'hormone parathyroïdienne entraînant des modifications du calcium intracellulaire avec troubles de la neurotransmission. Dans l'encéphalopathie hépatique, la perturbation au niveau de l'hépatocyte, une circulation splanchnique collatérale ou leur association sont les principales causes de l'atteinte cérébrale, en relation avec l'accumulation de substances toxiques d'origine digestive. L'hyperammoniémie est constante, associée à une diminution de l'acide alpha-céto-glutarique au niveau central qui est transformé en glutamine. Les conséquences sont une perte d'énergie et une affaiblissement des réserves d'ATP. Un autre mécanisme dans l'encéphalopathie hépatique est la résorption d'oligopeptides qui ne sont pas captés par le foie, et après avoir pénétrés dans le cerveau, déplacent par compétition les vrais transmetteurs synaptiques.

TRAITEMENTS

GÉNÉRALITÉS [26, 27, 43]

Le traitement est basé avant tout sur l'étiologie de l'état confusionnel et une origine organique doit être soigneusement recherchée, notamment une infection, un problème cardiaque, des désordres électrolytiques ou une affection thyroïdienne. Les médicaments prescrits sont revus et il faut noter ceux ayant une action anticholinergique. Les traitements symptomatiques sont importants : bonne hydratation, correction des anomalies électrolytiques. La correction du trouble biologique améliore habituellement l'état confusionnel mais, chez le vieillard, il faut souligner que les symptômes mettent beaucoup de temps à disparaître après la correction des troubles métaboliques. Une sédation peut être nécessaire, et l'halopéridol prescrit à de petite doses (2 à 10 mg/j IM ou PO) et sur une courte période est le médicament de choix chez vieillard. D'autre part, il faut veiller à ce que le patient âgé bénéficie d'un bon environnement social, l'utilisation d'objets familiers et la visite fréquente de proches diminuant l'état confusionnel. L'inversion du rythme nycthéméral entraînant souvent une agitation nocturne, la mise en place de barrières au lit du malade permet de prévenir le risque de fracture par chute.

DELIRIUM TREMENS [23, 37]

Un apport hydrique est nécessaire mais les solutions glucosées sont évitée afin d'éviter un syndrome de Korsakoff en cas de non apport vitaminé. La vitaminothérapie est essentielle et comporte la prescription de produits polyvitaminiques. L'apport de hautes doses de thiamine (vitamine B1) est nécessaire et, au début du traitement, elle est prescrite à doses élevées (3 × 300 mg/j IM pendant 3 jours) puis à des posologies plus faibles (50 à 100 mg/j PO pendant 4 à 6 jours). Le clométhiazole est excellent contre l'agitation et l'angoisse. Il a une action sédative, hypnogène et anticonvulsivante. L'action est rapide mais de courte durée. Le traitement est prescrit PO (4 à 8 × 0,3 gr/j) ou IV (4 à 8 g/12h), la posologie étant diminuée en 5 à 10 jours. Le clométhiazole est contre-indiqué en cas d'insuffisance respiratoire grave. Le tétrabamate (fébarbamate 150 mg, difébarbamate 107 mg, phénobarbital 43 mg) est un psychotrope (3 à 6 × 300 mg/j PO) pouvant remplacer le clométhiazole. Il possède aussi un effet protecteur pour la prévention d'une épilepsie de sevrage et a peu d'effets secondaires. Le clorazépate est une benzodiazépine anxiolitique prescrite IV ou IM (50 à 100 mg/6h) et PO (3 à 5 × 20 mg/j). Il a peu d'effets secondaires respiratoires ou tensionnels. Si nécessaire, une sédation rapide est obtenue par le clonazépam (4 à 6 mg/j IV en perfusion lente) qui doit être utilisé avec prudence chez le vieillard (dépression respiratoire), ou le clobazam (3 à 4 × 10 mg/j PO). En cas d'agitaton, la chlorpromazine (4 × 25 mg/j IM) peut être nécessaire.

BIBLIOGRAPHIE

[1] AMERICAN PSYCHIATRIC ASSOCIATION. — *DSM-III-R, Manuel diagnostique et statistique des troubles mentaux.* Masson Paris, 1989.

[2] BERESFORD T.P., BLOW F.C., BROWER K.J., ADAMS K.M., HALL R.C. — Alcoholism and aging in the general hospital. *Psychosomatics*, 1988, *29*, 61-72.

[3] BERGGREN D., GUSTAFSON Y., ERIKSSON B. *et al.* — Postoperative confusion after anesthesia in elderly patients with femoral neck fractures. *Anesth. Analg.*, 1987, *66*, 497-504.

[4] BERIGAUD S., SAINT-JEAN O. — Particularités des accidents médicamenteux chez les sujets âgés. *Revue du Praticien, Paris*, 1990, *40*, 1366-1370.

[5] BOGOUSSLAVSKY J., REGLI F., USKE A. — Thalamic infarcts : clinical syndromes, etiology and, prognosis. *Neurology*, 1988, *38*, 837-848.

[6] BOGOUSSLAVSKY J. — Syndromes majeurs de l'hémisphère mineur. Editions techniques. *Encycl. Méd. Chir., Paris, Neurologie*, 17022 E 10, 1991, 6P.

[7] BRIDGEWATER R., LEIGH H., JAMES O.F.W. *et al.* — Alcohol consumption and dependance in elderly patients in urban comunity. *Br. Med. J.*, 1987, *285*, 884-885.

[8] DAUTREPPE J.N., COLLOMBIER N., ROMMELFANGEN J. — Etats confusionnels d'origine épileptique chez les patients âgés : intérêt de l'EEG. *Médecine et Hygiène*, 1989, *47*, 1520-1525.

[9] DELAPORTE P. LECHEVALIER B., CHAPON F. — Neuropathie sensitive et troubles de la mémoire évoluant lentement chez une femme de 65 ans. *Rev. Neurol., Paris*, 1986, *142*, 559-565.

[10] DELATTRE J.Y., DAVILA G., POISSON M. — Les méningites carcinomateuses. *Nevraxe*, 1990, *1*, 5-20.

[11] DESPLAND P.A., PERENTES E. — Syndrome akinéto-rigide avec épilepsie primaire, état confusionnel et hyponatrémie persistante chez une personne de 80 ans. *Médecine et Hygiène* 1986, *44*, 465-476.

[12] DUNNE F.J., SCHIPPERHEIJN J.A.M. — Alcohol and the elderly. Need for greater awareness. *Br. Med. J.*, 1989, *298*, 1660-1661.

[13] EBRAHIM S., NOURI F., BARER D. — Cognitive impairment after stroke. *Age Ageing*, 1985, *14*, 345-350.

[14] ERKINJUNTTI T., WIKSTROM J., PALO J., AUTIO L. — Dementia among medical inpatients : evaluation of 2000 consecutive admissions. *Arch. Intern. Med.*, 1986, *146*, 1923-1926.

[15] FOSTER J.W., HART R.G. — Hypoglycemic hemiplegia : two cases and clinical review. *Stroke*, 1987, *18*, 944-946.

[16] FRASER C.L., ARIEFF A.I. — Nervous system complications in uremia. *Ann. Intern. Med.*, 1988, *109*, 143-153.

[17] GAYMARD B., DEROUESNE C. — Démences et syndrome carentiel en vitamine B12. *Gazette Médicale*, 1989, *96*, 35-40.

[18] GREENBLATT D.J., SELLERS E.M., SHADER R.I. — Drug disposition in old age. *N. Engl. J. Med.*, 1982, *306*, 1081-1088.

[19] GUSTAFSON Y., OLLSON T., ERIKSSON S., ASPLUND K., BUCHT G. — Acute confusional states (delirium) in stroke patients. *Cerebrovas. Dis.*, 1991, 1, 257-264.

[20] HAIMOVIC I.C., BERESFORD H.R. — Transient unresponsiveness in the elderly. *Arch. Neurol.*, 1992, *49*, 35-37.

[21] JORDAN J.E. — Thyroid disorders. *Semin. Neurol.*, 1985, *5*, 304-312.

[22] LECHAT P., KISCH R. — Les encéphalopathies bismuthiques : réévaluation du risque. *Gastrœnterol. Clin. Biol.*, 1986, *10*, 562-569.

[23] LERNER W.D., FALLON H.J. — The alcohol withdrawal syndrome. *N. Engl. J. Med.*, 1985, *313*, 951-952.

[24] LINDENBAUM J., HEALTON E.B., SAVAGE D.G. *et al.* — Neuropsychiatric disorders caused by cobalamin deficiency in the absence of anemia or macrocytosis. *N. Engl. J. Med.*, 1988, *318*, 172O-1728.

[25] LIPOWSKI Z.J. — Transient cognitive disorders (delirium, acute confusional states) in the elderly. *Am. J. Psychiatry*, 1983, *140*, 1426-1436.

[26] LIPOWSKI Z.J. — Delirium (acute confusional states). *JAMA*, 1987, *258*, 1789-1792.

[27] LIPOWSKI Z.J. — Delirium in the elderly patient. *N. Engl. J. Med.*, 1989, *320*, 578-582.

[28] Mc INTOSH T.K., BUSH H.L., YESTON N.S. *et al.* — Beta-endorphin, cortisol and postoperative delirium : a preliminary report. *Psychoneurœndocrinology*, 1985, *10*, 303-313.

[29] MANCIET G., DUPUY-BRAUD E., MOREL D. *et al.* — L'insuffisance hypophysaire du sujet âgé. *Le Concours Médical*, 1990, *112*, 2374-2378.

[30] MONTAMAT S.C., CUSACK B.J., VESTAL R.E. — Management of drug therapy in the elderly. *N. Engl. J. Med.*, 1989, *321*, 303-309.

[31] MELLIERE D., CASSAB M., BECQUEMIN J.P., ETIENNE G. — Diagnostic et localisation des hyperparathyroïdies primaires. *Presse Méd.*, 1987, *16*, 1961-1968.

[32] MILLER W., PETERSEN R.C., METTER E.J. *et al.* — Transient global amnesia. Clinical characteristics and prognosis. *Neurology*, 1987, *37*, 733-737.

[33] MORI E., YAMADORI A. — Unilateral hemispheric injury and ipsilateral instinctive grasp reaction. *Arch. Neurol.*, 1985, *42*, 485-488.

[34] PFITZENMEYER P., TAVERNIER-VIDAL B., GAUDET M. — Hyperparathyroïdie primaire du sujet âgé (HPTp). *Médecine et Hygiène*, 1991, *49*, 1382-1388.

[35] PLUM F., POSNER J.B. — *Diagnostic de la stupeur et des comas.* 2e éd., Masson Paris, 1983.

[36] POIRIER J., BARBIZET J., GASTON A., MEYRIGNAC C. — Démence thalamique. Lacunes expansives du territoire thalamo-mésencéphalique paramédian. Hydrocéphalie par sténose de l'acqueduc de Sylvius. *Rev. Neurol., Paris*, 1983, *139*, 349-358.

[37] REGLI F. — Les urgences neurologiques de l'alcoolisme. *Schweiz. Med. Wochenschr.*, 1985, *115*, 1747-1752.

[38] REY M., PAPY J.J. — Etat d'obnubilation critique d'origine frontale chez le sujet âgé : un diagnostic difficile. *Rev. EEG Neurophysiol. Clin.*, 1987, *17*, 377-385.

[39] ROUSSEAUX M., KASSIOTIS P., SIGNORET J.L. *et al.* — Syndrome amnésique par infarctus restreint du thalamus antérieur droit. *Rev. Neurol., Paris*, 1991, *147*, 809-818.

[40] SALOMEZ-GRANIER F., GRABIAUD M.H., PROYE C. — Forme confusionnelle de l'hyperparathyroïdie primaire. Un mode de révélation particulière chez le sujet âgé. Trois observations. *Rev. Méd. Interne*, 1989, *10*, 319-322.

[41] SHAW P.J., BATES D., CARTLIDGE N.E.F. *et al.* — Neurologic and neuropsychological morbidity following major surgery. Comparison of coronary artery bypass and peripheral vascular surgery. *Stroke*, 1987, *18*, 700-707.

[42] SIER H.C., HARTNELL J., MORLEY J.E. *et al.* — Primary hyperparathyroidism and delirium in the elderly. *J. Am. Geriat. Soc.*, 1988, *36*, 157-170.

[43] STEINHART M.J. — The use of haloperidol in geriatric patients with organic mental disorder. *Curr. Ther. Res.*, 1983, *33*, 132-143.

[44] TANABE H., HASHIKAWA K., NAKAGAWA Y. *et al.* — Memory loss due to transient hypoperfusion in the medial temporal lobes including hippocampus. *Acta Neurol. Scand.*, 1991, *84*, 22-27.

[45] THOMAS R.I., CAMERON D.J., FAHS M.C. — A prospective study of delirium and prolonged hospital stay. *Arch. Gen. Psychiatry*, 1988, *45*, 937-940.

[46] TINETTI M.E., SPEECHLEY M., GINTER S.F. — Risk factors for falls among elderly persons living in the community. *N. Engl. J. Med.*, 1988, *319*, 1701-1707.

[47] TINETTI M.E., SPEECHLEY M. — Prevention of falls among elderly. *N. Engl. J. Med.*, 1989, *320*, 1055-1059.

[48] TRILLET M., CROISILE B., PHILIPPON B. *et al.* — Ictus amnésique et débits sanguins cérébraux. *Rev. Neurol., Paris*, 1987, *143*, 536-539.

[49] TRILLET M. — L'ictus amnésique. *Le Concours Médical*, 1990, *112*, 2370-2373.

[50] TUNE L.E., HOLLAND A., FOLSTEIN M. *et al.* — Association of postoperative delirium with raised serum levels of anticholinergic drugs. *Lancet*, 1981, *2*, 651-653.

[51] ULDRY P.A., REGLI F., NAEGELI C. — Quelques encéphalopathies d'origine médicamenteuse. *Schweiz. Rundsch. Med. Prax.*, 1989, *78*, 658-662.

[52] VIGHETTO A., CONFAVREUX C., BOISSON D., AIMARD G., DEVIC M. — Paralysie de l'abaissement du regard du regard et amnésie globale durables par lésion thalamo-sous-thalamique bilatérale. *Rev. Neurol., Paris*, 1986, *142*, 449-455.

[53] WARSHAW G.A., MOORE J.T., FRIEDMAN S.W. *et al.* — Functional disability in the hospitalized elderly. *JAMA*, 1982, *248*, 847-850.

[54] WROBLEWSKI M., MIKULOWSKI P., STEEN B. — Symptoms of myocardial infarctions in old age. *Age Ageing*, 1986, *15*, 99-104.

[55] YOUSFI A., BORIES P., MICHEL H. — L'encéphalopathie hépatique. *Presse Méd.*, 1988, *17*, 1385-1387.

12

Syndromes extra-pyramidaux et mouvements anormaux

Concernant les désordres du contrôle moteur chez le vieillard, les syndromes extra-pyramidaux akinéto-rigides sont les affections les plus souvent notées et les syndromes hyperkinétiques sont peu fréquents, à l'exception du tremblement sénile, et peu invalidants. Par contre, la sénescence entraîne un ralentissement physiologique des mouvements : akinésie normale de la sénescence.

MALADIE DE PARKINSON

La maladie de Parkinson est une affection caractérisée par des troubles moteurs spécifiques dont le mécanisme étiopathogénique est encore inconnu. La symptomatologie parkinsonienne forme une entité clinique singulière, caractérisée par la triade tremblement-akinésie-hypertonie, les différents troubles étant associés selon des modalités variables : forme trémo-akinéto-hypertonique ou akinéto-hypertonique. Les troubles sont classiquement améliorés par la dopathérapie, au moins au début de leur évolution [32, 69].

ÉPIDÉMIOLOGIE [35, 51, 61, 68]

L'incidence du syndrome parkinsonien, à majorité de maladies de Parkinson (70 à 90 % des cas), est estimée à 0,2 pour 1 000 individus d'une population occidentale, tout âge confondu, la prévalence variant entre 0,8 et 1,5 pour 1 000. La fréquence de la maladie est de 1 % dans une population de plus de 65 ans, et l'incidence annuelle de sujets de plus de 75 ans souffrant d'une maladie de Parkinson est de 120 à 140 cas pour 100 000 personnes. Cependant, il n'a pas été constaté d'augmentation du nombre de nouveaux cas de maladie de Parkinson chez les vieillards bien qu'il existe un accroissement constant des personnes de plus 65 ans, qui ont passé aux États-Unis de 4,7 % en 1920 à 11,6 % de la population totale en 1982. Le début se situe généralement dans la 5e et 6e décennies (forme à début habituel) mais des études ont montré que la maladie pourrait survenir préférentiellement entre 60 et 70 ans (forme à début tardif), la fréquence diminuant nettement après 75 ans. Chez les sujets âgés, ce sont les hommes qui sont plus souvent atteints que les femmes, comme dans les formes à début précoce (45 à 54 ans) ou habituel (55 à 65 ans).

Présentation clinique

Les présentations akinéto-rigide et trémo-akinéto-rigide sont les formes les plus souvent notées chez le parkinsonien âgé, les syndromes isolés étant rares (ex : forme trémulante seule) contrairement aux patients d'âge moyen.

Le parkinsonisme sénile est caractérisé par :

— une symptomatologie qui est bilatérale dès le début et se manifeste par les signes cardinaux : akinésie, rigidité, tremblement, troubles de l'équilibre;

— la survenue fréquente des troubles après une autre maladie ou une intervention chirurgicale;

— une aggravation rapide des symptômes;

— la présence de troubles neuropsychologiques importants et s'aggravant rapidement;

— une bonne réponse initiale à la dopathérapie mais un perte rapide de l'effet thérapeutique.

Akinésie [29, 30, 54]

C'est le trouble moteur le plus fréquent du parkinsonisme sénile. L'akinésie traduit la perte de l'automatisme primaire et interfére avec les activités spontanées : difficultés pour se lever d'une chaise, au démarrage, marche à petits pas, perte du ballant des bras, instabilité à l'arrêt. Elle perturbe la démarche et l'équilibre, les chutes étant plus fréquentes chez le parkinsonien âgé par rapport aux sujets plus jeunes. L'amimie est constante, le visage n'exprimant plus les émotions. Les yeux conservent une bonne motilité, notamment vers le bas, mais il existe une diminution du clignement. L'akinésie entraîne aussi une modification de l'écriture qui devient petite et progressivement illisible; cela peut être le premier symptôme d'appel de la maladie chez un sujet âgé qui se plaint de ne plus pouvoir écrire ou signer correctement.

Rigidité [14, 65]

La rigidité plastique avec résistance cireuse et phénomène de la roue dentée est typique de la maladie de Parkinson. Elle prédomine sur les muscles antigravidiques et entraîne la posture particulière du parkinsonien : tête penchée, hypercyphose dorsale, léger fléchissement des genoux. C'est un mode de début noté dans 50 % des cas, les principales plaintes étant des difficultés à l'habillage, lors de la toilette ou des repas, ainsi qu'une gêne aux mouvements fins (ex : boutonnage, couture). Chez le vieillard, ces symptômes ne doivent pas être confondus avec les remaniements arthrosiques ou les déformations rhumatismales des mains qui peuvent provoquer les mêmes troubles. La rigidité est plus nette en position debout que couchée, étant renforcée par la fatigue et le stress. Une autre caractéristique est que la rigidité est accentuée par des contractions controlatérales. Un syndrome pyramidal est fréquemment observé mais habituellement limité à une hyperréflexie et à un signe de Babinski uni- ou bilatéral.

Tremblement [20, 24, 52]

Il s'agit d'un tremblement d'installation progressive, apparaissant au repos et lors du relâchement musculaire, disparaissant lors de gestes ou de changements d'attitude. Il est exagéré par la fatigue, les émotions ou la concentration intellectuelle (ex : test du calcul mental). Sa fréquence est de 4 à 7 Hz et il prédomine aux extrémités, principalement les mains. Il peut être unilatéral au début et garde souvent une asymétrie dans les stades avancés, étant plus important d'un côté. Dans les formes sévères, il existe une trépidation généralisée intéressant la racine des membres et le tronc mais la tête est rarement touchée. Le tremblement parkinsonien n'est pas constant, pouvant apparaître tardivement ou parfois ne jamais survenir. Au début, il peut être associé à un tremblement d'attitude ou à un tremblement intentionnel. Le diagnostic différentiel du tremblement parkinsonien est présenté dans le tableau 12-1.

TABLEAU 12-1. — TREMBLEMENT PARKINSONIEN : DIAGNOSTIC DIFFÉRENTIEL

Type de tremblement	Présentation clinique	Particularités
Tremblement parkinsonien	Fréquence : 4-7 Hz Installation progressive Localisation initiale : membres supérieurs 90 % membres inférieurs 40 % Présent au repos mais disparaissant au mouvement Exagéré par la fatigue	La tête est rarement touchée
Tremblement physiologique	Fréquence : 8-12 Hz Visible au maintien d'attitude et à l'exécution du mouvement	Augmenté par l'émotion Diminué par les β-bloqueurs
Tremblement d'attitude ou essentiel	Fréquence : 10-12 Hz Prédomine aux membres supérieurs Tête : 35% des cas Aggravation avec l'âge	Composante génétique : 40 % des cas
Tremblement sénile	Idem tremblement d'attitude Début après 65 ans Prévalence : 5 % des sujets âgés	Tremblement de la voix Diminué par l'alcool
Tremblement cinétique	Prédomine à la racine des membres Maximal au début du mouvement et à l'approche du but	« Faux » tremblement Typique du syndrome cérébelleux

Troubles de la marche [6, 13, 24]

Une difficulté à la marche est une plainte initiale chez 36 % des sujets âgés ayant une maladie de Parkinson et c'est un symptôme initial plus fréquent comparativement aux parkinsoniens d'âge moyen. C'est la première cause de démarche à petits pas chez le vieillard et sa lenteur est liée à la faible longueur du pas. La marche à petits pas, la réduction des mouvements associés du tronc et des bras sont caractéristiques. Il existe un retard au départ de la marche et une instabilité, le patient ayant tendance à partir en arrière (rétropulsion) ou, au contraire, à accélérer en avant jusqu'au pas de course (festination). Des blocages brusques peuvent survenir, par exemple au moment où le patient doit traverser un passage rétréci. Le freezing est l'incapacité transitoire à pouvoir passer le pas, entraînant un piétinement sur place, le démarrage, un obstacle ou le demi-tour en étant des facteurs favorisants. Le freezing peut céder lorsque le patient doit enjamber un obstacle réel ou imaginaire, c'est-à-dire lorsque l'aspect automatique de la marche n'est plus mis en jeu. En marche normale comme en marche rapide et par rapport aux personnes âgées saines, il existe une dégradation importante de la démarche qui est caractérisée par une diminution de la vitesse, de la longueur de l'enjambée et par une faible durée du rapport double appui par cycle. Chez le sujet âgé, il a été montré que la lévodopa augmente la vitesse de marche et la longueur de l'enjambée. Le diagnostic différentiel avec la démarche sénile est parfois difficile (cf. chapitre 5), mais le freezing et la festination sont typiques de la maladie de Parkinson et ne sont pas retrouvés dans la marche normale du sujet âgé.

Troubles neuropsychologiques

Une détérioration intellectuelle progressive est maintenant admise dans l'évolution du parkinsonisme, modérée au début et s'accentuant avec les années et pouvant aboutir à une démence. Cependant, les études sont difficiles et souvent controversées car il faut tenir compte de la détérioration mentale physiologique de la sénescence et du risque démentiel qui frappe toute population âgée.

• *État confusionnel* [7, 30, 54]. Des épisodes répétitifs d'état confusionnel sont observés au début de la maladie chez 50 à 65 % des parkinsoniens âgés, étant plus fréquents chez les patients déments ou déjà atteints de troubles psychiatriques. Leur survenue répétée durant la première année de traitement est un facteur de risque vers une évolution démentielle. D'autre part, les antiparkinsoniens peuvent entraîner un état confusionnel lors de leur introduction ou d'une augmentation de leur posologie. Les anticholinergiques et les agonistes dopaminergiques sont plus nocifs que la lévodopa. D'autres facteurs déclenchants (ex : fièvre, hospitalisation) peuvent aussi favoriser un état confusionnel chez le parkinsonien âgé, de la même façon que chez un vieillard normal.

• *Troubles cognitifs mineurs* [31, 41]. Une perte de spontanéité, une diminution de l'imagination, un appauvrissement de la conversation, des troubles mnésiques discrets et une fatigabilité intellectuelle sont fréquents chez les parkinsoniens. Ces symptômes sont d'installation et d'aggravation plus rapide dans le parkinsonisme sénile. Les tests mnésiques montrent une perturbation des capacités de rappel et d'organisation temporelle mais une conservation des capacités de reconnaissance qui est notée sur les faits anciens et plus récents.

• *Bradyphrénie* [31, 53]. Il s'agit d'une entité particulière qui décrit la lenteur intellectuelle des patients par analogie à la bradykinésie. La bradyphrénie peut être isolée ou faire suite à l'évolution de troubles cognitifs. Il existe un ralentissement et une diminution de la pensée, de l'attention et de l'intérêt, entraînant une perte des initiatives et des décisions avec parallèlement une réduction d'activité, le patient ayant tendance à se replier sur lui-même. La bradyphrénie est une entité clinique proche du syndrome frontal mais différente de la démence qui en est l'étape suivante. La bradyphrénie est également distincte de la dépression à laquelle elle peut être associée.

• *Démence* [31, 37]. Les traitements antiparkinsoniens autorisent une espérance de vie qui est presque la même par rapport à une population normale. Le parkinsonien sénile a donc un risque théorique de développer une démence de type Alzheimer ou d'autre origine (ex : démence vasculaire) qui est comparable à celui d'autres sujets âgés. Cependant, il existe un danger plus grand de développer une démence qui est particulière au parkinsonisme. Les parkinsoniens déments sont plus âgés et ont débuté leur maladie plus tard que les sujets ayant une maladie à forme habituelle ou à début précoce. D'autre part, l'incapacité motrice est plus sévère et d'aggravation plus rapide, répondant mal à la dopathérapie. La démence parkinsonienne est caractérisée par une accentuation des troubles mnésiques, de la bradyphrénie et par l'absence de troubles aphaso-apraxo-agnosiques. Cette absence est la principale différence avec la maladie d'Alzheimer. La détérioration intellectuelle constatée chez les sujets âgés débutant une maladie de Parkinson est particulière car il existe souvent des signes d'une démence de type Alzheimer, et la distinction entre parkinsoniens développant une maladie d'Alzheimer ou déments ayant un parkinsonisme sénile est parfois impossible, les patients associant d'emblée les signes cliniques et neuropathologiques des deux affections.

• *Dépression* [46, 56]. 50 à 70 % des parkinsoniens présenteraient un état dépressif, les accès maniaques étant par contre exceptionnels. C'est une manifestation inaugurale de la maladie qui est souvent méconnue et confondue avec une dépression d'involution, les désordres thymiques pouvant apparaître jusqu'à 5 ans avant les troubles moteurs. Il existe une baisse de l'intérêt du malade et un désinvestissement pour ce qui se passe autour de lui. Des sentiments de lassitude et de tristesse sont exprimés. Cette diminution de la thymie précédant l'affection ou la révélant ne doit pas être confondue avec la dépression réactionnelle que présentent certains parkinsoniens au cours de l'évolution de leur maladie.

Désordres neurovégétatifs [25, 29, 36]

Ils sont fréquents (50 à 55 % des cas) et variés, certains étant plus spécifiques au parkinsonisme sénile (troubles digestifs et urinaires). Les troubles neurovégétatifs sont la conséquence d'une atteinte du système autonome central mais également de modifications au niveau des ganglions sympathiques et des surrénales.

• *Troubles digestifs*. Ce sont les désordres les plus souvent constatés chez le parkinsonien âgé, très invalidants mais souvent méconnus, et c'est l'akinésie qui en est responsable. L'hypersialorrhée est en relation avec la gêne à la déglutition qui entraîne une augmentation du temps du repas. Il existe un ralentissement du transit gastrique et intestinal qui perturbe aussi l'absorption et la cinétique des traitements. La constipation est fréquente, estimée à 50 à 60 % des cas, et augmente avec l'âge mais elle est parfois difficile à distinguer de celle apparaissant normalement chez le vieillard. Elle peut aussi être la première manifestation d'une maladie de Parkinson chez le sujet âgé. Les troubles digestifs sont à l'origine d'une malnutrition et d'un amaigrissement, des iléus ayant été décrits dans les cas graves.

• *Système cardio-vasculaire.* Un livedo reticularis est plus fréquemment constaté chez la femme que chez l'homme. Un œdème des membres inférieurs et à prédominance vespérale est observé chez le parkinsonien âgé, secondaire à l'akinésie et à la sédentarité. Une hypotension artérielle est souvent notée lorsque la maladie évolue depuis longtemps, se traduisant par une lipothymie ou des syncopes dans les cas graves, et elle est favorisée par la prise de repas (hypotension post-prandiale). L'hypotension peut être aggravée par les antiparkinsoniens (lévodopa) et plus particulièrement les agonistes dopaminergiques (bromocriptine) qui entraînent une vasodilatation périphérique. L'existence d'une arythmie en rapport avec la maladie de Parkinson est controversée car l'âge de survenue des troubles extra-pyramidaux est aussi celui de la pathologie cardiaque.

• *Autres troubles.* Concernant les complications urinaires, la perturbation la plus fréquente est une pollakiurie secondaire à une augmentation du tonus du detrusor. Les troubles sont aggravés s'il existe un prostatisme, ce qui est souvent le cas chez le parkinsonien âgé. L'hypersudation est fréquente et dangereuse chez le sujet âgé car il existe un risque de déshydratation ou d'hyperthermie par temps chaud ou en cas de fièvre. Les pupilles ont généralement un petit diamètre dans la maladie de Parkinson, mais cette modification est peu importante chez le parkinsonien âgé car il existe déjà un rétrécissement pupillaire dû à la sénescence et secondaire à un affaiblissement du muscle du corps cilaire.

Autres signes

• *Douleurs* [65, 69]. La douleur est une plainte initiale qui est constatée chez 5 à 10 % des cas. Il s'agit de douleurs musculaires à prédominance rhizomélique et des membres inférieurs en relation avec la rigidité. Le diagnostic est difficile car une multitude d'affections peuvent entraîner une telle symptomatologie chez le sujet âgé; les autres troubles du parkinsonisme permettent de reconnaître la maladie.

• *Dysprosodie* [8]. C'est une dysarthrie d'origine hypokinétique et elle traduit les difficultés que présentent à la longue les parkinsoniens pour s'exprimer. Son mécanisme est multiple, associant des dysfonctions respiratoires et articulatoires. La parole est monotone, étouffée, les intonations prosodiques disparaissant et le débit s'accélérant.

• *Désordres articulaires* [29]. Ils sont souvent notés chez le parkinsonien âgé, prédominant aux mains et entraînant des déformations invalidantes.

DIAGNOSTIC ET DIAGNOSTIC DIFFÉRENTIEL

Généralités [29, 65]

Si le parkinsonisme est bien connu, son diagnostic est parfois loin d'être évident, notamment au début de la maladie. Il n'existe actuellement aucun examen paraclinique, à l'exception de la neuropathologie, permettant d'affirmer une maladie de Parkinson. Le diagnostic est essentiellement basé sur une description précise de la séméiologie. La moyenne générale entre la survenue des premières manifestations et le moment du diagnostic est de 3,3 ans, étant un peu plus courte pour la rigidité (2,5 ans) et un peu plus longue pour les difficultés à la marche (3,5 à 4 ans). Les erreurs par excès sont surtout liées au tremblement (diagnostic différentiel : tableau 12-1). La survenue d'un tremblement chez le vieillard est le plus souvent attribuée à un parkinsonisme; 40 % des sujets ayant un tremblement essentiel reçoivent un traitement antiparkinsonien, le diagnostic de maladie de Parkinson étant retenu chez 25 % d'entre eux. Les erreurs par défaut sont secondaires à la dépression ou aux états confusionnels pouvant marquer le début de l'affection et qui font retenir à tort le diagnostic de dépression d'involution ou de démence sénile.

Diagnostic différentiel (tableau 12-2)

TABLEAU 12-2. — PARKINSONISME SÉNILE : DIAGNOSTIC DIFFÉRENTIEL

Affection	*Présentation clinique*	*Particularités*
Parkinsonisme sénile	Symptomatologie bilatérale d'emblée Aggravation rapide de la maladie Graves troubles neuropsychologiques Réponse initiale à la dopathérapie mais perte rapide de l'effet thérapeutique	Apparition fréquente après une autre maladie ou une intervention chirurgicale
Parkinsonisme iatrogène	Favorisé par une autre maladie cérébrale neuroleptiques phénothiazines butyrophénones flunarizine	Diagnostic difficile Arrêter toute médication suspecte pendant 4 à 8 semaines Contre-indiquée chez le vieillard
Autre maladie	Hématome sous-dural chronique bilatéral Hydrocéphalie à pression normale	 Amélioration des troubles par la ponction lombaire
Atrophie-olivo-ponto-cérébelleuse	Troubles initiaux de type cérébelleux	Forme familiale
Steele-Richardson-Olszewski	Akinésie avec hypertonie axiale Ophtalmoplégie supranucléaire prédominant sur la verticalité Démence	Dystonie axiale avec hyperextension de la nuque Pas de tremblement Inefficacité de la lévodopa

• *Parkinsonisme iatrogène de la sénescence* [43, 52, 60]. Le syndrome parkinsonien médicamenteux dépend de l'âge du patient, du type de médicament et de la dose, ainsi que d'une prédisposition individuelle. Il est plus fréquent chez le sujet âgé et favorisé par l'existence d'une maladie cérébrale concomitante. Ce sont les troubles de la marche qui prédominent chez 25 % des patients, la moitié d'entre eux étant invalide et nécessitant une hospitalisation. L'arrêt de la médication entraîne une disparition des symptômes en 2 mois dans 75 % des cas. Les médicaments classiquement cités sont les neuroleptiques, les phénothiazines, les réserpiniques, les butyrophénones et leurs dérivés. La flunarizine est un anticalcique dont la première indication est le traitement de fond de la migraine. Il est contre-indiqué chez la personne âgée car il entraîne rapidement un syndrome complexe associant parkinsonisme, apathie et dépression, les troubles étant réversibles avec l'arrêt du traitement. Il est probable que la flunarizine modifie le fonctionnement du système dopaminergique à localisation mésolimbique. Le diagnostic de parkinsonisme médicamenteux est difficile chez le vieillard et, en cas de doute, il est souhaitable d'arrêter tout traitement suspect et d'attendre 1 à 2 mois avant l'introduction d'un antiparkinsonien.

• *Parkinsonisme sénile et autre maladie* [52]. Si les troubles extra-pyramidaux s'aggravent rapidement malgré un traitement correct, il faut envisager la possibilité d'une autre atteinte du système nerveux central. Chez le vieillard, les deux diagnostics les plus fréquents sont l'hématome sous-dural chronique bilatéral, d'autant plus que le parkinsonien est très exposé aux chutes, et l'hydrocéphalie à pression normale (cf. chapitre 5).

• *Parkinsonisme plus* [5, 67]. L'atrophie-olivo-ponto-cérébelleuse se caractérise par des troubles initiaux de type cérébelleux suivi par l'installation d'un syndrome extra-pyramidal akinéto-rigide. Chez certains malades, la séméiologie parkinsonienne prédomine et s'aggrave avant l'apparition des signes cérébelleux. On estime que 5 à 6 % des patients ayant un parkinsonisme souffrent en réalité d'une atrophie olivo-ponto-cérébelleuse. Le diagnostic est à évoquer en présence d'un syndrome parkinsonien de type familial et de signes cérébelleux, l'imagerie médicale permettant le diagnostic en montrant l'atrophie du cervelet. Une autre affection extra-pyramidale particulière est la maladie de Steele-Richardson-Olszewski.

ÉLÉMENTS DE PATHOLOGIE

Le déficit dopaminergique et la diffusion des lésions a de multiples systèmes neuronaux expliquent la diversité des signes cliniques du parkinsonisme, bien que l'essentiel des anomalies soit située au niveau des neurones nigro-striés.

• *Troubles moteurs* [2, 28, 45, 47, 49, 66]. Les lésions de la maladie de Parkinson prédominent généralement dans la pars compacta de la substance noire et associent perte neuronale et corps de Lewy. Il a été démontré que l'akinésie est reliée au déficit dopaminergique striatal. Cette réduction doit atteindre 80 % pour que les symptômes apparaissent, et il existe une diminution physiologique et normale avec la sénescence, les vieillards non parkinsoniens ayant une baisse de leur dopamine qui varie entre 40 et 60 %. Les corps de Lewy sont pathognomoniques. Ce sont des inclusions intracytoplasmiques, de forme arrondie, refoulant le noyau et le pigment mélanique. Ils ont un centre dense acidophile entouré d'un halo clair. Le thalamus a un rôle important dans la régulation motrice. L'hypertonie ainsi que le tremblement sont en partie dûs à une activité cellulaire anormale du thalamus : noyau ventral intermédiaire pour le tremblement et ventrolatéral pour la rigidité.

TABLEAU 12-3. — PRINCIPAUX TRAITEMENTS UTILISÉS DANS LE PARKINSONISME SÉNILE

Indication	*Médicament*	*Posologie*	*Remarque ou autre traitement*
Troubles moteurs			
	Lévodopa	Individuelle ! 375 à 2 000 mg/j	Rapide diminution de l'efficacité dans le parkinsonisme sénile
	Lévodopa retard	250 mg le soir	Lors de rigidité nocturne insomniante
	Apomorphine	PO : 3 × 10 mg/j SC : 1 mg/h	Voie sublinguale Dompéridone (20 mg/j) diminue les effets secondaires
	Bromocriptine	PO : 30 à 100 mg/j	Peu indiquée chez le vieillard
Désordres neurovégétatifs			
Constipation	Apomorphine	*idem*	Diète pauvre en protéines et riche en fibres Apport hydrique suffisant Laxatifs légers
Hypotension orthostatique	Dihydroergotamine + caféine	2,5 mg	Avant le repas Bas de contention
Troubles vésico-sphinctériens	Apomorphine	*idem*	
Divers			
Cauchemars	Prométhazine	50 à 100 mg le soir	
Dépression	L-5-hydroxytryptophane	100 à 150 mg/j	

• *Démence* [18, 21, 31, 37]. Les hypothèses sont nombreuses pour expliquer la démence du parkinsonisme sénile. Des altérations corticales semblables à celles de la maladie d'Alzheimer (perte cellulaire, plaques séniles, dégénérescences neurofibrillaires et granulo-vacuolaires) ont été mises en évidence chez de nombreux parkinsoniens déments, principalement dans le cortex frontal et l'hippocampe. Ces anomalies sont retrouvées chez 10 à 30 % des patients ayant un parkinsonisme sénile. Il n'y a pas toujours de corrélations anatomo-cliniques nettes entre l'intensité des lésions neuropathologiques et les symptômes. Les altérations du noyau basal de Meynert et des anomalies de l'innervation cholinergique du cortex sont plus souvent notées chez des parkinsoniens déments que chez des patients sans démence. Il a été observé un parallélisme entre la détérioration intellectuelle des parkinsoniens et la diminution de l'activité de la choline acétyltransférase qui refléte la dégénérescence de la voie cholinergique sous-cortico-corticale. Ce déficit cholinergique est d'autant plus marqué que la démence est plus sévère mais il peut aussi précéder l'apparition des premiers symptômes. Un déficit dopaminergique nigro-striatal provoquerait un dysfonctionnement thalamique et cortico-frontal, pré-frontal et pré-moteur mais la dopathérapie n'améliore que peu les performances intellectuelles de ces patients. Une atteinte de la substance réticulée activatrice ascendante du tronc cérébral pourrait aussi jouer un rôle dans la démentification progressive des parkinsoniens. En effet, une fréquence anormalement élevée de corps de Lewy est notée dans la substance de patients ayant une détérioration intellectuelle avancée par rapport aux parkinsoniens non déments.

• *Troubles neurovégétatifs* [28]. Les troubles sont en rapport avec des lésions du noyau dorsal du X, de l'hypothalamus, des cornes latérales de la moelle épinière et des ganglions sympathiques, la perte neuronale et les corps de Lewy étant nombreux dans ces structures chez le parkinsonien âgé.

• *Dépression* [31, 46].Les troubles thymiques pourraient être secondaires à une diminution anormale de la sérotonine bien que cette anomalie ne soit pas spécifique.

Traitements

Il n'y a pas de traitement standard, chaque patient devant être apprécié de façon individuelle et mis au bénéfice d'une thérapeutique personnalisée. Le but est de maintenir le parkinsonien indépendant aussi longtemps que possible. Les médicaments utilisés dans le parkinsonisme sénile sont similaires à ceux employés dans les formes à début habituel ou précoce. La réponse au traitement, notamment la lévodopa, est cependant plus courte et, d'autre part, les sujets âgés sont sensibles aux effets secondaires qui peuvent rapidement devenir un facteur limitant. Les principaux médicaments du parkinsonisme sénile et leur posologie sont indiqués dans le tableau 12-3. La physiothérapie est importante, consistant en exercices actifs de mobilisation.

Troubles moteurs

• *Lévodopa* [4, 10, 11, 29, 48, 55]. C'est le médicament de première intention, agissant principalement sur le syndrome akinéto-rigide. Elle traverse la barrière hémato-encéphalique et est transformée en dopamine dans l'encéphale. La prescription d'un inhibiteur de la dopa-décarboxylase ne passant pas dans le système nerveux diminue les effets secondaires (nausées, hypotension, mouvements involontaires). Plus de 80 % des parkinsoniens ont une réponse initiale favorable à la lévodopa mais 20 à 50 % des sujets commencent à présenter des fluctuations après 3 à 5 ans de traitement, caractérisées par le passage de blocage ou d'un syndrome akinétique sévère à des dyskinésies (effet on-off). Ces troubles sont secondaires à un raccourcissement de l'action de la lévodopa avec les années, ceux-ci survenant plus rapidement et de façon plus intense dans le parkinsonisme sénile. Un fractionnement de la posologie quotidienne diminue les phénomènes on-off, ainsi que l'adjonction d'autres produits (agonistes dopaminergiques). Lors de rigidité nocturne insomniante, une augmentation de la posologie vespérale est utile ou la prise unique le soir d'une forme retard de lévodopa

(250 mg PO). La biodisponibilité de la lévodopa est influencée par son passage dans l'estomac et l'absorption intestinale. Cette dernière est diminuée si le médicament est donné lors des repas, surtout ceux riches en protéines. La prise d'aliments entraîne un retard de la vidange gastrique, provoquant une dégradation plus complète et une plus faible disponibilité du médicament. D'autre part, le parkinsonisme sénile s'accompagne d'un ralentissement du transit digestif. Ces fluctuations entraînent des variations notables des taux sanguins qui accentuent les phénomènes on-off. Une diète pauvre en protéines permet de diminuer ces anomalies.

• *Apomorphine* [39, 50, 62]. C'est un agoniste dopaminergique diminuant les effets on-off. L'apomorphine PO a une durée d'action brève, de l'ordre d'une heure, d'où la préférence à des injections. Les meilleurs résultats ont été notés lorsque l'apomorphine est injectée SC (1 mg/h) grâce à des stylo-injecteurs. L'apomorphine améliore les troubles dans 70 % des cas et permet après quelques semaines une diminution des doses de lévodopa chez 50 % des patients. Elle est aussi prescrite par voie sublinguale (30 mg/j en 3 prises quotidiennes), améliorant les phases off; le temps moyen de dissolution est de 30 minutes et la durée d'action optimale d'une heure et l'effet bénéfique est comparable à celui de l'apomorphine SC. Les effets secondaires sont une sédation modérée et des nausées qui sont prévenues par la dompéridone (2O mg/j PO).

• *Bromocriptine* [57]. C'est un agonsite dopaminergique qui est parfois associé à la lévodopa pour améliorer les troubles moteurs. Ce médicament a des effets secondaires (hallucinations, idées délirantes, insomnie) qui peuvent survenir dès que la posologie dépasse 30 mg/j PO, et c'est une contre-indication relative dans le parkinsonisme sénile.

Désordres neurovégétatifs [3, 36]

La constipation est améliorée par un traitement symptomatique associant une diète riche en fibres, une augmentation des apports hydriques et des laxatifs légers. Concernant l'hypotension orthostatique, des moyens simples comme des bas de contention élastique, une bonne hydratation et une surélévation du pied du lit diminuent les œdèmes et augmentent le retour veineux. Il faut aussi tenir compte de l'accentuation post-prandiale de l'hypotension qui peut être diminuée par un fractionnement des repas. Si nécessaire, la prescription de dihydrœrgotamine associée à de la caféine (2,5 mg PO avant le repas) peut diminuer l'hypotension orthostatique. Les troubles vésico-sphinctériens peuvent être améliorés par la lévodopa. L'apomorphine SC prescrite en début de nuit peut réduire la pollakiurie et les mictions impérieuses.

Dépression [46]

Des améliorations des troubles thymiques ont été obtenues par la prescription de L-5-hydroxytryptophane (100 à 150 mg/j PO).

ÉVOLUTION ET PRONOSTIC [11, 30]

Avant l'introduction de la dopathérapie au début des années 1970, la mortalité des parkinsoniens était 3 fois supérieure à celle de la population générale. L'espérance de vie est actuellement similaire à celle d'une population de même âge bien que la sénescence limite par définition l'espoir d'une longue survie. Plus que le moment d'introduction de la dopathérapie, c'est la gravité du tableau clinique qui intervient dans l'évolution de la maladie. La forme à prédominance akinétique a un mauvais pronostic, de même que la présence de signes pyramidaux et de réflexes archaïques. Le sexe masculin et un début après 60 ans sont aussi des facteurs péjoratifs. La survenue d'états confusionnels répétitifs pendant la première année de traitement et d'une détérioration intellectuelle sont aussi de mauvais pronostic. Le déclin moteur est le problème essentiel et la réapparition d'une akinésie sous dopathérapie et des fluctuations paroxystiques ont une signification péjorative. Il a été démontré que retarder l'introduction de la lévodopa entraîne la survenue plus précoce des troubles moteurs et un moins bon pronostic à longue échéance comparativement aux patients reçevant le médicament dès l'apparition des premiers troubles moteurs.

La règle est simple : tout parkinsonien ayant une akinésie handicapante ou qui progresse doit reçevoir sans attendre de la lévodopa qui améliore le confort et allonge le temps de vie du malade. Par contre, il ne semble pas que la dopathérapie modifie l'évolution démentielle.

MALADIE DE STEELE-RICHARDSON-OLSZEWSKI

C'est la seconde maladie extra-pyramidale akinéto-rigide de la sénescence, aussi dénommée «paralysie supra-nucléaire progressive» compte tenu des anomalies particulières de l'oculo-motricité. L'entité complète fut décrite pour la première fois en 1964 [59]. Comme pour le parkinsonisme sénile, les examens complémentaires (EEG, liquide céphalorachidien) sont normaux ou peu perturbé (ralentissement modéré et non spécifique de l'électrogenèse, hyperprotéinorachie). Le scanner X cérébral montre une atrophie diffuse qui est un peu plus accentuée que dans la sénescence physiologique.

ÉPIDÉMIOLOGIE [26, 44]

Aux États-Unis, la prévalence de la maladie est estimée à 7 pour 100 000 personnes âgées de plus de 55 ans. Le début se situe généralement entre 60 et 69 ans (56 % des cas), peu de patients commençant leurs troubles après 70 ans (15 %). Il existe une légère prédominance masculine (1,2 à 1,5/1). La durée moyenne entre l'apparition des premiers symptômes et le diagnostic est de 4,5 ans. Le mode de début est atypique, comportant des troubles de la marche ou des chutes à répétition dans plus de 60 % des cas et des plaintes d'ordre visuel (vision floue, fixation difficile), ces troubles précédant l'apparition des symptômes extra-pyramidaux. La détérioration intellectuelle est un symptôme initial dans 20 % des cas.

PRÉSENTATION CLINIQUE

Les critères diagnostiques sont résumés dans le tableau 12-4.

TABLEAU 12-4. — MALADIE DE STEELE-RICHARDSON-OLSZEWSKI : CRITÈRES DIAGNOSTIQUES

Critères principaux :	– début > 40 ans – évolution rapidement progressive – bradykinésie – ophtalmoplégie : - regard vers le bas limité à 15° - réflexe oculocéphalique présent - nystagmus optocinétique aboli dans la verticalité
idem + 3 des critères suivants :	– chutes fréquentes, surtout au début de la maladie – rigidité axiale > rigidité des membres – hyperextension de la tête – présence d'une dysarthrie ou d'une dysphagie – hyperréflexie et signe de Babinski – pas de tremblement
Critères d'exclusion :	– signes cérébelleux – polyneuropathie d'origine indéterminée – troubles neurovégétatifs à l'exception de l'hypotension posturale

Troubles moteurs [16, 38, 40, 59]

• *Rigidité et akinésie.* L'hypertonie est très importante mais ne présente en général pas l'aspect plastique de la rigidité parkinsonienne. Il existe une dystonie d'attitude prédominant sur la nuque avec contracture des muscles du cou et hyperextension de la tête, ce signe étant pathognomonique. La musculature faciale est aussi hypertonique donnant à la physionomie un aspect «tragique». La rigidité et l'akinésie sont à l'origine de difficultés à la marche et de chutes répétées. La dysarthrie est précoce, pouvant précéder l'ophtalmoplégie, et d'évolution rapidement défavorable. Les troubles de la déglutition surviennent plus tard dans l'évolution de la maladie et sont responsables de la majorité des décès par pneumopathie sur fausse route.

• *Autres anomalies.* Un rire et un pleurer spasmodique peuvent être présents mais moins fréquemment que dans le syndrome pseudo-bulbaire. Les réflexes archaïques sont observés chez tous les patients, principalement le réflexe de préhension. Un syndrome pyramidal modéré (hyperréflexie, signe de Babinski) est fréquemment mis en évidence, étant identique à celui noté dans le parkinsonisme sénile. Une dystonie isolée d'un membre peut aussi être un signe initial de l'affection. Le tremblement est rarement constaté et sa présence doit faire rediscuter le diagnostic.

Troubles de l'oculomotricité [16, 17, 44]

Les patients ont classiquement une ophtalmoplégie prédominant sur les mouvements de verticalité, notamment une paralysie du regard vers le bas (mouvement inférieur à 15°), ainsi qu'une paralysie de la convergence et des troubles de la fixation du regard. Par contre, le réflexe oculocéphalique est conservé, confirmant l'origine supranucléaire des troubles. Une rétraction des paupières supérieures est fréquente, de même qu'un blépharospasme ou une apraxie oculaire. Des cas ont été décrits sans ophtalmoplégie.

Détérioration intellectuelle [9, 15, 19, 27]

La démence fait partie du tableau clinique. Au début, les patients ont souvent des troubles du comportements d'allure psychiatrique : méfiance, jalousie, délire de persécution, agitation psychomotrice, névrose obsessionnelle. Les désordres neuropsychologiques sont variés et s'aggravent rapidement avec la progression de la maladie, évoquant un syndrome frontal. L'attention est perturbée, le patient ayant de la peine à se concentrer, pouvant paraître confus. L'élocution est monotone, soit lente ou, au contraire, rapide. Il existe des persévérations et une palilalie ainsi qu'une écholalie sont très souvent notées. Comme dans la démence du parkinsonisme sénile, il n'y a habituellement pas de syndrome aphaso-apraxo-agnosique.

Autres troubles [9, 16]

La vigilance peut être perturbée (somnolence), surtout en fin d'évolution de la maladie, de même que le sommeil qui peut aboutir à une hypersomnie majeure dans les cas avancés.

Diagnostic et diagnostic différentiel

Le diagnostic différentiel avec les autres syndromes extra-pyramidaux de la sénescence est décrit dans le tableau 12-2. Au début de la maladie, c'est surtout la maladie de Parkinson qui est évoquée mais il n'existe pas l'attitude générale en flexion ni le tremblement, et la réponse à la lévodopa est soit nulle ou de très courte durée. Il a été établi que 4 % des patients, chez qui le diagnostic de parkinsonisme avait été retenu, souffraient en réalité d'une maladie de Steele-Richardson-Olszewski. Plus tard, la détérioration intellectuelle peut être confondue avec une maladie d'Alzheimer mais on n'observe pas de syndrome aphaso-apraxo-agnosique. Une maladie de Steele-Richardson-Olszewski est à évoquer devant un parkinsonisme sénile atypique ne répondant pas à la dopathérapie.

Éléments de pathologie [9, 16, 21, 27, 28]

La lésion élémentaire essentielle est la dégénérescence neurofibrillaire. Il existe une perte neuronale diffuse et sévère du système nerveux mais qui respecte les régions les plus internes du cerveau. L'atteinte du système dopaminergique nigrostriatal est constante mais les systèmes dopaminergiques mésocortical et mésolimbique sont intacts. Une atrophie et une gliose importante sont mises en évidence au niveau des colliculi supérieurs, de l'aire prétectale, de la substance grise périaqueducale et des corps de Luys, la dégénérescence neurofibrillaire y étant également majeure. Comme dans le parkinsonisme sénile, ces lésions sont diversement associées et rendent compte de la diversité des présentations cliniques, notamment au début de l'affection. Par rapport au parkinsonisme sénile, il existe une atteinte précoce et sévère de la formation réticulée du tronc cérébral, qui est plus importante que chez les parkinsoniens. La détérioration intellectuelle et les troubles neuropsychologiques de type frontal pourraient être le résultat d'une atteinte des structures cortico-sous-corticales, notamment les projections corticales des noyaux thalamiques de la ligne médiane et de la partie antérieure du pallidum, ainsi que les lésions de la réticulée mésencéphalique.

TRAITEMENTS ET ÉVOLUTION [23, 38, 44]

Contrairement au parkinsonisme, la lévodopa est inefficace dans la maladie de Steele-Richardson-Olszewski, pouvant améliorer l'akinésie pendant quelques mois mais jamais la rigidité dystonique et l'ophtalmoplégie. De tous les médicaments utilisés, la bromocriptine (50 mg/j PO) est le plus actif et le plus capable d'améliorer les troubles, mais de façon transitoire. L'idazoxan, un inhibiteur présynaptique alpha-2 (10 à 40 mg/j PO), a montré des résultats intéressant mais c'est encore un traitement expérimental. Comme dans le parkinsonisme, la physiothérapie est importante, permettant de prévenir et de retarder l'apparition des contractures et des déformations. Au stade tardif, les patients sont grabataires, la rigidité étant considérable et il existe une démence grave avec mutisme. La survie moyenne depuis le début des troubles est de 5 à 6 ans, avec des extrêmes allant jusqu'à 10 à 12 ans.

TREMBLEMENT SÉNILE

[12, 33, 42, 64]

Le tremblement traduit la répétition involontaire de mouvements rythmiques touchant un segment corporel et résultant de contractions alternées de muscles agonistes et antagonistes.

Le tremblement sénile est une variante du tremblement essentiel qui peut déjà survenir à l'adolescence. Il existe des antécédents familiaux dans 30 à 50 % des cas. Sa prévalence chez les sujets de plus de 70 ans varie entre 5 et 10 %.

• *Séméiologie*. Absent au repos, il apparaît au maintien d'attitude ou lors d'un mouvement, sa fréquence étant de 8 à 12 Hz. Il est mis en évidence à l'extension dorsale du membre supérieur, et l'application d'une feuille de papier sur la main augmente son amplitude. Il peut perturber les mouvements fins et l'écriture (tremblement primaire de l'écriture), qui devient parfois illisible, mais il n'y a pas de micrographie comme dans le parkinsonisme. Lorsque la tête est touchée, le tremblement peut être vertical (tremblement affirmatif) ou horizontal (tremblement négatif). Il peut aussi atteindre la musculature laryngée, provoquant une trémulation de la voix qui est plus fréquente chez la femme âgée. Il s'agit d'un tremblement monosymptomatique, irrégulier et accentué à l'expiration. Les jambes présentent rarement un tremblement sénile qui peut survenir au lever et au début de la marche (tremblement orthostatique). De façon typique, les troubles diminuent avec l'ingestion d'alcool.

• *Diagnostic différentiel* (tableau 12-1). Il doit principalement être fait avec le tremblement parkinsonien qui est souvent asymétrique, visible au repos, de basse fréquence (4 à 7 Hz) et disparait aux mouvements volontaires. Le tremblement cinétique du syndrome cérébelleux n'est pas un vrai tremblement mais l'expression d'une mauvaise coordination. Il prédomine à la racine des membres, étant observé au début du mouvement et à l'approche du but.

• *Traitements.* Compte tenu du grand âge, le traitement n'est introduit que lorsque le tremblement devient invalidant. Les ß-bloqueurs (propranolol : 3 x 40 mg/j PO) peuvent améliorer les troubles, de même que les benzodiazépines (clonazépam : 1,5 à 3 mg/j PO) ou le phénobarbital (50 à 100 mg/j PO).

SYNDROMES HYPERKINÉTIQUES

Des dyskinésies idiopathiques sont notées chez 10 % des vieillards, principalement bucco-linguo-faciales. Des dyskinésies médicamenteuses sont fréquentes, secondaires à l'utilisation prolongée (plusieurs années) d'antidépresseurs ou de neuroleptiques.

DYSKINÉSIES

Dyskinésies bucco-linguo-faciales [34, 64, 70]

Elles sont rapportées chez 2 à 10 % des sujets âgés entre 65 et 85 ans, plus fréquemment des femmes. Il existe des mouvements répétitifs et involontaires d'ouverture et de fermeture de la bouche, de protusion linguale avec léchage des lèvres ou de gonflement des joues; ces dyskinésies sont modérées et n'intéressent que la bouche, épargnant la partie supérieure de la face et la musculature du cou. Les dyskinésies oro-faciales du vieillard édenté en sont une variante. Les mouvements seraient secondaires aux troubles proprioceptifs dûs à l'absence des dents ou à un dentier mal adapté.

Dyskinésies médicamenteuses [58, 64]

Les dyskinésies médicamenteuses sont habituellement des complications tardives de traitements psychiatriques de longue durée. Elles ressemblent aux dyskinésies bucco-linguo-faciales mais sont beaucoup plus importantes et invalidantes. Elles sont favorisées par la fatigue, l'émotion, la conversation ou les repas, étant diminuée par le repos et le sommeil. Ce sont les neuroleptiques qui en sont principalement responsables. Les autres médicaments incriminés sont les antihistaminiques, la phénytoïne, la flunarizine, le lithium et les antiémétiques (thiéthylpérazine). Des dyskinésies peuvent aussi survenir dans l'évolution du traitement d'une maladie de Parkinson.

Autres causes [64]

Une affection métabolique ou une maladie de système peuvent parfois entraîner la survenue de dyskinésies chez le sujet âgé : hyperthyréose, hyperparathyroïdie, polyglobulie, lupus érythémateux.

Dystonies

En plus des dystonies de la maladie de Steele-Richardson-Olszewski et de celles survenant dans l'évolution du traitement du parkinsonisme, le syndrome de Meige est le syndrome dystonique isolé le plus fréquent de la sénescence.

Syndrome de Meige [1, 63]

Le blépharospasme bénin essentiel consiste en un spasme symétrique des muscles orbiculaires oculaires. Il apparaît entre 50 et 60 ans, prédominant chez la femme. Dans 75 % des cas, le symptôme inaugural est un blépharospasme unilatéral qui est aggravé par l'attention visuelle, un éclairage violent, la discussion ou la marche. Par contre, le spasme disparaît durant le sommeil. Le début est progressif avec un clignement fréquent des paupières, puis survient la contracture tonique des paupières pendant quelques secondes. L'évolution se fait vers une dystonie oro-mandibulaire donnant une allure grimaçante au visage. Les troubles s'accompagnent d'une dysarthrie ou d'une dysphonie. Une dépression est fréquemment associée mais il n'y a pas de détérioration intellectuelle. Il n'existe pas de traitement vraiment efficace : les benzodiazépines (clonazépam : 1,5 à 3 mg/j PO) ou le phénobarbital (50 à 100 mg/j PO) sont prescrits lorsque l'affection devient trop invalidante. L'origine des troubles est inconnue.

Chorées [12, 64]

• *Chorée de Huntington.* C'est surtout une maladie du jeune et de l'âge moyen. Elle est rare dans la sénescence et environ 3 à 5 % des patients commencent leur maladie après 65 ans. L'évolution des troubles moteurs et de la démence est plus lente que dans les formes à début habituel (cf. chapitre 17).

• *Chorée sénile.* C'est un syndrome rare caractérisé par la survenue de mouvements choréiques chez un vieillard mais sans détérioration intellectuelle. Les mouvements anormaux, généralement modérés, intéressent la face et les extrémités. C'est une entité peu connue en rapport avec une dégénérescence du noyau caudé et du putamen.

Myoclonies [22, 64]

Des myoclonies essentielles nocturnes et d'évolution bénignes sont constatées chez 10 à 30 % des sujets âgés. Des myoclonies, discrètes au début (< 100 msec) puis associée à une détérioration intellectuelle, doivent faire rechercher une maladie de Creutzfeldt-Jakob (cf. chapitre 17). Elles sont aussi observées dans 2 à 10 % des maladies d'Alzheimer.

Bibliographie

[1] Adour K.K. — Diagnosis and management of facial paralysis. *N. Engl. J. Med.*, 1982, *307*, 348-351.

[2] Agid Y. — Parkinson's disease : pathophysiology. *Lancet*, 1991, *337*, 1321-1324.

[3] Ahmad R.A.S., Watson R.D.S. — Treatment of postural hypotension. *Drugs*, 1990, *39*, 74-85.

[4] Baruzzi A., Contin M., Riva R. *et al.* — Influence of meal ingestion time on pharmacokinetics of orally administered levodopa in parkinsonian patients. *Clin. Neuropharmacol.*, 1987, *10*, 527-537.

[5] Berciano J. — Olivopontocerebellar atrophy. *J. Neurol. Sciences*, 1982, *53*, 253-272.

[6] Blin O., Ferrandez A.M., Pailhous J., Serratrice G. — Une nouvelle méthode d'analyse quantitative de la marche du parkinsonien : illustration sur 6 patients. *Rev. Neurol., Paris*, 1990, *146*, 48-50.

[7] Brown R.G., Marsden C.D. — How common is dementia in Parkinson's disease. *Lancet*, 1984, *2*, 1262-1265.

[8] Caekebeke J.F.V., Jennekens-Schinkel A., Van Der Linden M.E. *et al.* — The interpretation of dysprosody in patients with Parkinson's disease. *J. Neurol. Neurosurg. Psychiatry*, 1991, *54*, 145-148.

[9] Cambier J., Masson M., Viader F., Limodin J., Strube A. — Le syndrome frontal de la paralysie supranucléaire progressive. *Rev. Neurol., Paris*, 1985, *141*, 528-536.

[10] Caraceni T., Scigliano G., Musicco M. — The ocurence of motor fluctuations in parkinsonian patients treated long term with levodopa. *Neurology*, 1991, *41*, 380-384.

[11] Clough C.G. — Parkinson'disease : management. *Lancet*, 1991, *337*, 1324-1327.

[12] Critchley M. — The neurology of old age. *Lancet*, 1931, *1*, 1221-1230.

[13] Delwaide P.J., Delmotte P. — Comparison of normal senile gait with parkinsonian gait. In : *Parkinsonism and Aging*. Calne D.B. *et al.* Ed., Raven Press Ltd, New York, 1989, 229-237.

[14] Delwaide P.J., Pepin J.L., Martens de Noordhout A. — La rigidité parkinsonienne : aspects cliniques et physiopathologiques. *Rev. Neurol., Paris*, 1990, *146*, 548-554.

[15] Destee A., Gray F., Parent M. *et al.* — Comportement compulsif d'allure obsessionnelle et paralysie supranucléaire progressive. *Rev. Neurol., Paris*, 1990, *146*, 12-18.

[16] Dubas F., de Recondo J. — Paralysie supra-nucléaire progressive. Maladie de Steele, Richardson, Olszewski. *Encycl. Méd. Chir., Paris, Neurologie*, 3-1983, 17062 B10.

[17] Dubas F., Gray F., Escourolle R. — Maladie de Steele-Richardson-Olszewski sans ophtalmoplégie : six cas anatomo-cliniques. *Rev. Neurol., Paris*, 1983, *139*, 407-416.

[18] Dubois B., Hauw J.J., Ruberg M. *et al.* — Démence et maladie de Parkinson : corrélations biochimiques et anatomo-cliniques. *Rev. Neurol., Paris*, 1985, *141*, 184-193.

[19] Dubois B., Pillon B., Legault F. *et al.* — Slowing of cognitive processing in progressive supranuclear palsy. *Arch. Neurol.*, 1988, *45*, 1194-1199.

[20] Fahn S. — Differential diagnosis of tremors. *Med. Clin. North Am.*, 1972, *56*, 1363-1375.

[21] Fujimura H., Umbach I. — Rôle de l'atteinte de la substance réticulée dans la démence de la maladie de Parkinson. *Rev. Neurol., Paris*, 1987, *143*, 108-114.

[22] Galasko D., KwO-On-Yuen P.F., Klauber M.R., Thal L.J. — Neurological findings in Alzheimer's disease and normal aging. *Arch. Neurol.*, 1990, *47*, 625-627.

[23] Ghika J., Tennis M., Hoffman E. *et al.* — Idazoxan treatment in progressive supranuclear palsy. *Neurology*, 1991, *41*, 986-991.

[24] Gibb W.R.G., Lees A.J. — A comparison of clinical and pathological features of young- and old-onset Parkinson's disease. *Neurology*, 1988, *38*, 1402-1406.

[25] Goetz C.G., Lutge W., Tanner C.M. — Autonomic dysfunction in Parkinson's disease. *Neurology*, 1986, *36*, 73-76.

[26] Golbe L.I., Davis P.H., Schoenberg B.S., Duvoisin R.C. — Prevalence and natural history of progressive supranuclear palsy. *Neurology*, 1988, *38*, 1031-1034.

[27] Grafman J., LitvaN I., Gomez C., Chase T.N. — Frontal lobe function in progressive supranuclear palsy. *Arch. Neurol.*, 1990, *47*, 553-558.

[28] Gray F. — Neuropathologie des syndromes parkinsoniens. *Rev. Neurol., Paris*, 1988, *144*, 229-248.

[29] GUILLARD A., FENELON G. — Maladie de Parkinson et syndromes parkinsoniens. *Encycl. Méd. Chir., Paris, Neurologie*, 3-1983, 17062 A 10.

[30] GUILLARD A., CHASTANG C., FENELON G. — Etude à long terme de 416 cas de maladie de Parkinson. Facteurs de pronostic et implications thérapeutiques. *Rev. Neurol., Paris*, 1986, *142*, 207-214.

[31] GUILLARD A., FENELON G., MAHIEUX F. — Les altérations cognitives au cours de la maladie de Parkinson. *Rev. Neurol. Paris*, 1991, 147, 337-355.

[32] HOEHN M.M., YAHR M.D. — Parkinsonism : onset, progression and mortality. *Neurology*, 1967, *17*, 427-442.

[33] JEDYNAK C.P., TRUELLE J.L., GRAVELEAU P. — Les tremblements. *Encycl. Méd. Chir., Paris, Neurologie*, 17010 A10, 10-1990, 13p.

[34] KOLLER W.C. — Edentulous dyskinesia. *Ann. Neurol.*, 1983, *13*, 97-99.

[35] KOLLER W., O'HARA R., WEINER W. *et al.* — Relationship of aging to Parkinson's disease. *Adv. Neurol.*, 1986, *45*, 317-321.

[36] KORCYN A.D. — Autonomic nervous system dysfunction in Parkisnon's disease. In : *Parkinsonism and Aging*. Calne D.B. *et al.* Ed., Raven Press Ltd, New York, 1989, 211-219.

[37] LAVERNHE G., POLLAK P., BRENIER F. *et al.* — Maladie d'Alzheimer et maladie de Parkinson. Différentiation neuropsychologique. *Rev. Neurol., Paris*, 1989, *145*, 24-30.

[38] LECHEVALIER B., VIADER F. — La paralysie supra-nucléaire progressive (maladie de Steele-Richardson-Olszewski) vingt et un ans après. *Presse Méd.*, 1990, *19*, 1879-1881.

[39] LEES A.J., MONTASTRUC J.L., TURJANSKI N. *et al.* — Sublingual apomorphine and Parkinson's disease. *J. Neurol. Neurosurg. Psychiatry*, 1989, *52*, 1440.

[40] LEGER J.M., GIRAULT J.A., BOLGERT F. — Deux cas de dystonie isolée d'un membre supérieur inaugurant une maladie de Steele-Richardson-Olszewski. *Rev. Neurol., Paris*, 1987, 143, 140-142.

[41] LICHTER D.G., CORBETT A.J., FITZGIBBON G.N. *et al.* — Cognitive and motor dysfunction in Parkinson's disease. *Arch. Neurol.*, 1988, *45*, 854-860.

[42] LOU J.S., JANKOVIC J. — Essential tremor : clinical correlates in 350 patients. *Neurology*, 1991, *41*, 234-238.

[43] LUGARESI A., MONTAGNA P., GALLASSI R. *et al.* — Extra-pyramidal syndrome and depression induced by flunarizine. *Eur. Neurol.*, 1988, *28*, 208-211.

[44] MAHER E.R., LEES A.J. — The clinical features and natural history of the Steele-Richardson-Olszewski syndrome (progressive supranuclear palsy). *Neurology*, 1986, *36*, 1005-1008.

[45] MARSDEN C.D. — Parkinson's disease. *Lancet*, 1990, *1*, 948-952.

[46] MAYEUX R., STERN Y., WILLIAMS J.B.W. *et al.* — Depression and Parkinson's disease. *Adv. Neurol.*, 1986, *45*, 451-455.

[47] OHYE C. — Rôle des noyaux thalamiques dans l'hypertonie et le tremblement de la maladie de Parkinson. *Rev. Neurol., Paris*, 1986, *142*, 362-367.

[48] PINCUS J.H., BARRY K. — Influence of dietary protein on motor fluctuations in Parkinson's disease. *Arch. Neurol.*, 1987, *44*, 270-272.

[49] POIRIER J., GRAY F., ESCOUROLLE R. — *Manuel de neuropathologie*. 3e éd., Masson, Paris, 1989.

[50] POLLACK P., CHAMPAY A.S., GAIO J.M. *et al.* — Administration sous-cutanée d'apomorphine dans les fluctuations motrices de la maladie de Parkinson. *Rev. Neurol., Paris*, 1990, *146*, 116-122.

[51] RAJPUT A.H., OFFORD K.P., BEARD C.M, KURLAND L.T. — Epidemiology of Parkinsonism : incidence, classification and mortality. *Ann. Neurol.*, 1984, *16*, 278-282.

[52] REGLI F. — Diagnostic différentiel de la maladie de Parkinson dans l'âge avancé. *Médecine et Hygiène*, 1988, *46*, 3352-3357.

[53] ROGERS D., LEES A.J., SMITH E. *et al.* — Bradyphrenia in Parkinson's disease and psychomotor retardation in depressive illness : an experimental study. *Brain*, 1987, 110, 761-776.

[54] RONDOT P., BIANCO C., DE RECONDO J. — Ageing and Parkinson's disease. *Gerontology*, 1986, *32* (suppl. 1), 102-105.

[55] RONDOT P., ZIEGLER M., AYMARD N., HOLZER J. — Levodopa-bensérazide à libération contrôlée et fluctuations d'efficacité au cours du traitement de la maladie de Parkinson. *Rev. Neurol., Paris*, 1987, *143*, 746-752.

[56] SANTAMARIA J., TOLOSA E., VALLES A. — Parkinson's disease with depression : a possible subgroup of idiopathic parkinsonism. *Neurology*, 1986, *36*, 1130-1133.

[57] SIMONETTA M., SCHMITT L., MONTASTRUC J.L., RASCOL A. — Effets neuropsychiques secondaires de la bromocriptine dans la maladie de Parkinson. *Rev. Neurol., Paris*, 1987, *143*, 608-611.

[58] SMITH J.M., BALDESSARINI R.J. — Changes in prevalence, severity and recovery in tardive dyskinesia with age. *Arch. Gen. Psychiatry*, 1980, *37*, 1368-1373.

[59] STEELE J.C., RICHARDSON J.C., OLSZEWSKI J. — Progressive supranuclear palsy. *Arch. Neurol.*, 1964, *10*, 333-359.

[60] STEPHEN P.J., WILLIAMSON J. — Drug-induced parkinsonism in the elderly. *Lancet*, 1984, *2*, 1082-1083.

[61] STERN M., DULANEY E., GRUBER S.B. — The epidemiology of Parkinson's disease. *Arch. Neurol.*, 1991, *48*, 903-907.

[62] STIBE C.M.H., LEES A.J., KEMPSTER P.A., STERN G.M. — Subcutaneous apomorphine in parkinsonian on-off oscillations. *Lancet*, 1988, *1*, 403 -406.

[63] TOLOSA E.S. — Clinical features of Meige's disease. *Arch. Neurol.*, 1981, *38*, 147-151.

[64] TOLOSA E., BALAGUER E. — Nonparkinsonian movement disorders in the elderly. In : *Parkinsonism and Aging*. Calne D.B. *et al.* Ed., Raven Press Ltd, New York, 1989, 211-219.

[65] ULDRY P.A., REGLI F. — Manifestations initiales du Parkinsonisme : diagnostic et diagnostic différentiel. *Rev. Med. Suisse Romande*, 1991, *111*, 3-8.

[66] VERRET J.M., LAPRESLE J. — Séméiologie motrice du thalamus. *Rev. Neurol., Paris*, 1986, *142*, 368-374.

[67] WAESPE W., HAYEK J., WICHMANN W., BADER J.P. — Die olivoponto-zerebelläre Atrophie als wichtige Differentialdiagnose ataktischer Gangstörungen beim älteren Patienten. *Schweiz. Med. Wochenschr.*, 1988, *118*, 1032-1038.

[68] WOLTERS E.C., CALNE D.B. — Parkinson's disease related to aging? In : *Parkinsonism and Aging*. Calne D.B. *et al.* Ed., Raven Press Ltd, New York, 1989, 125-132.

[69] YAHR M.D. — Parkinson's disease. *Semin. Neurol.*, 1982, *2*, 343-35O.

[70] YASSA R., CAMILLE Y., BELZILE L. — Tardive dyskinesia in the course of antidepressant therapy : a prevalence study and review of the literature. *J. Clin. Psychopharmacol.*, 1987, *7*, 243-246.

13

Myélopathies

Une atteinte médullaire est souvent constatée chez le sujet âgé. Il peut s'agir d'une forme bénigne de myélopathie cervicale secondaire à une cervicarthrose ou d'affections plus graves comme une souffrance médullaire d'origine tumorale ou dégénérative (ex : sclérose latérale amyotrophique). Des maladies plus rares dans la sénescence doivent aussi être connues (dégénérescence médullaire sur hypovitaminose B12, sclérose en plaques) afin de ne pas retarder l'introduction d'un traitement adéquat.

MYÉLORADICULOPATHIE CERVICALE

C'est la cause la plus fréquente de souffrance médullaire après 65 ans et de démarche ataxo-spastique de la sénescence. La myéloradiculopathie cervicale traduit une souffrance médullaire et/ou radiculaire du membre supérieur secondaire à la dégénérescence arthrosique de la colonne cervicale, qui est notée chez 75 à 80 % des sujets de plus de 70 ans avec ou sans traduction clinique. L'atteinte médullaire et les compressions radiculaires du membre supérieur sont traitées ensemble étant donné leur très grande association.

Mode de début [16, 31]

Dans 80 % des cas, les patients n'avaient jamais souffert de la nuque ni de brachialgies lorsque surviennent les premiers symptômes. Les troubles sont généralement d'apparition progressive sur 1 à 2 ans mais peuvent aussi apparaître brutalement suite à un accident ou une extension soudaine de la tête. Au début, le patient se plaint de nuccalgies ou de douleurs tensionnelles à point de départ cervical avec irradiation vers l'occiput. Il signale aussi des difficultés à tourner la tête. Puis apparaissent des troubles de la marche avec fatigabilité anormale et perturbation de l'équilibre ou un dérobement des jambes, l'atteinte étant bilatérale. Les symptômes des membres inférieurs sont modérés au début, étant augmentés par la fatigue. Des paresthésies des membres supérieurs ou des jambes peuvent s'associer aux troubles moteurs ou survenir isolément au début. Par contre, les troubles sphinctériens sont rares.

PRÉSENTATION CLINIQUE [16, 31]

La présentation clinique de la myéloradiculopathie cervicale associe :

— une raideur du rachis cervical qui est douloureux de façon inconstante;

— un syndrome pyramidal des membres inférieurs avec paraparésie spastique;

— des brachialgies qui ne sont pas toujours présentes.

Il existe 4 syndromes principaux concernant la myéloradiculopathie cervicale :

— un syndrome d'atteinte transverse de la moelle qui est la forme la plus fréquente;

— un syndrome d'atteinte centro-médullaire évoquant une syringomyélie;

— un syndrome de Brown-Séquard;

— une atteinte motrice seule évoquant une pseudosclérose latérale amyotrophique et qui est secondaire à une souffrance du motoneurone central et du motoneurone périphérique

Syndrome cervical

Son importance est proportionnelle à l'âge, la mobilisation du rachis cervical étant limitée chez le grand vieillard. Les signes principaux sont une diminution de la rotation et de l'antéflexion. Des douleurs ou un signe de Lhermitte sont constatés dans 20 % des cas.

Séméiologie médullaire

Elle correspond au syndrome sous-lésionnel qui est caractérisé par un syndrome pyramidal avec hyperréflexie, signe de Babinski et paraparésie spastique, celle-ci étant discrète au début. Les troubles sensitifs sont généralement absents ou modérés, caractérisés par une diminution de la sensibilité proprioceptive des membres inférieurs. Les troubles sphinctériens sont rarement présents. Une marche ataxo-spatique est constatée dans les formes avancées de la maladie.

Séméiologie radiculaire

Une souffrance radiculaire des membres supérieurs peut manquer au tableau clinique ou, au contraire, être la plainte principale de la maladie. Les réflexes peuvent être diminués ou abolis, contrastant avec l'hyperréflexie des membres inférieurs. Ils sont parfois exagérés de façon globale dans les atteintes cervicales hautes. La force est généralement conservée ou, au contraire, il existe une parésie de topographie radiculaire. Une amyotrophie survient à la longue et qui est rapidement mise en évidence chez le sujet âgé, pouvant être localisée à un territoire radiculaire ou être globale. Des fasciculations sont observées mais uniquement aux membres supérieurs, et peuvent prêter à confusion avec une sclérose latérale amyotrophique qui, par contre, ne s'accompagne pas de troubles de la sensibilité. Au début, il n'y pas ou peu d'atteinte de la sensibilité superficielle, bien qu'il puisse exister un déficit de topographie radiculaire. Avec l'évolution des troubles, on observe une atteinte nette de la sensibilité propriceptive aux membres supérieurs et inférieurs.

MÉCANISMES ÉTIOPATHOGÉNIQUES [16]

Il existe un canal cervical étroit lorsque le diamètre sagittal est inférieur à 10 mm. Les modifications arthrosiques débutent habituellement en C5-C6 et C6-C7, qui sont les segments les plus mobiles, et intéressent les plateaux intervertébraux ainsi que les articulations interapophysaires postérieures. Les glissements vertébraux sont favorisés par la cervicarthrose. L'arthrose uncovertébrale est secondaire à une dégénérescence des apophyses unciformes avec rétrecissement du canal de conjugaison. Cependant, il semble que les remaniements arthrosiques ne suffisent pas et que la présence d'un canal cervical étroit constitutionnel soit également nécessaire pour la survenue des troubles. Les modifications du rachis entraînent une compression directe de la moelle et la neuropathologie montre une dégénérescence des cordons postérieurs et latéraux, ainsi qu'une perte cellulaire au niveau de la corne antérieure. Une origine ischémique a aussi été proposée pour expliquer les troubles, soit en relation avec une artériosclérose, soit secondaire à une compression vasculaire d'origine arthrosique intéressant aussi bien les artères que le retour veineux.

TABLEAU 13-1. — MYÉLORADICULOPATHIE CERVICALE : DIAGNOSTIC DIFFÉRENTIEL

Atteintes du rachis cervical, des méninges ou de la moelle – hernie discale – spondylosis – luxation atlaïdo-axoïdienne – tumeurs rachidiennes ou médullaires (primitives ou métastases) – méningite – ostéomyélite – sclérose latérale amyotrophique
Atteinte de la ceinture scapulaire et du membre supérieur – syndrome du défilé thoracique – syndrome de Pancoast – plexite brachiale – périarthrite scapulo-humérale – syndrome du tunnel carpien
Douleurs référées – angine de poitrine et infarctus du myocarde – dissection aortique – atteintes et tumeurs pharyngées et rétrolaryngées

DIAGNOSTIC ET DIAGNOSTIC DIFFÉRENTIEL [29]

Généralités

Le tableau 13-1 présente les principaux diagnostics différentiels de myéloradiculopathie cervicale du vieillard. Concernant la myélopathie, les étiologies les plus fréquentes sont une tumeur médullaire (primitive ou secondaire), une subluxation atlaïdo-axoïdienne, une forme tardive de sclérose en plaques, une myélose funiculaire secondaire (hypovitaminose B12), une syringomyélie, une neurosyphilis, les conséquences d'une maladie de Bechterew ou une calcification du ligament longitudinal postérieur. Concernant une souffrance radiculaire, il faut évoquer un syndrome du tunnel carpien, une périarthrite de l'épaule ou une épicondylite.

Imagerie médicale

Le diagnostic repose sur l'imagerie et les examens paracliniques tant neurologiques (ex : liquide céphalorachidien) que généraux. En plus des radiographies standards du rachis cervical, l'imagerie par résonance magnétique est meilleure que la myélographie et le scanner X dans l'évaluation du rachis cervical arthrosique. Sur les images pondérées en T1, le noyaux pulpeux normal a un signal qui diminue en cas de noyau dégénéré ou de hernie. La sténose et la présence des hernies sont appréciées sur les images pondérées en T2 par leur contraste avec le liquide céphalorachidien qui possède un hypersignal. L'imagerie par résonance magnétique est excellente pour visualiser les hernies cervicales à localisation médiane et paramédiane, surtout en C6-C7 et C7-D1, mais elle est moins bonne pour les hernies foraminales où le scanner X avec produit de contraste est meilleur.

Cas particuliers de myéloradiculopathies cervicales

Cervicarthrose et hernie discale [37]

Une hernie discale cervicale isolée ou pluriétagée peut être présente lorsqu'il existe d'importantes altérations dégénératives du disque intervertébral. Cette pathologie est observée chez 10 à 20 % des personnes âgées ayant une myélopathie cervicale, habituellement en C3-C4 mais moins souvent en C5-C6 et C4-C5. Elle est souvent méconnue car les symptômes sont attribués aux remaniements osseux, bien que l'évolution soit de courte durée (4 et 12 semaines) dans 60 % des cas. Les troubles régressent dans 80 % des cas si une intervention peut être effectuée rapidement.

Syndrome «engourdissement-main malhabile» [17]

Dans 10 % des cas, la spondylose cervicale se manifeste par une symptomatologie limitée aux membres supérieurs. Les hommes sont plus souvent atteints que les femmes (rapport : 10/3) et les symptômes peuvent précéder de plusieurs mois l'apparition de signes objectifs à l'examen clinique. Le patient commençe à se plaindre de paresthésies sous la forme d'un engourdissement diffus des mains suivi d'une maladresse rapidement invalidante. Les troubles de la sensibilité sont le désordre principal avec une hypopallesthésie et une stéréognosie très perturbées, certains patients ne pouvant plus reconnaître les objets qu'ils touchent. Il faut souligner que les troubles subjectifs sont beaucoup plus importants que les signes objectifs. La maladresse survient dans un second temps, étant associée à une parésie dans la moitié des cas. L'atrophie est rare, de même que les fasciculations. Il n'existe que peu d'anomalies aux membres inférieurs : hyperréflexie, paraparésie discrète, hypopallesthésie malléolaire. L'origine exacte des troubles est controversée mais pourrait être secondaire à une myélopathie cervicale haute située entre le trou occipital et C5. Le traitement est chirurgical mais une amélioration n'est notée que dans 25 à 50 % des cas.

Polyarthrite rhumatoïde [24, 35]

• *Généralités.* La maladie débute habituellement entre 20 et 50 ans, plus rarement après 65 ans; compte tenu de sa faible mortalité, de nombreux patients passent le cap des 70 ans. Le pourcentage de patients atteints de polyarthrite rhumatoïde passe de 0,45 à 0,8 % de la 4e ou 8e décennie pour les hommes, et de 1,7 à 2,5 % de la 5e à la 8e décennie pour les femmes.

• *Présentation clinique.* Une localisation cervicale est notée chez 20 % des patients de plus de 60 ans dont la maladie évolue depuis plus de 10 ans, mais une myélopathie compressive n'est observée que dans moins de 10 % des cas. L'atteinte touche surtout les deux premières vertèbres cervicales avec une progressive luxation atloïdo-axoïdienne (5 à 8 % des cas). Il peut aussi exister une impression basilaire avec invagination de l'apophyse odontoïde dans le trou occipital. L'atteinte est lentement évolutive, se manifestant par un syndrome médullaire chronique. Au début, la symptomatologie est caractérisée par une diminution de la motilité du cou, des douleurs cervicales hautes, des céphalées occipitales et des paresthésies des membres supérieurs. Dans les cas avancés, il existe un syndrome médullaire franc. En plus de l'atteinte cervicale, le rachis peut être touché à différents niveaux par une pachyméningite étagée ou des nodules rhumatoïdes extra-duraux entraînant une compression médullaire avec un syndrome lésionnel et sous-lésionnel, ou une souffrance radiculaire isolée. La polyneuropathie de la polyarthrite rhumatoïde est décrite dans le chapitre 14.

TRAITEMENT ET ÉVOLUTION [16, 23, 29, 31]

Compte tenu du grand âge des malades, le traitement est souvent difficile et une intervention chirugicale n'est pas souvent proposée.

Traitement conservateur

Le traitement conservateur est plus efficace sur le syndrome radiculaire que dans la souffrance médullaire. Il comprend le port d'une attelle cervicale pendant 4 à 6 semaines et une physiothérapie douce (massages). Un repos au lit strict pendant 7 à 10 jours peut aussi améliorer notablement les symptômes. Les anti-inflammatoires non stéroïdiens (indométacine : 3 $\times$ 50 mg/j PO) ne sont prescrits que si le patient se plaint de cervicobrachialgies. Les manipulations violentes de la colonne cervicale sont formellement contre-indiquées car il existe un risque d'aggravation des troubles avec myélopathie iatrogène, ou de lésions vasculaires graves avec atteinte du tronc cérébral (dissection des artères vertébrales, syndrome de Wallenberg).

Traitement chirurgical

Il existe une indication à une intervention si les symptômes résistent ou s'aggravent malgré un traitement conservateur et si le patient commence à perdre son autonomie. Une intervention est toujours délicate et difficile chez la personne âgée compte tenu des importants remaniements osseux et de l'ostéoporose de la sénescence. Lorsqu'une hernie discale a été mise en évidence, une intervention doit toujours être proposée car le geste chirurgical peut guérir le patient dans cette situation. Deux techniques principales sont utilisées en fonction de l'aspect de la lésion à l'imagerie médicale :

• *Abord postérieur*. Il permet une décompression large grâce à une laminectomie cervicale pluriétagée. Cette technique est indiquée lorsque la souffrance médullaire est secondaire à un canal étroit congénital associé à des troubles dégénératifs. Concernant le syndrome radiculaire, ce sont la laminectomie et l'exérèse partielle des apophyses articulaires qui sont proposées lorsque le patient n'a pas répondu au traitement conservateur.

• *Abord antérieur*. Il consiste en une discotomie et une ostéophytectomie suivies d'une stabilisation par spondylodèse avec greffe osseuse autologue. C'est la méthode utilisée lorsque les troubles sont secondaires à une ou plusieurs hernies discales.

Évolution

De façon générale, 30 à 50 % des patients montrent un amendement de leurs troubles grâce au traitement conservateur. Aux membres supérieurs, ce sont les douleurs, les troubles sensitifs et la parésie qui sont bien améliorées par le traitement conservateur. Aux membres inférieurs, il n'y a aucune indication chirurgicale si les troubles sont stables ou d'évolution très lentement progressive et si le patient est peu gêné. Par contre, s'il existe un handicap s'aggravant rapidement, une opération doit être proposée en tenant compte du grand âge et des autres facteurs de risque opératoires. Une amélioration des troubles est notée chez 25 à 75 % des patients opérés, 10 % étant totalement guéris. La régression des troubles est d'autant plus fréquente que le déficit neurologique était peu important et que le patient a été opéré à un stade précoce de l'évolution de sa maladie. Une stabilisation de la maladie est aussi considérée comme un résultat opératoire satisfaisant.

AUTRES STÉNOSES RACHIDIENNES D'ORIGINE DÉGÉNÉRATIVES

Maladie osseuse de Paget [38]

La maladie osseuse de Paget est un remaniement excessif et anarchique de l'os. Elle intéresse 5 à 7 % des sujets de plus de 60 ans et survient deux fois plus fréquemment chez l'homme. Le remaniement osseux atteint surtout la ceinture pelvienne, le rachis dorso-lombaire, le crâne et les os longs.

Atteintes médullaires et radiculaires

La maladie de Paget peut provoquer des blocs vertébraux avec des tassements cunéïformes et une cyphose. L'atteinte vertébrale est responsable de douleurs mécaniques dorso-lombaires et dans 30 à 40 % des cas de manifestations à type de compression médullaire ou radiculaire, mais les troubles s'installent progressivement, restant longtemps frustes.

Autres complications

Une atteinte crânienne est présente chez 20 à 40 % des patients, mais seulement un tiers des sujets présente des déformations importantes entraînant des répercussions neurologiques; une surdité est fréquente et d'aggravation progressive, habituellement bilatérale; une atrophie du nerf optique est en rapport avec le rétrécissement du trou optique et les modifications ischémiques locales; une anosmie est secondaire au remaniement osseux de la lame criblée. Le processus osseux peut favoriser une impression basilaire; les troubles peuvent être à prédominance bulbaire, cérébelleuse ou médullaire; les plaintes les plus fréquentes sont des céphalées, une instabilité à la marche, une dysphagie ainsi qu'une faiblesse et une atrophie de la ceinture scapulaire. L'hydrocéphalie est cependant rare, survenant plus souvent chez la femme (60 % des cas) entre 50 et 70 ans.

Ossification du ligament longitudinal postérieur [13, 27]

C'est une cause rare de myéloradiculopathie compressive. Les troubles apparaissent généralement entre 45 et 60 ans mais peuvent aussi se manifester après 70 ans. Une myélopathie compressive est notée dans 30 à 55 % des cas et des signes radiculaires dans 10 à 45 % des cas (principalement C7-T1). Le scanner X met en évidence l'ossification du ligament longitudinal postérieur et permet d'apprécier le degré de sténose du canal cervical. L'ossification serait en rapport avec une hypertrophie conjonctivale du ligament, qui pourrait saigner lors de micro-traumatismes et favoriser ainsi une métaplasie osseuse.

Maladie de Forestier [7]

L'hyperostose idiopathique dorsale consiste en une ostéophytose à la fois antérieure et latéralisée des ligaments intervertébraux réalisant une syndesmophytose complète avec respect des articulations sacro-iliaques. La maladie débute après 50 ans, principalement chez l'homme (75 % des cas) et il existe souvent un diabète associé. Tout le rachis est atteint, les troubles prédominant au niveau dorsal. La symptomatologie est discrète : raideur rachidienne, douleurs modérées. L'hyperostose peut aussi exister à la face postérieure des vertèbres favorisant un rétrécissement du canal rachidien et une myélopathie compressive. Des fractures peuvent aussi survenir et entraîner une compression médullaire.

Ostéoporose [21, 22]

L'ostéoporose est une diminution de la masse osseuse qui survient normalement après 65 ans et de façon plus précoce chez la femme. Dans les pays occidentaux, l'ostéoporose post-ménopausique et celle de la sénescence sont les formes les plus fréquentes. Chez le vieillard, les ostéoporoses secondaires sont aussi nombreuses : endocriniennes (hypercorticisme, hyperparathyroïdisme, hyperthyroïdie, diabète), insuffisance rénale, hypovitaminose D et syndrome de malabsorption, néoplasie (myélome).

Généralités

La symptomatologie est d'installation progressive sur plusieurs années mais elle peut aussi apparaître après un traumatisme, parfois minime. C'est la douleur qui est la plainte principale, intéressant tout le rachis, plus spécialement les régions dorsale et lombaire, ainsi que les ceintures (bassin surtout); elle est augmentée à la station debout, à la marche et aux mouvements. Les troubles statiques sont fréquents : cyphose dorsale et hyperlordose lombaire qui entraînent progressivement une diminution de la taille. L'examen montre une rigidité rachidienne avec contracture de la musculature paravertébrale et une douleur à la palpation-percussion des vertèbres. Des signes radiculaires sont aussi rapportés, de type sciatique ou sous la forme de douleurs intercostales ou abdominales qui peuvent alors évoquer une atteinte pseudo-viscérale. La radiographie du rachis montre une transparence osseuse avec modification des vertébres qui prennent un aspect cunéiforme ou biconcave; des fracture-tassements sont aussi constatées, habituellement sans répercussion neurologique.

Myélopathie compressive

Comparativement à la grande fréquence de l'ostéoporose de la sénescence, une atteinte médullaire est par contre rarement observée. Il s'agit généralement d'une compression de la moelle secondaire à une fracture-éclatement d'une vertèbre avec luxation d'un fragment dans le canal rachidien. L'examen montre une paraparésie plus ou moins sévère dont l'installation est brutale, avec ou sans troubles sphinctériens. Le scanner X ou l'imagerie par résonance magnétique sont utiles pour préciser la localisation et l'étendue des lésions. Une décompression chirurgicale améliore les troubles pour autant qu'elle soit effectuée rapidement.

TUMEURS DU RACHIS ET DE LA MOELLE ÉPINIÈRE

Une souffrance médullaire est la première manifestation d'un cancer dans 5 à 8 % des cas. Chez les personnes âgées, l'atteinte néoplasique du rachis est surtout en rapport avec des métastases osseuses, les tumeurs primitives étant rares. Les conséquences des métastases rachidiennes sont une destruction vertébrale avec un syndrome rachidien douloureux puis une compression des structures nerveuses (racines, moelle épinière). Une infiltration néoplasique de l'espace épidural ou des métastases intramédullaires sont rares chez le vieillard. De façon générale, les troubles sont similaires à ceux observés chez le sujet jeune ou d'âge moyen.

TYPES DE TUMEURS [18, 33]

Éléments de pathologie

Les compressions médullaires d'origine extra-durale intéressent surtout l'homme (> 70 % des cas). Chez le sujet âgé, les principales néoplasies responsables sont le cancer prostatique, mammaire et pulmonaire. La région dorso-lombaire est atteinte dans la majorité des cas. Les compressions médullaires intradurales sont plus rares et habituellement secondaires aux méningiomes qui, comme au niveau intracrânien, sont le plus souvent notés chez la femme. Plus de 50 % des méningiomes rachidiens sont mis en évidence chez des personnes de plus de 70 ans et la localisation dorsale est la plus fréquente (90 % des cas).

Localisation

Chez le vieillard, les compressions médullaires en rapport avec le cancer sont dans leur grande majorité d'origine extra-durale, à partir de l'os (corps vertébral, lames et apophyses épineuses) et moins souvent depuis le tissu épidural. Les compressions intradurales et extra-médullaires sont rares, habituellement secondaires à un méningiome ayant lentement évolué et qui est souvent calcifié, ou un neurinome. Les tumeurs intradurales et intramédullaires (astrocytome, métastase, hémangioblastome) sont exceptionnellement observées dans la sénescence. La région dorsale est la plus souvent atteinte (70 % des cas), principalement dans les cancers pulmonaires et mammaires. La région lombaire est plutôt touchée par les néoplasies uro-génitales (prostate) ou digestives. Les métastases intramédullaires représentent 5 % des complications métastatiques atteignant la moelle épinière et sont la conséquence d'une méningite carcinomateuse ou d'une métastase développée par voie hématogène dans le parenchyme.

Mécanismes étiopathogéniques

La richesse en tissu myéloïde du rachis et sa vascularisation expliquent la fréquence élevée de métastases à point de départ des corps vertébraux. Les métastases rachidiennes sont très souvent multiples. La destruction de l'os entraîne des fractures pathologiques, des tassements vertébraux ainsi qu'un envahissement secondaire de l'espace épidural. Les complications dorsales sont aussi plus fréquentes compte tenu de l'étroitesse du canal médullaire à ce niveau et de la cyphose physiologique. Une métastase épidurale provoque une compression de la moelle avec une atteinte axonale et des lésions de démyélinisation; un mécanisme vasculaire joue un rôle prédominant dans l'aggravation brutale des troubles, pouvant être secondaire à la compression d'une artère radiculaire ou spinale antérieure, ou à un blocage du retour veineux tel qu'il est observé au cours des infiltrations métastatiques ou des hémopathies malignes. Il semble qu'une perturbation de la circulation veineuse soit un facteur plus important dans la survenue d'une myélomalacie comparativement à l'atteinte des artères spinales.

Manifestations neurologiques [18, 33, 34]

Mode de début et symptomatologie

La douleur est le symptôme principal, étant noté dans 90 % des cas; elle est insidieuse, puis devient permanente et augmente progressivement en intensité; elle est accentuée par l'effort et la toux, étant initialement soulagée par les antalgiques mineurs, puis ayant une recrudescence nocturne qui est très évocatrice. Des douleurs radiculaires peuvent survenir, généralement lors d'une atteinte lombaire ou cervicale, et être confondues avec une hernie discale ou des douleurs secondaires aux remaniements arthrosiques. Les troubles moteurs sont discrets au début : fatigabilité anormale des membres inférieurs avec parfois des lâchages ou des dérobements, diminution du périmétre de marche. Ces symptômes sont peu spécifiques et sont des plaintes fréquemment retrouvées chez le vieillard; ils peuvent évoquer un canal lombaire étroit ou une claudication vasculaire. Les troubles de la sensibilité sont plus tardifs de même que les problèmes sphinctériens qui, chez le sujet âgé, peuvent être confondus avec un prostatisme. De façon générale et sur le plan clinique, le temps de latence entre l'apparition des premiers symptômes et le diagnostic est en moyenne de 2 à 6 mois; ce délai retarde l'introduction de traitements efficaces et permet l'installation de déficits qui sont habituellement définitifs chez le sujet âgé.

Séméiologie

Le syndrome vertébral est constant, caractérisé par une rectitude, une contracture musculaire et des douleurs à la palpation-percussion du rachis. Chez le sujet âgé, un syndrome sous-lésionnel est plus difficile à mettre en évidence au début : un déficit moteur ou un syndrome pyramidal, fruste à modéré, peut évoquer une myélopathie compressive secondaire aux remaniements du rachis secondaires à l'âge. Compte tenu de la fréquence des remaniements arthrosiques de la colonne cervicale et lombaire chez le vieillard, il est parfois impossible de faire la différence d'un point de vue clinique entre des troubles dont l'origine est dégénérative ou tumorale. Les anomalies sensitives intéressent d'abord les modalités douloureuse et thermique mais il existe aussi des troubles proprioceptifs. Les problèmes sphinctériens sont constants (> 50 % des cas) : dysurie avec rétention urinaire, constipation. Ces troubles sont notés dans de nombreuses affections du sujet âgé (ex : hydrocéphalie à pression normale), et souvent difficiles à apprécier car l'anamnèse peut être imprécise quant à leur début et leur aggravation. L'évolution est progressive et lorsque l'atteinte est franche, le syndrome pyramidal est net (spasticité, hyperréflexie, signe de Babinski) de même que les troubles sensitifs qui montrent un niveau bien délimité. L'évolution est parfois brutale, une métastase pouvant se manifester de façon aiguë par un tassement vertébral : paraplégie flasque avec abolition des réflexes. C'est la compression de la moelle dorsale qui est la plus souvent observée, compte tenu de l'étroitesse normale du canal rachidien à ce niveau; il existe un syndrome lésionnel caractérisé par des douleurs en hémiceinture dans la région thoraco-abdominale, ainsi qu'un syndrome sous-lésionnel avec une paraparésie spastique et des troubles sensitifs s'aggravant rapidement. Une infiltration des dernières racines lombo-sacrées peut entraîner un syndrome de la queue de cheval caractérisé par un déficit moteur pluriradiculaire, une anesthésie en selle et des troubles sphinctériens. Les douleurs de certaines métastases dorsales ou lombaires peuvent parfois évoquer une angine de poitrine ou un anévrisme de l'aorte.

Diagnostic

Les radiographies du rachis montrent des zones hypodenses ou hyperdenses et des pédicules érodés évocateurs de métastases. Les lésions sont ostéolytiques pour la plupart, les métastases ostéocondensantes étant le plus souvent dues aux cancers de la prostate, de la vessie et du sein. L'ostéoporose de la sénescence peut être confondue avec certaines métastases ostéolytiques, mais il est rare qu'elle entraîne un tassement vertébral isolé et une souffrance médullaire avec un syndrome lésionnel et sous-lésionnel. La myélographie peut mettre en évidence une anomalie ou un arrêt de progression du produit de contraste en regard de la zone lésée; le scanner X complète cet examen et permet une meilleure définition de l'étendue des lésions. La scintigraphie osseuse est très utile en précisant l'extension de l'atteinte en montrant des zones d'hyperfixation osseuse. L'imagerie par résonance magnétique semble plus sensible pour repérer précocément des métastases osseuses de même que des atteintes du névraxe, et pourrait devenir l'examen de premier choix. Dans le diagnostic différentiel, il faut toujours évoquer la possibilité d'une hernie paramédiane ou foraminale, parfois ancienne et calcifiée, et un bilan d'imagerie est justifié afin d'exclure une pathologie bénigne à l'origine des troubles. Cependant, et lors de cancer systémique connu avec métastases multiples, ces examens ne sont effectués chez la personne âgée que s'ils sont indispensables au traitement.

Méningiome

Le cas du méningiome rachidien est particulier car il est souvent paucisymptomatique. La symptomatologie sous-lésionnelle, généralement prédominante, s'installe de façon insidieuse et il y a peu de phénomènes douloureux. Les signes moteurs inaugurent souvent la maladie : faiblesse des membres inférieurs, fatigabilité anormale à la marche. Les troubles sphinctériens sont exceptionnels. L'évolution est lentement progressive mais il peut exister des périodes de rémission avec réapparition des troubles dans un second temps. Le diagnostic est donc posé tardivement, lorsqu'il existe des signes nets de souffrance médullaire.

TRAITEMENTS [6, 11, 12, 14]

Chez le sujet âgé et de façon générale, le traitement symptomatique des atteintes tumorales du rachis et de la moelle épinière est préférable au traitement curatif. Dans la majorité des cas, il s'agit de métastases d'une tumeur primitive dont le pronostic est réservé. D'autre part, une intervention sur un rachis fragilisé est délicate, diminuant la statique de la colonne et aggravant secondairement les troubles. Une laminectomie décompressive en urgence n'améliore la situation que chez 30 à 50 % des patients, l'aggravant dans 25 % des cas; le résultat est un peu meilleur si l'intervention est faite chez un patient n'étant pas complètement paraplégique, bien que le succès final soit comparable à un traitement associant radiothérapie et corticothérapie. La chirurgie est réservée aux tumeurs bénignes devenues symptomatiques (ex : méningiome); cependant, il existe une récupération partielle ou totale que dans 30 à 50 % des méningiomes opérés car la pauvreté de la vascularisation de la moelle au niveau dorsal aggrave l'élément mécanique compressif. Dans les tumeurs malignes, la radiothérapie et la chimiothérapie sont les traitements de première intention, associés à une hormonothérapie dans certains cancers de la prostate ou d'origine mammaire et gynécologique. En cas de paraplégie aiguë suite à un tassement vertébral, il n'a pas été prouvé que de hautes doses de cortisone puissent notablement améliorer les troubles, mais si le patient est examiné dans les 8 heures qui suivent l'installation de la paraparésie, un traitement de méthylprednisolone peut être essayé : injection initiale et rapide de 2 g IV (30 mg/kg) suivi d'un traitement d'entretien de 5,4 mg/heure pendant les 23 heures suivantes.

AUTRES MYÉLOPATHIES DE LA SÉNESCENCE

SCLÉROSE LATÉRALE AMYOTROPHIQUE

Affection d'origine inconnue, la sclérose latérale amyotrophique appartient au groupe des amyotrophies spinales progressives. Elle est caractérisée par des lésions dégénératives des motoneurones de la corne antérieure de la moelle et des nerfs crâniens, principalement les dernières paires.

Épidémiologie [1, 9, 19, 26]

Dans les pays occidentaux, l'incidence de la sclérose latérale amyotrophique varie entre 0,6 et 1,9 nouveaux cas pour une population de 100 000 habitants, tous âges confondus. Chez les sujets âgés entre 65 et 74 ans, la prévalence varie selon les études entre 20 et 33 cas pour 100 000 individus. Il existe une légère prédominance masculine (rapport : 1,2/1). Chez la majorité des patients, la maladie commençe entre 45 et 59 ans mais, avec l'augmentation de la population âgée, il a été constaté un plus grand nombre de nouveaux cas survenant après 60 ans : 30 % entre 60 et 69 ans, 10 % après 70 ans. Il s'agit surtout de la forme bulbaire (45 à 50 % des cas) qui est classiquement d'apparition tardive (en moyenne vers 65-67 ans). Il existe parallèlement une mortalité maximale de la maladie entre 70 et 75 ans.

Présentation clinique [5, 36]

L'association d'une atteinte bilatérale des cornes antérieures, des noyaux bulbaires et des voies pyramidales, est la présentation la plus habituelle de la maladie. Les symptômes sont d'installation rapidement progressive en quelques mois, pouvant tout d'abord être caractérisés par des crampes qui tendent à disparaître avec la progression de l'atrophie. Une parésie distale des membres supérieurs est un signe initial dans 40 à 50 % des cas, ayant une évolution ascendante; la parésie s'accompagne d'une atrophie et de fasciculations qui sont diffuses. Chez le sujet âgé, les plaintes initiales peuvent évoquer un syndrome du canal carpien, une souffrance radiculaire ou une cervicarthrose. Le syndrome pyramidal est particulier : réflexes vifs et polycinétiques, surtout aux membres inférieurs, mais le signe de Babinski est inconstant (50 % des cas). L'atteinte bulbaire est secondaire à la dégénérescence des noyaux bulbaires, le syndrome le plus caractéristique étant la paralysie labio-glosso-pharyngée; c'est l'atteinte bulbaire qui fait toute la gravité de la maladie et en commande le pronostic.

Évolution et pronostic [2, 9, 19, 26, 32]

La durée d'évolution est en relation avec l'âge de début de la maladie et la présentation clinique. Les formes débutant après 60 ans ont une évolution qui est plus rapidement fatale que celle commençant à l'âge moyen, d'autant plus qu'il s'agit surtout de formes bulbaires (45 à 50 % des cas) dont le pronostic est le moins bon; chez la personne âgée, la mortalité est de 70 % au cours des deux premières années d'évolution de la maladie. Il n'existe aucun traitement spécifique de la maladie. C'est l'atteinte bulbaire qui entraîne le plus de complications et qui est à l'origine de la mort par broncho-aspiration ou cachexie progressive. Les nouvelles techniques de gastrostomie endoscopique percutanée améliorent la nutrition du malade lorsque la dysphagie empêche toute alimentation orale, permettant de prolonger la survie de quelques mois ; la gastrostomie étant généralement bien supportée, il est proposé de l'effectuer le plus rapidement possible au cours de l'évolution de la maladie afin de prévenir l'amaigrissement ou une cachexie trop importante faisant récuser le geste chirurgical.

SCLÉROSE COMBINÉE DE LA MOELLE [4, 10, 25]

Ce syndrome est en rapport avec un manque de vitamine B12 (cyanocobalamine). L'hypovitaminose peut résulter d'une malnutrition, qui est fréquente chez le sujet âgé et vivant seul, d'un déficit en facteur intrinsèque, d'une résection gastrique, d'une malabsorption au niveau de l'iléon ou d'une insuffisance pancréatique. Compte tenu des réserves hépatiques et du faible besoin quotidien, les désordres carentiels ne se manifestent qu'après 2 à 5 ans. Le dosage de la vitamine B12 est le meilleur moyen d'affirmer le diagnostic de même que le test de Schilling, une hypovitaminose pouvant être présente sans anémie ni macrocytose.

Atteinte médullaire

L'atteinte médullaire est la principale complication neurologique de l'hypovitaminose B12. Des paresthésies des 4 extrémités d'installation progressive sont les symptômes les plus fréquents; elles prédominent aux membres inférieurs et peuvent se manifester par des douleurs. Un signe de Lhermitte peut être présent. Les troubles de la proprioception sont typiques : hypopallesthésie, perturbation du sens postural et de la graphesthésie. Il existe une ataxie plus ou moins prononcée, aggravée par la fermeture des yeux, et progressive dans son évolution. L'atteinte motrice se manifeste par une parésie suivie d'un syndrome pyramidal avec hyperréflexie, signe de Babinski et spasticité entraînant une marche ataxo-spasmodique. Les troubles de la proprioception correspondent à des lésions des cordons postérieurs, l'atteinte myélinique prédominant dans la région dorsale supérieure et cervicale inférieure. Une souffrance latérale est présente, expliquant l'atteinte des voies cortico-spinales. Les potentiels évoqués sont perturbés, principalement les potentiels somesthésiques, les anomalies étant parallèles à l'évolution de la maladie. La pathologie montre une dégénérescence diffuse et irrégulière de la moelle avec initialement un gonflement des gaines myéliniques qui prennent un aspect vacuolaire, suivi d'une désintégration de la myéline. L'axone est atteint plus tardivement et une réaction gliale fibreuse est mise en évidence dans les cas avancés.

Autres troubles neurologiques

La fréquence des troubles neuro-psychiatriques est variable (5 à 50 %). Ils sont non spécifiques : irritabilité, agressivité, troubles mnésiques, état confusionnel avec parfois hallucinations, l'évolution se faisant vers la démence. Ces manifestations peuvent être réversibles par l'administration de vitamine B12. Une névrite optique caractérisée par une diminution de l'acuité visuelle avec scotome central est notée dans les cas avancés, mais il existe une atteinte infra-clinique qui est mise en évidence à l'examen des potentiels évoqués dans la majorité des cas. L'hypovitaminose B12 provoquerait la production d'acides gras anormaux par l'intermédiaire de l'acide méthylmalonique qui altérerait la myéline.

Sclérose en plaques

Généralités [3, 28, 30]

Une sclérose en plaques débutant après 50 ans est rare, concernant 1 à 9 % des cas. Ce chiffre pourrait augmenter grâce aux nouvelles techniques d'examens paracliniques permettant un diagnostic de certitude dans de nombreux cas possibles de sclérose en plaques. C'est un diagnostic d'exclusion car les manifestations cliniques ne sont pas spécifiques et sont observées dans de nombreuses affections de la personne âgée : myélopathie cervicale, dégénérescence de la moelle sur hypovitaminose, sclérose latérale amyotrophique, lacunes multiples, tabès, hydrocéphalie à pression normale, dégénérescence spino-cérébelleuse. D'autre part, on peut mettre en évidence des signes discrets ou modérés d'une atteinte multifocale chez un patient âgé qui ne souvient plus d'avoir présenté des poussées lorsqu'il était jeune et dont il avait récupéré en grande partie. Le diagnostic clinique est donc difficile, voire impossible, chez certains patients ayant d'autres atteintes du système nerveux : séquelles d'ictus, cervicarthose, détérioration intellectuelle ou démence de type Alzheimer.

La sclérose en plaques de la sénescence concerne 3 groupes de malades :

— les patients ayant une affection démyélinisante dont les premiers symptômes ont débuté durant la jeunesse et dont l'évoluton a été bénigne; ce groupe concerne 20 % des sujets ayant une sclérose en plaques, et qui peuvent survivre jusqu'à 70 ans et au-delà grâce aux traitements actuels et à la possibilité de prise en charge dans des établissements médico-sociaux spécialisés lorsque les handicaps sont devenus trop importants;

— les personnes âgées dont la maladie s'est déclarée après 50 ans et qui ont principalement une atteinte médullaire;

— les vieillards chez qui des lésions de démyélinisation compatibles avec une sclérose en plaques sont mises en évidence de façon fortuite à l'autopsie (sclérose en plaques asymptomatique).

Atteinte médullaire [28]

• *Présentation clinique*. Des signes d'une atteinte médullaire sont constatés dans 50 à 60 % des sclérose en plaques débutant après 50 ans. Ce sont plus souvent des hommes qui sont atteints, et il existe des antécédents familiaux d'affection démyélinisante dans un nombre important de cas. Le premier diagnostic évoqué est habituellement une myélopathie compressive sur cervicarthrose. Il s'agit habituellement d'une forme progressive de sclérose en plaques, et il existe une aggravation plus rapide que chez des sujets ayant débuté la maladie dans leur jeunesse ou à l'âge moyen. Les troubles moteurs sont plus importants que les désordres sensitifs. Les autres complications neurologiques sont mineures comparativement aux signes médullaires : baisse de l'acuité visuelle sur névrite optique, troubles de l'oculomotricité, syndrome cérébelleux.

• *Diagnostic*. La sclérose en plaques du sujet âgé est un diagnostic d'exclusion qui est posé grâce aux examens paracliniques : imagerie par résonance magnétique, analyse du liquide céphalorachidien, potentiels évoqués. L'imagerie est le meilleur moyen pour affirmer le critère de dissémination de la maladie en localisant des lésions dans des endroits spécifiques : région périventriculaire, cervelet, tronc cérébral. Au niveau médullaire, la difficulté à visualiser des plaques est secondaire à la petite taille des lésions et au fait qu'elles peuvent être masquées par le signal de la substance grise de la moelle et l'hypersignal du liquide céphalorachidien. Les lésions visibles en imagerie sont principalement cervicales, peut-être parce qu'il existe moins d'artefacts qu'au niveau dorsal et la moelle cervicale est plus grande. Plus que la pléiocytose, c'est la mise en évidence d'une synthèse intrathécale d'immunoglobulines IgG à l'électrophorèse du liquide céphalorachidien qui permet d'affirmer le diagnostic de sclérose en plaques dans 90 % des cas. Les potentiels évoqués somesthésiques sont généralement perturbés mais aussi les potentiels visuels et auditifs, confirmant indirectement l'atteinte multifocale. Les anomalies observées en imagerie ainsi que les résultats du liquide et des potentiels évoqués confortent l'hypothèse qu'une sclérose en plaques peut évoluer de façon asymptomatique sur de plusieurs années avant de se manifester cliniquement dans la sénescence.

Sclérose en plaques asymptomatique [3, 8, 15]

C'est une sclérose en plaques découverte à l'autopsie chez un patient mort d'une autre maladie et chez qui l'affection démyélinisante ne s'était jamais manifestée cliniquement. Les cas rapportés concernent généralement des personnes de plus de 70 ans. C'est une forme exceptionnelle de la maladie respectant habituellement le nerf optique et la moelle. Les lésions sont petites et situées dans des zones où les manifestations cliniques sont absentes (ex : région périventriculaire). Le processus pathologique est modéré et les axones sont intacts dans la majorité des cas permettant encore un passage du flux nerveux. Il faut souligner que ces malades peuvent avoir présenté des poussées mineures qui n'avaient jamais été signalées, et certains signes modérés à l'examen clinique avaient été attribués à une autre étiologie. Le nombre de scléroses en plaques asymptomatiques pourrait augmenter avec la généralisation de l'imagerie par résonance magnétique bien que le diagnostic ne puisse pas être retenu en l'absence de vérification anatomique s'il n'y a pas un tableau clinique correspondant ou d'autres examens perturbés.

Névrite optique du sujet âgé [20]

Une névrite optique révélatrice d'une sclérose en plaques est rare après 50 ans. Contrairement aux sujets jeunes, une atteinte bilatérale est plus fréquemment constatée (25 à 30 % des cas contre moins de 20 % chez les jeunes) et l'amélioration prend plus de temps (4 à 8 semaines) avec ou sans corticothérapie. Chez 40 à 45 % des patients, d'autres signes d'atteinte du système nerveux central apparaissent dans les 12 à 18 mois suivant la névrite optique. Le diagnostic différentiel doit être fait avec d'autres causes de baisse subaiguë de la vision chez le sujet âgé : dégénérescence maculaire sénile, neuropathie optique d'origine ischémique ou infiltrative tumorale, uvéite postérieure, choroidite. La névrite optique du sujet âgé est un diagnostic d'exclusion et une imagerie doit être effectuée pour exclure un problème compressif ou infiltratif local, notamment à point de départ sinusal, ainsi qu'un bilan ophtalmique.

BIBLIOGRAPHIE

[1] ANNEGERS J.F., APPEL S., LEE J.R., PERKINS P. — Incidence and prevalence of amyotrophic lateral sclerosis in Harris County, Texas, 1985-1988. *Arch. Neurol.*, 1991, *48*, 589-593.

[2] Annegers J.F., Appel S.H., Perkins P., Lee J. — Amyotrophic lateral sclerosis mortality rates in Harris County, Texas. *Adv. Neurol.*, 1991, *56*, 239-243.

[3] Asbury A.K., Herndon R.M., Mc Farland H.F. *et al.* — National Multiple Sclerosis Society Working Group on Neuroimaging for the Medical Advisory Board. *Neuroradiology*, 1987, *29*, 119.

[4] Beck W.S. — Cobalamin and the nervous system. *N. Engl. J. Med.*, 1988, 318, 1752-1754.

[5] Bouche P. — La sclérose latérale amyotrophique (maladie du motoneurone). *Encycl. Méd. Chir., Paris, Neurologie*, 17078 A 10, 5-1986, 20 p.

[6] Bracken M.B., Shepard M.J., Collins W.F. *et al.* — A randomized, controlled trial of methylprednisolone or naloxone in the treatment of acute spinal-cord injury. *N. Engl. J. Med.*, 1990, *322*, 1405-1411.

[7] Case Records of the Massachusetts General Hospital — Case 43-1989. *N. Engl. J. Med.*, 1989, *321*, 1178-1187.

[8] Castaigne P., Lhermitte F., Escourolle R. *et al.* — Les scléroses en plaques asymptomatiques. *Rev. Neurol., Paris*, 1981, 137, 729-739.

[9] Chazot F., Tarabaud F., Boulesteix J.M. *et al.* — Epidémiologie de la sclérose latérale amyotrophique en Limousin. *Rev. Neurol., Paris*, 1989, *145*, 408-410.

[10] Delberghe X., Brunko E., Zegers de Beyl D. — Etude évolutive de la conduction somesthésique centrale dans un cas d'avitaminose B^{12}. *Rev. Neurol., Paris*, 1991, *147*, 723-726.

[11] De vivo M.J., Kartus P.L., Rutt R.D. *et al.* — The influence of age at time of spinal cord injury on rehabilitation outcome. *Arch. Neurol.*, 1990, *47*, 687-691.

[12] Ducker T.B. — Treatment of spinal-cord injury. *N. Engl. J. Med.*, 1990, *322*, 1459-1461.

[13] Feldmeyer J.J., Regli F., de Tribolet N. — Myélopathie cervicale due à l'ossification du ligament longitudinal postérieur. *Schweiz. Med. Wochenschr.*, 1983, *113*, 922-926.

[14] Findlay G.F. — Adverse effects of management of malignant spinal cord compression. *J. Neurol. Neurosurg. Psychiatry*, 1984, *47*, 761-768.

[15] Gilbert J.J., Sadler M. — Unsuspected multiple sclerosis. *Arch. Neurol.*, 1983, *40*, 533-536.

[16] Godlewski S., Cherot A., Godlewski J. — Les myélopathies cervicales (myélopathies des cervicarthroses et des sténoses canalaires). *Encycl. Méd. Chir., Paris, Neurologie*, 17660 A 10, 4, 1981.

[17] Good D.C., Couch J.R., Wacaser L. — «Numb, clumsy hands» and high cervical spondylosis. *Surg. Neurol.*, 1984, *22*, 285-291.

[18] Grellier P., Duplay J., Ristori S. — Approche sémiologique des méningiomes et neurinomes rachidiens. *Sem. Hôp. Paris.*, 1982, *58*, 1109-1112.

[19] Gunnarsson L.G., Lindberg G., Soderfelt B., Axelson O. — The mortality of motor neuron disease in Sweden. *Arch. Neurol.*, 1990, *47*, 42-46.

[20] Jacobson D.M., Thompson S., Corbett J.J. — Optic neuritis in the elderly : prognosis for visual recovery and long-term follow-up. *Neurology*, 1988, *38*, 1834-1837.

[21] Johnston C.C., Longcope C. — Premenopausal bone loss. A risk factor for osteoporosis. *N. Engl. J. Med.*, 1990, *323*, 1271-1273.

[22] Kaplan P.A., Orton D.F., Asleson R.J. — Osteoporosis with vertebral compression fractures, retropulsed fragments, and neurologic compromise. *Radiology*, 1987, *165*, 533-535.

[23] Lemarquis P., Bartolomei F. — A propos d'un nouveau cas de syndrome de Wallenberg après manipulations du rachis cervical. *Sem. Hôp. Paris*, 1991, *67*, 1486-1488.

[24] Lesoin F., Duquesnoy B., Destee A. *et al.* — Complications neurologiques cervicales de la polyarthrite rhumatoïde. *Sem. Hôp. Paris*, 1983, *59*, 1806-1809.

[25] LINDENBAUM J., HEALTON E.B., SAVAGE D.G. *et al.* — Neuropsychiatric disorders caused by cobalamin deficiency in the absence of anemia or macrocytosis. *N. Engl. J. Med.*, 1988, *318*, 1720-1728.

[26] MITCHELL J.D., GIBSON H.N., GATRELL A. — Amyotrophic lateral sclerosis in Lancashire and South Cumbria, England, 1976-1986. *Arch. Neurol.*, 1990, *47*, 875-880.

[27] NATER B., REGLI F., SCHNYDER P., DE TRIBOLET N. — Myélopathie cervicale par ossification du ligament longitudinal postérieur (4 cas). *Rev. Neurol., Paris*, 1986, *142*, 771-776.

[28] NOSEWORTHY J., PATY D., WONNACOTT T. *et al.* — Multiple sclerosis after age 50. *Neurology*, 1983, *33*, 1537-1544.

[29] PAYNE R. — Neck pain in the elderly : a management review. *Geriatrics*, 1987, *42*, 59-65.

[30] POSER C.M., PATY D.W., SCHEINBERG L. *et al.* — New diagnostic criteria for multiple sclerosis : guidelines for research protocols. *Ann. Neurol.*, 1983, *13*, 227-231.

[31] REGLI L.P., DE TRIBOLET N. — La myéloradiculopathie cervicale. 1988, 77, 729-738. *Schweiz. Rundsch. Med. Prax.*, 1988, *77*, 729-738.

[32] ROZIER A., RUSKONE FOURMESTRAUX A., ROSENBAUM A. *et al.* — Place de la gastrostomie endoscopique percutanée dans la sclérose latérale amyotrophique. *Rev. Neurol., Paris*, 1991, *147*, 174-176.

[33] SALAMA J., REDONDO A., OUAHES O. — Compressions médullaires d'origine tumorale. *Encycl. Méd. Chir., Paris, Neurologie*, 17655 A10, 12-1985, 14 p.

[34] STARK R.J., HENSON R.A., EVANS S.J.J. — Spinal metastases. *Brain*, 1982, *105*, 189-213.

[35] STEVENS J.M., KENDALL B.E., CROCKARD H.A. — The spinal cord in rheumatoid arthritis with clinical myelopathy : a computed myelographic study. *J. Neurol. Neurosurg. Psychiatry*, 1986, *49*, 140-151.

[36] WILLIAMS D.B., WINDEBANK A.J. — Motor neuron disease (amyotrophic lateral sclerosis). *Mayo Clin. Proc.*, 1991, *66*, 54-82.

[37] YOUNG S., TAMAS L., O'LAOIRE S.A. — Prolapse of a cervical disc in elderly patients with cervical spondylosis. *Br. Med. J.*, 1986, *293*, 749-750.

[38] ZLATKIN M.B., LANDER P.H., HADJIPAVLOU A.G., LEVINE J.S. — Paget's disease of the spine : CT with clinical correlation. *Radiology*, 1986, *160*, 155-159.

14

Atteintes du système nerveux périphérique

De discrets troubles de la sensibilité sont fréquents chez la personne âgée (cf. chapitre 1). Il existe une involution normale du système nerveux périphérique et les nerfs perdent 25 % de leurs fibres dans la sénescence, ce qui les rend plus fragiles et plus sensibles à de nombreuses pathologies. La prévalence de polyneuropathies augmente avec l'âge, notamment parce qu'il existe un plus grand nombre d'affections systémiques pouvant entraîner une atteinte du système nerveux périphérique. La récupération est d'autre part plus longue et habituellement incomplète.

LOMBALGIES ET ATTEINTES RADICULAIRES DU MEMBRE INFÉRIEUR

Il s'agit de douleurs lombaires avec limitation fonctionnelle du rachis associées à un syndrome radiculaire douloureux et/ou déficitaire des membres inférieurs. C'est le premier motif de consultation du neurologue et le quatrième chez le médecin-généraliste ou l'interniste après les affections respiratoires, l'hypertension artérielle et les contrôles généraux de type check-up. Dans les pays occidentaux, 70 % de la population a présenté un ou plusieurs épisodes de lombosciatalgies, ce chiffre atteignant 90 % chez les personnes âgées. D'autre part, 6 à 20 % des cas examinés en milieu hospitalier concernent des sujets de plus de 65 ans.

GÉNÉRALITÉS [21]

Les patients âgés signalent des antécédents de lombalgies plus ou moins chroniques dans 40 à 50 % des cas, mais un traumatisme à l'origine des douleurs est moins souvent noté (15 % des cas) que chez les sujets jeunes ou d'âge moyen. Il faut souligner qu'une surcharge psychique est rare (2 à 5 % des cas) alors qu'elle peut atteindre 10 à 20 % chez les individus plus jeunes. Par contre, l'anamnèse est souvent vague, le patient âgé ayant de la peine à préciser la localisation de l'irradiation douloureuse ou des troubles de la sensibilité, la parésie étant fréquemment décrite comme une faiblesse ou comme un lâchage des membres inférieurs. Chez le vieillard, une discopathie est plus particulièrement notée en L4-L5, L3-L4 et L2-L3, ces 2 dernières localisations étant plus fréquentes que chez le jeune, ce qui incite à rechercher une hernie discale à ces niveaux en cas d'atteinte radiculaire haute.

Principaux tableaux cliniques

Le tableau 14-1 résume les principaux signes des atteintes radiculaires lombaires.

Tableau 14-1. — Principaux signes des atteintes radiculaires lombaires

Racine *Déficit sensitif*	*Déficit Moteur*	*Altération des réflexes*	*Remarques*
L2 1/3 supérieur de la face antérieure de la cuisse	M. ilio-psoas M. adducteurs (M. quadriceps)	R. des adducteurs (R. rotulien)	Atteinte plus fréquente chez le vieillard que chez le sujet jeune
L3 1/3 moyen de la face antérieure de la cuisse	M. ilio-psoas M. quadriceps (M. adducteurs)	R. rotulien (R.des adducteurs)	*idem*
L4 1/3 inférieur de la face antérieure de la cuisse + genou	M. quadriceps M. jambier ant. (M. ilio-psoas)	R. rotulien	*idem*
L5 face antéro-externe de la jambe	M. moyen fessier M. jambier post. M. ext commun des orteils (M. jambier ant.)	R. des ischio-jambiers R. tibial post.	
S1 face postérieure cuisse + jambe	M. soléaire M. jumeaux M. fléchisseur propre + commun des orteils M. grand fessier	R. achiléen	
S2 hypostésie du S3 massif fessier (S3) S4 hyposthésie périanale	parésie du détrusor (S2, S3)	R. anal (S4) R. bulbo-caverneux (S3)	Trb. sphinctériens Syndrome de la queue de cheval

Lombosciatalgies [4, 21]

Il existe une prédominance féminine (rapport 2/1), l'âge moyen des femmes étant un peu plus élevé (75 ans) que celui des hommes (70 à 72 ans). Ces constatations sont dues à une longévité plus élevée des femmes et à une plus grande incidence d'ostéoporose dans ce groupe de malades. Chez le sujet âgé, une rectitude lombaire est moins souvent observée que dans la lombalgie du sujet plus jeune mais il existe une hypercyphose dorsale ainsi qu'une hyperlordose lombaire, et une scoliose est notée dans 50 % des cas. L'indice de Schobert est anormal dans 50 % des cas mais la distance doigt-sol peut être faussement bonne chez un patient ostéoporotique au rachis souple. Aux membres inférieurs, une atteinte radiculaire est constatée dans 15 % des cas et les signes de déficits sont classiques : hypo- ou aréflexie, hypomyotrophie, parésie, hypœsthésie tacto-algique. Malgré une anamnèse de sciatalgies, la manœuvre de Lasègue n'est positive que dans 30 à 50 % des cas. Le tonus du sphincter anal est important à apprécier car une incontinence peut être la manifestation d'une atteinte des dernières racines sacrées et faire suspecter un syndrome de la queue de cheval.

Lombocruralgies [17, 31]

Il s'agit d'une atteinte des racines L3 et surtout L4 se traduisant par un syndrome douloureux dans le territoire du nerf crural. Les lombocruralgies prédominent entre 50 et 75 ans (50 % des cas), principalement chez l'homme (rapport 2/1). Comme dans les lombosciatalgies, on note de nombreux épisodes de lombalgies avec ou sans sciatalgie ou cruralgie associée. Les troubles sont d'apparition insidieuse dans plus de 50 % des cas. La présence d'un lumbago dans les hernies hautes est un sujet controversé : en règle générale, plus la hernie est latérale (foraminale ou extra-foraminale), moins le syndrome lombo-vertébral est important et il peut parfois complétement manquer. C'est principalement la racine L4 qui est touchée (70 % des cas). La parésie intéresse les muscles ilio-psoas et quadriceps et une atrophie est présente s'il existe une longue évolution (10 à 30 % des cas). La manœuvre de Lasègue peut être positive mais c'est surtout la manœuvre inversée (signe de Léri) qui est typique des lombocruralgies : le patient est placé en décubitus ventral avec le genou à angle droit et l'examinateur lève le membre inférieur en tirant sur le pied et la cheville, provoquant une douleur sur la face antérieure de la cuisse.

CANAL LOMBAIRE ÉTROIT [18, 24]

Le syndrome du canal lombaire étroit traduit la souffrance de l'axe nerveux comprimé dans un canal rachidien aux dimensions réduites. C'est une affection se manifestant entre 60 et 70 ans. Il existe radiologiquement 2 types de canal lombaire étroit en fonction du degré de sténose :

— sténose absolue : diamètre antéro-postérieur < 10 mm + diamètre latéral < 17 mm;

— sténose relative : diamètre antéro-postérieur entre 10 et 12 mm + idem.

Symptomatologie

Elle est d'installation progressive sur plusieurs mois ou quelques années. Les douleurs lombaires sont fréquentes mais 10 à 15 % des patients n'ont pas de lombalgies.

La claudication neurogène des membres inférieurs correspond à la survenue en position debout ou à la marche, de douleurs ou de crampes (100 % des cas), de troubles sensitifs avec paresthésies ou sensation d'engourdissement (50 à 60 %) et d'une faiblesse ou de lâchages (40 à 50 %). Les troubles ont souvent un point de départ distal et irradient de façon asymétrique en respectant plus ou moins les dermatomes. L'arrêt de la marche fait classiquement disparaître les symptômes, bien que les malades soient souvent obligés de s'asseoir ou de se coucher pour diminuer les douleurs. Dans 25 à 30 % des cas, les troubles sont diminués par l'antéflexion du tronc. Ce phénomène s'explique par le fait qu'en position debout la lordose physiologique rétrécit davantage l'espace à l'intérieur du canal rachidien.

Séméiologie

L'examen clinique est le plus souvent normal et cette discordance entre l'importance des plaintes et la discrétion des signes cliniques est l'élément le plus important pour le diagnostic clinique de canal lombaire étroit. Il n'existe pas de syndrome lombo-vertébral ou radiculaire franc mais, chez la personne âgée, une amyotrophie distale asymétrique est constatée lorsque la maladie évolue depuis plusieurs années ainsi que de discrets signes d'atteinte pluriradiculaire (hyporéflexie, hypœsthésie plantaire)(15 à 20 % des cas).

Mécanismes étiopathogéniques

Parmi les étiologies les plus fréquentes, il faut retenir les sténoses congénitales, les rétrécissements d'origine arthrosique et une association fréquente de hernie discale (40 à 70 % des cas). Les hernies associées à une claudication neurogène sont habituellement médianes et se manifestent par une sciatique lorsqu'elles sont latérales. Une hernie de faible importance peut devenir symptomatique par la décompensation d'un canal ou d'un récessus latéral étroit. Chez le sujet âgé, la cause est principalement plurifactorielle (arthrose + origine congénitale + hernie). La sténose prédomine classiquement en L3-L4 et L4-L5, de façon isolée ou en association. Plus rarement, les lésions dégénératives s'accompagnent d'un spondylolisthésis qui aggrave la sténose. La pathogenèse de la claudication douloureuse s'explique par une compression mécanique des racines (arthrose + hernie) et par une ischémie des tissus nerveux avec une perfusion insuffisante des racines à l'effort.

Diagnostic différentiel [5, 37]

Malgré sa grande fréquence, la lombosciatalgie de la sénescence est un diagnostic d'exclusion car de nombreuses affections peuvent avoir la même présentation clinique (tableau 14-2) : coxarthrose et affections dégénératives du squelette, insuffisance vasculaire des membres inférieurs, plexopathies tumorales ou métaboliques, claudication idiopathique.

• *Arthrose*. Une coxarthrose ou une périarthrite de hanche sont fréquentes chez le vieillard et doivent être évoquées s'il existe une radiculalgie atypique, notamment à prédominance nocturne et localisée au genou, bien qu'un canal lombaire étroit et une coxarthrose puissent être présents simultanément.

TABLEAU 14-2. — LOMBOSCIATALGIE DE LA SÉNESCENCE : DIAGNOSTIC DIFFÉRENTIEL

Processus expansif et métastases – cancer de la prostate, mammaire, d'origine digestive – lipomatose extradurale – plexopathie tumorale – plexopathie post-actinique
Atteintes infectieuses – radiculo-plexopathie zostérienne – méningoradiculite borrélienne (maladie de Lyme) – abcès épidural
Affections systémiques – radiculopathie diabétique – hématome épidural – syndrome de claudication vasculaire du nerf sciatique
Divers – coxarthrose ou périarthrite de hanche – insertionite lombo-sacrée

• *Claudication vasculaire.* Une claudication vasculaire est souvent notée chez le patient âgé artériopathe grave; il existe 2 différences principales avec le canal lombaire étroit :

— la douleur débute distalement et irradie proximalement (l'inverse dans le canal lombaire étroit);

— la douleur peut être provoquée par l'ergométrie (test indolore dans le canal lombaire étroit).

• *Cancer.* Chez la personne âgée, une atteinte tumorale du rachis est responsable de douleurs lombaires dans 6 à 15 % des cas. Il s'agit principalement de métastases d'un cancer prostatique, du sein ou d'origine digestive (cf. chapitre 13). Une anamnèse de perte pondérale, d'anorexie ou de sudations nocturnes peuvent aider au diagnostic, de même que des douleurs lombaires apparaissant ou s'aggravant la nuit et associées à une raideur de tout le rachis à nette prédominance matinale. Des douleurs rachidiennes survenant chez un patient ayant été traité pour un cancer doit faire suspecter des métastases jusqu'à preuve du contraire.

• *Affections systémiques.* C'est surtout le diabète qui est à l'origine de radiculo-plexopathies douloureuses et amyotrophiantes qui peuvent être le premier signe de la maladie (cf. infra).

• *Claudication idiopathique.* C'est une entité rare du sujet âgé. Il n'existe pas d'arguments pour une atteinte neurologique, notamment pas de canal lombaire étroit ou de polyneuropathie, ni d'affections squelettiques ou de claudication vasculaire, le doppler ou l'angiographie étant normaux. Dans 50 % des cas, les malades ont des antécédents de claudication vasculaire et/ou d'intervention sur les vaisseaux des membres inférieurs; les troubles seraient secondaires à une obstruction des petites artères musculaires qui n'est pas détectable par les méthodes habituelles d'investigation.

EXAMENS COMPLÉMENTAIRES [7, 19, 29]

Radiographies standards et radiculographie

La radiographie standard est un examen de dépistage de première intention, surtout pour d'autres étiologies : ostéoporose, fracture-tassement, métastases. Lors de lombosciatalgies, une radiographie du rachis lombaire (face + profil) est une règle qui ne souffre aucune exception. Une arthrose des corps vertébraux et des articulations postérieures est mise en évidence dans 85 à 95 % des cas. Dans le canal étroit, les radiographies peuvent montrer de face une hypertrophie des pédicules, une diminution de l'espace interlaminaire ainsi qu'une sagittalisation des facettes articulaires et, de profil, un raccourcissement des pédicules avec rétrécissement des trous de conjugaison, une hypertrophie des massifs articulaires et une déformation arthrosique des trous de conjugaison. Dans le canal étroit pluri-étagé et chez les patients ayant une atteinte radiculaire mal précisable ou pluriradiculaire, la radiculographie est indipensable pour déterminer l'étendue de la sténose ainsi que ses répercussions sur le sac dural et les racines; radiculographie et scanner X sont souvent associés.

Scanner X et imagerie par résonance magnétique

L'imagerie par résonance magnétique n'est pas supérieure au scanner X dans l'évaluation des hernies discales au niveau lombaire. Dans le canal étroit, le scanner X précise la gravité de la sténose lombaire, son origine (congénitale, acquise), l'atteinte du récessus latéral et la possibilité d'une hernie discale associée. Au niveau lombaire, le scanner X montre plus de détails concernant la structure osseuse; il met en évidence la dégénérescence osseuse et une hernie discale de façon équivalente à l'imagerie par résonance magnétique et à un moindre coût. Cependant, le scanner X peut montrer des images pathologiques chez 50 % des sujets de plus 40 ans n'ayant pas de symptômes. Par contre, l'imagerie par résonance magnétique est plus utile que le scanner X lors d'arachnoïdite ou de récidive de lombosciatalgies après cure chirurgicale pour hernie discale; elle distingue une fibrose cicatricielle d'une récidive d'hernie, notamment après injection de Gadolinium, rendant possible le diagnostic dans 85 % des cas contre 40 % pour le scanner X.

Électromyogramme

Il est indiqué chez les patients dont la topographie du syndrome radiculaire est mal définie ou s'il existe une polyneuropathie associée.

TRAITEMENTS

Traitement conservateur [4, 11, 12, 21, 47]

Il permet une amélioration dans 75 à 85 % des cas. La mise au repos est le traitement de base : 2 à 5 jours d'alitement permettent d'amender les douleurs. Des antalgiques simples (paracétamol : 3 x 500 mg/j PO) et des anti-inflammatoires nonstéroïdiens (indométacine : 3 x 50 mg/j PO) sont aussi prescrits. Une physiothérapie douce de mobilisation est progressivement instaurée dès que les douleurs ont diminués mais, chez le vieillard, il faut éviter l'extension et les manipulations qui peuvent aggraver les troubles compte tenu du seuil fracturaire fréquemment abaissé des sujets ostéoporotiques. La stimulation électrique transcutanée est inefficace dans les lombosciatalgies.

Neurochirurgie

• *Hernie discale* [20]. Lorsqu'un patient n'est pas amélioré par le traitement conservateur et qu'il existe une hernie nette, une opération est indiquée, qui améliore les troubles dans 70 à 80 % des cas. Les complications sont de même fréquence et similaires à celles du sujet jeune (ex : spondylodiscite) mais plus graves et d'évolution plus longue chez le vieillard. Il existe d'autre part certaines complications post-opératoires (ex : embolie pulmonaire) et diverses pathologies associées au grand âge qui augmentent les doléances du patient. Lors de sciatique paralysante, les sujets âgés ont rarement une récupération complète de leur déficit même si l'intervention a été rapidement effectuée après l'installation des troubles, et la prescription d'une attelle antisteppage est nécessaire.

• *Canal lombaire étroit* [10, 23]. En cas d'échec du traitement conservateur, on propose une décompression osseuse large du canal rachidien et des récessus latéraux ; une laminectomie bilatérale est effectuée dans la majorité des cas (L4 et L5), parfois complétée par une foraminotomie pour sténose du canal de conjugaison. Ce sont les sciatalgies qui répondent le mieux au traitement chirurgical, suivies par la claudication neurogène puis les lombalgies. Une spondylodèse n'est indiquée que chez les malades ayant un glissement instable avant ou après l'intervention. Il persiste cependant une limitation du périmètre de marche chez 20 % des patients opérés et des lombalgies chez 30 à 40 % des cas.

POLYNEUROPATHIES

Une neuropathie périphérique est fréquemment notée dans la sénescence et 20 à 35 % des polyneuropathies concernent des sujets de plus de 65 ans. Elles sont classées en fonction de leur présentation clinique et de leurs mécanismes étiopathogéniques. Les polyradiculonévrites aussi bien aiguës (maladie de Guillain-Barré) que chroniques sont traitées séparément.

GÉNÉRALITÉS [28, 36]

Présentation clinique

C'est la polyneuropathie des membres inférieurs, sensitive, symétrique et sans parésie qui est la forme la plus fréquemment constatée (30 à 50 % des cas), suivie par la polyneuropathie sensitivo-motrice (30 à 40 %) et les polyneuropathies asymétriques (20 à 30 %).

Étiologies

Une étiologie est retrouvée chez 65 à 90 % des patients et les polyneuropathies d'origine inconnue varient entre 10 et 35 % selon les études; ces derniers chiffres sont à comparer à ceux retrouvés pour les patients de tout âge (12 à 20 %). Il existe une autre maladie neurologique chez 50 % des patients et une relation entre les 2 affections est notée dans la moitié des cas. Dans les pays occidentaux, les 3 étiologies principales de polyneuropathie du sujet âgé sont le diabète, l'alcoolisme et le syndrome de malabsorption. Il faut noter que le diabète et l'alcoolisme sont déjà les 2 premières causes de polyneuropathie tout âge confondu.

L'âge avancé des patients fait souvent renonçer à des investigations poussées concernant l'origine des troubles; la limitation des examens est aussi justifiée par le fait qu'une polyneuropathie peut n'entraîner aucune gêne subjective chez des malades hospitalisés pour une autre affection. Il est important de préciser les modalités et les restrictions concernant les investigations d'une polyneuropathie dans la sénescence. L'anamnèse est essentielle et il faut surtout rechercher une malnutrition, un alcoolisme ou une cause médicamenteuse. La glycémie, le dosage de l'acide folique, le test de Schilling ainsi que l'électrophorèse et l'immunoélectrophorèse sont considérés comme des investigations de routine; la négativité des résultats doit faire rechercher une tumeur maligne, une affection métabolique ou une vasculite. Si tous les examens sont négatifs, leur répétition est justifiée après 12 mois ou plus tôt si le tableau clinique s'aggrave.

Traitements

De façon générale, le traitement de la polyneuropathie et son amélioration est en rapport avec celui de la maladie qui est à l'origine des troubles.

Diabète

Le diabète est responsable de 18 à 55 % des polyneuropathies de la sénescence, ce qui est plus élevé que pour les sujets d'âge moyen (25 à 30 %).

Généralités [28, 36]

La prévalence du diabète varie entre 4 et 6,5 % pour les personnes âgées entre 65 et 74 ans, et entre 3,8 et 6 % après 75 ans; d'autre part, 25 % des diabétiques sont âgés de 65 à 74 ans et 15 % ont plus de 75 ans. Dans la sénescence, le diabète est de 20 % plus fréquent chez la femme que chez l'homme, probablement parce que l'obésité s'observe plus souvent chez la femme âgée. Étant donné que les tests de provocation au glucose sont souvent anormaux chez la personne âgée, la présence d'un diabète franc ou connu (avec ou sans traitement) depuis plusieurs années est nécessaire pour avancer le diagnostic de polyneuropathie. Un diabète peut être affirmé chez une personne de plus de 65 ans si la glycémie sans traitement est supérieure à 11,1 mmol/l plus de 2 heures après une surcharge de 75 g de glucose. Il faut aussi tenir compte de la durée de la maladie (35 % de polyneuropathies après 20 ans d'évolution, 75 % après 40 ans) et de la qualité du contrôle du diabète.

Présentation clinique [25, 41, 48]

Les neuropathies diabétiques sont remarquables par leur polymorphisme. La polyneuropathie sensitive, distale et symétrique, est la plus fréquente. Les atteintes mono- ou multinévritiques sont secondaires à des lésions focales uniques ou multiples du système nerveux périphérique et incluent aussi les névrites crâniennes; ce type de neuropathie est nettement plus rare que la polyneuropathie sensitive, dans la proportion d'un pour douze.

• *Polyneuropathie sensitive, distale et symétrique.* Il existe une atteinte des petites et des grosses fibres myélinisées, réalisant une forme mixte qui est la plus fréquente des neuropathies diabétiques. Dans le syndrome des grosses fibres myéliniques, la neuropathie est paucisymptomatique, n'étant mise en évidence qu'à l'étude systématique de la sensibilité. Il existe un déficit de la proprioception et de la sensibilité épicritique, ainsi qu'une aréflexie des membres inférieurs. L'atteinte motrice est discrète, pouvant se traduire par une atrophie et une parésie modérée des jambes. Dans le syndrome des petites fibres myéliniques, les patients se plaignent de douleurs aux pieds et aux mollets (brûlures), pénibles et exacerbées la nuit au contact des draps. On constate une hypœsthésie thermo-algésique et, dans une moindre mesure, des anomalies de la proprioception. Les douleurs touchent 20 à 50 % des malades, en rapport avec une polyneuropathie axonale ascendante. Des crampes dans les pieds et les jambes peuvent aussi survenir. La parésie est modérée, survenant dans les stades avancés de la maladie. En revanche, une neuropathie autonome est fréquente. L'atteinte des petites fibres peut provoquer des troubles trophiques aux pieds : maux perforants et ostéoarthropathies nerveuses. L'ulcère neuropathique se caractérise par l'absence de douleurs, une évolution torpide avec un cal exubérant. La perte de la sensibilité douloureuse et la mauvaise répartition du poids, qui est fréquente chez le vieillard, ont un rôle déterminant dans la survenue de ces troubles.

• *Amyotrophie diabétique.* C'est une polyneuropathie à prédominance motrice, proximale et asymétrique, qui est fréquente chez le diabétique âgé et de pronostic réservé. Ce sont des diabétiques dont la maladie évolue depuis longtemps avec parallèlement une perte pondérale. Il existe une parésie avec atrophie progressive et asymétrique, touchant la musculature proximale des membres inférieurs, parfois la loge antéro-externe des jambes. Les symptômes s'installent progressivement sur plusieurs mois. Le malade se plaint de douleurs musculaires mais des troubles objectifs de la sensibilité sont discrets (face antérieure des cuisses); il existe une aréflexie rotulienne et le réflexe cutané plantaire a une tendance à l'extension. Les membres supérieurs sont rarement atteints.

• *Mononeuropathies et radiculopathies.* Elles surviennent chez le diabétique entre 50 et 75 ans et peuvent révéler un diabète méconnu. Les symptômes consistent en douleurs, paresthésies, dysesthésies et troubles légers de la sensibilité objective, de topographie tronculaire ou radiculaire. Les récidives sont fréquentes et souvent du côté opposé. Parfois, les troubles sont d'installation rapide : parésie de topographie uni- ou pluriradiculaire apparaissant en quelques heures. La cruralgie diabétique est la plus fréquente des mononévrites diabétiques; il existe des douleurs (brûlures) d'installation rapide sur la face antérieure de la cuisse, le genou et le tiers supérieur de la face antéro-interne de la jambe. On observe une amyotrophie du quadriceps qui est d'installation rapide, associée à une parésie intéressant parfois l'ilio-psoas; le réflexe rotulien est aboli et il existe une zone d'hypœsthésie touchant le territoire du nerf crural. Le diagnostic différentiel se fait avec une lombocruralgie d'origine arthrosique ou herniaire.

• *Névrite crânienne.* L'atteinte la plus classique est celle du III (moins souvent le VI et le IV), qui survient, comme pour les mononévrites, plus fréquemment chez les sujets âgés, et peut aussi révéler le diabète. La prévalence de la paralysie du III varie entre 2 et 3,5 % des diabétiques mais le diabète est responsable de 40 % des paralysies isolées du III. L'installation des troubles est précédée de douleurs orbitaires ou d'hémicrânies ipsilatérales dans 50 % des cas. L'atteinte du III est dissociée avec paralysie des muscles extrinsèques et ptose, les fibres pupillaires étant épargnées; l'évolution est favorable en quelques mois mais une récidive ou une paralysie controlatérale est possible.

• *Neuropathies végétatives.* Leur fréquence varie entre 2 et 10 % des diabétiques. Les troubles surviennent habituellement chez des patients ayant d'autres manifestations neurologiques. L'hypotension orthostatique est le désordre le plus fréquent, qui est grave chez les sujets âgés car il existe un risque de syncopes et de chutes. Des troubles du rythme isolés ou compliquant un infarctus du myocarde indolore peuvent être responsables d'une mort subite. L'infarctus myocardique silencieux survient 6 à 7 fois plus fréquemment chez les diabétiques que chez les non-diabétiques. L'absence de douleurs serait consécutive à la dénervation sensitive. Les œdèmes des membres inférieurs sont fréquents, en rapport avec une atteinte sympathique entraînant une vasodilatation, l'ouverture de shunts artério-veineux et une augmentation de la perméabilité capillaire favorisée par la neuropathie. Une vessie neurogène est fréquente (10 à 20 % des diabétiques âgés); il existe l'installation progressive d'une vessie atone et dilatée avec un résidu important.

Mécanismes étiopathogéniques [13, 16, 41]

La neuropathie proximale asymétrique, les multinévrites et les névrites crâniennes sont d'origine ischémique. Les troubles sont secondaires à une microangiopathie des vasa nervorum. Dans les neuropathies sensitives, il existe une axonopathie en relation avec une altération des transports axonaux associée à des troubles du métabolisme des hydrates de carbone. Les désordres sensitifs ont une distribution en rapport avec la longueur des axones détruits par une dégénérescence rétrograde. Il existe aussi une démyélinisation et une remyélinisation secondaires à une perturbation des cellules de Schwann. Chez le sujet âgé, il est difficile d'obtenir une amélioration, même partielle, compte tenu des possibilités limitées de récupération des nerfs, le traitement pouvant cependant ralentir l'évolution du processus.

ALCOOLISME

Généralités [28, 36, 38, 49]

Si l'alcoolisme de l'adulte d'âge moyen est bien connu, la consommation éthylique du vieillard passe souvent inaperçue. Dans les pays occidentaux, 10 à 15 % des personnes âgées ont des problèmes d'intoxication éthylique, et 75 % des éthyliques âgés sont des buveurs chroniques vieillissants alors que 25 % sont des sujets ayant débuté leur consommation dans la vieillesse. L'alcoolisme de la sénescence est peu spectaculaire et les troubles peuvent être confondus avec d'autres affections telles qu'une démence ou une neuropathie sur malnutrition. L'alcoolisme est classiquement défini par la perte de la dépendance vis-à-vis de l'éthyle, d'installation insidieuse, les premiers symptômes survenant vers 40 ans et le patient n'étant pas conscient de sa dépendance progressive. Par contre, l'alcoolisme du vieillard est différent et concerne des sujets qui souffrent de troubles physiques, psychologiques et sociaux secondaires à une consommation excessive mais sans être forcément dépendants de l'alcool. La solitude, l'isolement ou un veuvage sont des facteurs initiaux de consommation souvent retrouvés dans le grand âge (cf. aussi chapitre 11 : delirium tremens).

Présentation clinique

Dans les pays occidentaux, l'alcool est, après le diabète, le principal responsable de polyneuropathie sensitivo-motrice chronique. C'est une axonopathie primitive associée à une discrète atteinte myélinique; les fibres, sensitives, motrices et végétatives sont touchées. Les causes sont multiples : déficit en thiamine, malnutrition, effet direct de l'éthyle et de ses produits de dégradation.

• *Polyneuropathie chronique* [26, 27]. Une polyneuropathie d'évolution chronique est mise en évidence chez 10 à 50 % des alcooliques et chez 70 à 90 % des patients ayant une encéphalopathie de Gayet-Wernicke. Au début, les symptômes sont discrets : sensation de pieds froids, crampes nocturnes. Toutes les modalités de la sensibilité sont atteintes et les désordres prédominent sur la proprioception (hypopallesthésie). De nombreux alcooliques se plaignent d'une hyperpathie et d'une hypesthésie des membres inférieurs entraînant une sensation de pieds brûlants, principalement la nuit, et pouvant évoquer un diabète. A la longue, une atrophie musculaire est constatée, prédominant aux membres inférieurs et distalement, et s'accompagnant d'une parésie plus ou moins grave.

• *Autres troubles neurologiques* [36, 38, 49]. La polyneuropathie survient dans un contexte d'intoxication neurologique globale; un syndrome cérébelleux, une démence, une encéphalopathie de Wernicke ou un delirium tremens sont notés chez 60 à 80 % des sujets âgés alcooliques. La polyneuropathie favorise les atteintes tronculaires par compression et les plus fréquentes sont l'atteinte du nerf sciatique poplité externe et du nerf radial. L'hypotension orthostatique est le désordre dysautonomique le plus fréquent, souvent modéré (étourdissements, vertiges), parfois plus grave dans les cas avancés (syncope). L'alcoolisme est responsable de 10 % des neuropathies acrodystrophiques avec ulcères profonds et indolores, arthropathies des orteils, déficit sensitif thermo-algésique et désordres végétatifs; ces maux perforants sont semblables à ceux du diabète.

Traitements [38, 49]

La polyvitaminothérapie à haute dose est recommandée, qui est similaire à celle proposée dans le traitement du sevrage alcoolique (cf. chapitre 11). En cas de neuropathie douloureuse, un traitement de carbamazépine (600 à 800 mg/j PO) ou de phénytoïne (300 mg/j PO) peut être nécessaire; ces médicaments sont prescrits avec prudence chez la personne âgée qui est très sensible à leurs effets secondaires. L'amitryptiline (50 mg/j PO) et la clomipramine (75 mg/j PO) sont aussi utilisés. La physiothérapie est importante. Dans les atteintes du nerf sciatique poplité externe, une attelle est utile pour éviter un steppage.

Affections systémiques

En plus du diabète ainsi que du cancer et de ses traitements, de nombreuses affections systémiques peuvent se compliquer d'une polyneuropathie. La présentation clinique est parfois très handicapante chez le sujet âgé compte tenu de la fragilisation et du vieillissement des fibres nerveuses.

Insuffisance rénale [40, 42]

La polyneuropathie est la complication neurologique la plus fréquente de l'insuffisance rénale chronique (60 à 80 % des cas).

• *Présentation clinique.* C'est une polyneuropathie sensitivo-motrice des membres inférieurs. La symptomatologie débute par des sensations de brûlures, de picotements ou de constriction des pieds qui sont caractéristiques. Un syndrome des jambes sans repos (painful legs and moving tœs) est noté dans 5 % des cas. Des phénomènes douloureux (crampes) sont aussi signalés. L'examen clinique montre des troubles de la sensibilité épicritique et proprioceptive; la sensibilité tactile est classiquement atteinte en premier et les troubles de la pallesthésie ou de l'arthokinésie sont plus tardifs. L'aréflexie achiléenne et la diminution des réflexes rotuliens apparaissent dans les formes avancées d'insuffisance rénale. La parésie varie d'un patient à l'autre; elle est modérée par rapport aux désordres de la sensibilité mais des difficultés à la marche avec steppage peuvent être notées.

Neuropathie carentielle [1, 32]

• *Généralités.* La malnutrition chronique, fréquente chez le vieillard isolé, et un syndrome de malabsorption sont à l'origine d'une polyneuropathie carentielle; 5 à 15 % des sujets ayant eu une intervention gastrique peuvent aussi présenter des manifestations neurologiques, parfois après de nombreuses années (> 20 ans). Une atteinte du système nerveux est rapportée chez 10 à 15 % des patients ayant eu une résection gastrique, en moyenne 10 ans plus tard. Les troubles sont secondaires à une hypovitaminose B12, la gastrectomie totale entraînant une carence en 2 à 10 ans mais aussi la gastrectomie sub-totale par atrophie secondaire du moignon. Une anse intestinale borgne favorise une hypovitaminose par prolifération bactérienne avec consommation de vitamines.

• *Présentation clinique.* Il existe 3 principaux désordres neurologiques : une myélopathie qui est devenue rare (anémie de Biermer), une polyneuropathie seule, ainsi qu'une neuropathie périphérique associée à une myélopathie et une myopathie. Les 2 premières formes répondent bien à la vitaminothérapie B12, nettement moins la dernière qui est secondaire à un syndrome multicarentiel. Les troubles sont discrets au début : paresthésies des pieds, hypopallesthésie malléolaire; des réflexes vifs et un syndrome pyramidal fruste sont plus rares. Dans les cas avancés, il existe une parésie distale avec aréflexie achiléenne et rotulienne. Un syndrome ataxo-spasmodique est surtout rapporté chez le vieillard.

Gammapathies monoclonales [22, 46]

• *Généralités.* Les gammapathies monoclonales sont l'ensemble des maladies caractérisées par la prolifération d'un seul clone lymphoplasmocytaire produisant une immunoglobuline homogène, monoclonale et de structure normale; elles sont divisées cliniquement en formes symptomatiques et asymptomatiques, ou encore en variétés malignes (myélome multiple, maladie de Waldenström) et en type bénin. La gammapathie monoclonale de signification indéterminée (monoclonal gammopathy of undetermined significance = MGUS) est une immunoglobuline monoclonale non associée à une hémopathie sécrétante. Son incidence varie entre 0,15 et 1 % d'une population d'âge moyen et de 3 à 5 % d'une population âgée de plus de 70 ans; sa transformation maligne est de 17 % après 10 ans d'évolution, passant à 35 % après 15 ans.

• *Manifestations neurologiques*. C'est habituellement une polyneuropathie sensitivo-motrice à prédominance sensitive pouvant s'accompagner d'une ataxie. Ce sont surtout les gammapathies à IgM (MGUS, maladie de Waldentsröm) qui sont responsables de polyneuropathies dont l'incidence varie entre 10 et 50 % des cas; il existe une activité de l'immunoglobuline spécifiquement dirigée contre certains constituants du nerf (myéline notamment). Les polyneuropathies sont plus rares dans les gammapathies à IgA ou IgG.

Polyneuropathie paranéoplasique

• *Généralités* [28, 36]. Elle concerne 5 à 10 % des neuropathies de la sénescence. Une polyneuropathie est fréquente chez le cancéreux et il est difficile d'affirmer qu'il s'agit toujours d'une neuropathie paranéoplasique car plusieurs facteurs peuvent être à l'origine des troubles (malnutrition, insuffisance rénale, traitements). Une polyneuropathie est d'origine paranéoplasique si elle survient dans les 2 ans qui suivent la mise en évidence d'un cancer ou lorsque la découverte d'une tumeur est la conséquence des investigations effectuées dans le cadre de l'atteinte du système nerveux périphérique. C'est le carcinome anaplasique à petites cellules qui est le plus souvent retrouvé.

• *Présentation clinique* [8, 34]. La polyneuropathie sensitivo-motrice est la forme la plus fréquente des neuropathies paranéoplasiques, pouvant précéder le diagnostic de la tumeur de 3 à 5 ans. Il existe des paresthésies, une diminution de la sensibilité des jambes et une parésie distale avec amyotrophie, ainsi qu'une hypo- ou une aréflexie. Une névrite crânienne (VII, III, VI) est possible. L'évolution est progressive et parallèle à celle de la tumeur, aboutissant à un état grabataire. La pathologie montre une dégénérescence axonale avec des lésions de démyélinisation. Une plexite brachiale paranéoplasique a aussi été décrite qui ressemble à une plexite infectieuse (syndrome de Parsonage-Turner). Le patient se plaint de douleurs d'apparition aiguë dans l'épaule et irradiant dans le bras associées à une parésie.

Polyarthrite rhumatoïde [6, 33]

• *Généralités*. Les atteintes neuro-musculaires de la polyarthrite rhumatoïde sont classées en 2 catégories :

— une neuropathie inflammatoire ou une myosite en rapport avec une vasculite;

— une neuropathie ou une myopathie pauci-symptomatiques observées à l'électromyogramme essentiellement.

Une vasculite autoimmune est à l'origine des troubles qui est plus fréquemment observée lorsqu'il existe une forte séropositivité ou de nombreux nodules rhumatoïdes. Des lésions de démyélinisation et une dégénérescence axonale font suspecter une action du facteur rhumatoïde contre les composants du nerf. Cette neuropathie est parfois difficile à différencier de celle secondaire au traitement antirhumatismal (cortisone, sels d'or).

• *Présentation clinique.* Les hommes sont plus touchés que les femmes. Il existe 3 types d'atteinte clinique : neuropathies sensitives distales pures, neuropathies sensitivomotrices et mononévrites multiples. La première a un bon pronostic, les 2 dernières sont plus sévères. La neuropathie débute aux membres inférieurs de façon asymétrique puis touche les membres supérieurs, et l'évolution est parallèle à celle de la polyarthrite. L'examen montre une hypœsthésie tactile et douloureuse des extrémités; la faiblesse et l'atrophie sont plus difficiles à attribuer à la neuropathie car ils peuvent être en relation avec l'arthrite ou à une compression d'un tronc nerveux. La mononévrite multiple survient de façon aiguë ou subaiguë, étant associée à un syndrome inflammatoire. Certaines polyneuropathies se manifestent à l'arrêt d'une corticothérapie. Une myosite est retrouvée chez 5 % des sujets, diffuse ou prédominant proximalement, douloureuse et s'accompagnant parfois de manifestations cutanées. L'atteinte du nerf médian est à l'origine d'un syndrome du tunnel carpien.

Panartérite noueuse [9]

• *Généralités.* C'est une vasculite intéressant les artères de petit et moyen calibre, surtout au niveau des bifurcations. Elle prédomine chez l'homme. Les lésions sont segmentaires et épargnent les veines. Le rein est l'organe le plus souvent touché, suivi par l'appareil locomoteur (polyarthrite, myalgies). Les manifestations neurologiques sont notées chez 20 à 60 % des malades, principalement périphériques (40 à 60 %) mais aussi centrales (20 à 40 % : cf. chapitre 8).

• *Présentation clinique.* L'aspect le plus caractéristique est une multinévrite intéressant plusieurs nerfs à la fois, douloureuse et d'installation brutale avec déficit sensitif et moteur; les nerfs les plus souvent atteints sont le sciatique poplité externe et interne. La mononévrite isolée est rare, étant parfois observée au niveau des nerfs crâniens.

• *Traitements.* Comme dans les atteintes centrale, la corticothérapie associée ou pas aux immunosuppresseurs (cyclophosphamide) fait rapidement régresser les troubles.

Syndrome de Sjögren [30]

• *Généralités.* C'est une connectivite associée à une infiltration lympho-plasmocytaire des glandes salivaires et lacrymales entraînant une xérostomie et une kérato-conjonctivite sèche. C'est une affection chronique survenant entre 20 et 60 ans, plus rarement après 65 ans, et touchant la femme dans 90 % des cas. Il existe de nombreuses perturbations immunologiques : anticorps anticanaux salivaires, facteurs rhumatoïdes, cellules LE.

• *Présentation clinique.* La neuropathie est la complication neurologique la plus fréquente (30 à 60 % des cas). Il s'agit d'une polyneuropathie sensitivo-motrice, symétrique, débutant aux membres inférieurs par des paresthésies. Une neuropathie végétative peut être associée ainsi qu'une névrite crânienne (rare). Des mono- ou des multinévrites ont aussi été notées (syndrome du canal carpien). Environ 10 % des malades ont une atteinte centrale se traduisant par une méningo-encéphalite aseptique ou des signes de focalisation.

Hypothyroïdie [3]

Après le diabète, c'est l'insuffisance thyroïdienne qui est l'affection endocrinienne entraînant le plus de neuropathie; elle peut aussi se manifester par un syndrome du canal carpien.

Polyneuropathie d'origine médicamenteuse [39, 43]

• *Généralités.* Une origine médicamenteuse est constatée dans 4 à 6 % des polyneuropathies de la sénescence, ce qui est similaire aux chiffres notés dans une population jeune ou d'âge moyen; ces polyneuropathies sont donc peu nombreuses malgré le grand nombre de médicaments potentiellement toxiques sur le système nerveux périphérique. Leur diagnostic est souvent méconnu car les troubles sont d'installation insidieuse et il existe souvent chez le sujet âgé une affection systémique pouvant parallèlement entraîner une atteinte du système nerveux périphérique : diabète, insuffisance rénale, malnutrition ou syndrome de malabsorption. Concernant l'imputabilité d'un médicament, il faut s'assurer que la substance a été administrée avant la survenue des troubles bien que certaines pathologies iatrogènes ne surviennent qu'après une longue période d'exposition.

• *Présentation clinique.* Une fois constituée, la présentation clinique est celle d'une polyneuropathie sensitivo-motrice à nette prédominance sensitive des membres inférieurs, plus rarement des membres supérieurs. La majorité des cas est secondaires à une dégénérescence distale rétrograde de l'axone. Les troubles sont réversibles, souvent de façon incomplète chez le vieillard, avec l'arrêt ou la modification des doses, ce qui n'est cependant pas toujours possible selon la maladie de base.

• *Médicaments responsables.* Le tableau 14-3 indique les principaux médicaments à l'origine d'une polyneuropathie chez le sujet âgé

POLYRADICULONÉVRITES

Si le syndrome de Guillain-Barré est la 3e cause de polyneuropathie tout âge confondu, il ne représente plus que 5 à 7 % des polyneuropathies de la sénescence.

POLYRADICULONÉVRITE AIGUË [2]

Généralités

Le syndrome de Guillain-Barré survient principalement entre 40 et 50 ans et sa fréquence annuelle est estimée à 1,7 cas pour 100 000 personnes. La maladie est rare après 65 ans, représentant moins de 10 à 15 % des cas. L'étiopathogénie est autoimmune, impliquant principalement des facteurs humoraux, mais aussi des facteurs cellulaires. Les troubles surviennent classiquement sans facteur déclenchant ou après un état infectieux bénin ou une vaccination.

TABLEAU 14-3. — POLYNEUROPATHIES MÉDICAMENTEUSES DE LA SÉNESCENCE : PRINCIPAUX MÉDICAMENTS RESPONSABLES ET FORME DE POLYNEUROPATHIE

Groupe de médicament et indication	*Nom du produit*	*Type de polyneuropathie*	*Remarques*
Antimitotiques	Platine Vincristine	Neuropathie sensitive Neuropathie motrice	50 % des cas ; neuropathie dose-dépendante
Anti-infectieux	Isoniazide Métronidazole Nitrofurantoïne Ethambutol	Neuropathie sensitive *idem* *idem* Neuropathie sensitive	Prévention : vitamine B6 Prédisposition indivuiduelle ; l'insuffisance rénale aggrave les troubles Vieillard très sensible
Médicaments cardioprotecteurs	Perhexiline Amiodarone	Neuropathie motrice *idem*	Prédiospotion individuelle Rare
Insuffisance respiratoire	Almitrine	Neuropathie sensitive	
Polyarthrite rhumatoïde	Sels d'or	Neuropathie sensitive	Risque d'insuffisance rénale + polyneuropathie urémique ; peut être associé à une polyneuropathie de l'arthrite rhumatoïde
Goutte	Colchicine	Neuropathie sensitive	Rare, habituellement associée à une insuffisance rénale

Présentation clinique

Les principales manifestations sont une parésie d'installation rapide en quelques jours, touchant d'abord les membres inférieurs de façon relativement symétrique, puis s'étendant aux membres supérieurs et à la musculature du tronc. Des douleurs sont fréquentes, crampes, paresthésies des membres inférieurs, parfois des lombosciatalgies atypiques. Des névrites crâniennes sont souvent constatées (diplégie faciale, troubles de la déglutition, insuffisance respiratoire) et font toute la gravité de la maladie. L'hypotonie et l'absence des réflexes sont constantes, ainsi que les troubles neurovégétatifs (tachycardie, modifications tensionnelles). Le liquide céphalorachidien est normal au début puis montre après quelques jours d'évolution la caractéristique dissociation albumino-cytologique (hyperprotéinorachie sans pléiocytose). Bien que le pronostic soit généralement favorable, 85 % des patients récupérant complètement en quelques mois, le risque de complications respiratoires (16 %) et une mortalité entre 2 et 3 % font du syndrome de Guillain-Barré une affection redoutable.

Polyradiculonévrite chronique [14]

Généralités

Une polyradiculonévrite inflammatoire chronique peut faire suite à un syndrome de Guillain-Barré mais la forme habituelle en est généralement indépendante. Elle survient chez des patients de plus de 65 ans dans 30 à 50 % des cas. C'est une maladie auto-immune comme le syndrome de Guillain-Barré; des immuncomplexes et des dépôts d'immunoglobulines (IgG, IgM) ont été décrits dans les nerfs. Elle peut accompagner d'autres maladies systémiques : cancer, diabète, connectivites, sarcoïdose, gammapathies monoclonales, maladie de Lyme.

Présentation clinique

Le début est insidieux, les troubles s'installant sur quelques semaines ou plusieurs mois. Il s'agit d'une polyneuropathie sensitivo-motrice à prédominance motrice, symétrique et touchant principalement les membres inférieurs. Elle est caractérisée par une parésie symétrique débutant aux membres inférieurs puis atteignant les membres supérieurs, et étant aussi bien distale que proximale; une hypo- ou une aréflexie est présente et des troubles de la sensibilité sont aussi notés. L'évolution se fait de façon progressive ou rémittente, avec des phases de stabilisation et des rechutes sur plusieurs mois. Il existe principalement des lésions de démyélinisation associées à une atteinte axonale. L'affection est grave : 60 % d'invalidité et 10 % de mortalité après 5 ans d'évolution.

Traitements

Polyradiculonévrite aiguë [35, 50, 51]

Des études multicentriques ont montré que les échanges plasmatiques sont le traitement de première intention. Les principaux effets bénéfiques sont une récupération motrice plus rapide par rapport aux sujets non traités, moins de complications (infections, escarres), une durée d'intubation raccourcie et une reprise de la marche plus rapide. Un âge supérieur à 60 ans est un facteur de moins bon pronostic, peut-être à cause d'une mauvaise regénération des nerfs. Il existe des contre-indications relatives aux plasmaphérèses chez le vieillard : insuffisance cardiaque, risque d'hypotension, troubles électrolytiques. Les immunoglobulines constituent alors une solution intéressante de remplacement (0,4 g/kg/j IV pendant 5 jours). Quel que soit le traitement, la récupération est beaucoup plus longue chez le vieillard et jamais totale, certains individus restant très handicapés et perdant leur autonomie.

Polyradiculonévrite chronique [15, 52]

La prednisone (1 à 2 mg/kg/j PO) donne d'excellents résultats mais son utilisation est toujours délicate chez le sujet âgé et il existe des formes corticodépendantes. L'azathioprine (1,5 à 2,5 mg/kg/j PO) est une alternative. Environ 30 % des patients répondent aux échanges plasmatiques; ils sont efficaces aussi bien au début de la maladie que dans les formes à rechutes et celles n'ayant pas répondu à la cortisone, mais doivent être effectués sur de longues périodes. Comme dans le syndrome de Guillain-Barré, les immunoglobulines à hautes doses (0,4 g/kg/j IV pendant 5 jours à répéter toutes les 3 semaines) sont aussi utilisées, seules ou en association avec les échanges plasmatiques.

ATTEINTES TRONCULAIRES

Chez le sujet âgé, une souffrance d'un tronc nerveux par compression dans un passage ostéo-ligamentaire rétréci est une constatation fréquente compte tenu de la diminution de la masse musculaire et de la survenue progressive de déformations osseuses. C'est surtout le nerf médian au niveau du canal carpien qui est touché; l'affection est paucisymptomatique dans la majorité des cas et le seul signe est une atrophie de l'éminence thénar qui est parfois importante.

SYNDROME DU TUNNEL CARPIEN [44]

Comme dans l'âge moyen, le syndrome du tunnel carpien prédomine chez la femme (80 % des cas après 70 ans). Il est plus fréquemment bilatéral : 70 à 80 % des cas après 70 ans contre 50 à 65 % entre 50 et 60 ans. La vieillesse entraîne un épaississement progressif avec calcification du ligament transverse du carpe. Les remaniements sont lents dans leur installation et le syndrome du tunnel carpien peut rester longtemps asymptomatique.

Présentation clinique

Elle peut être classique en associant paresthésies à prédominance nocturne, douleurs du membre supérieur ayant tendance à irradier proximalement, hypomyotrophie thénarienne et signe de Tinnel. Les symptômes sont souvent d'installation plus rapide chez le vieillard que chez le sujet d'âge moyen, en moyenne 3 à 6 mois, alors que le caractère chronique de l'affection est bien connu. Les paresthésies diurnes sont particulières au syndrome du tunnel carpien de la sénescence (25 % des cas) alors que les troubles sensitifs pendant la journée sont rares chez le sujet d'âge moyen (< 6 %). Une autre particularité de ces paresthésies diurnes est la possibilité de leur présence en l'absence de symptômes sensitifs nocturnes. L'amyotrophie thénarienne est fréquente et franche, présente dans 80 à 90 % des cas après 70 ans alors qu'elle n'est observée que chez moins de 50 % des patients avant 50 ans; c'est un signe tardif dans l'évolution de la maladie, et qui n'a que peu d'implications thérapeutiques car une intervention ne permet pas de récupérer la force lorsque l'atrophie est sévère. L'électromyogramme montre une atteinte grave avec dénervation sensitivo-motrice très importante (perte axonale > 95 %) dans 60 % des cas contre 15 à 20 % entre 50 et 60 ans; les fibres motrices et sensitives sont non fonctionnelles par dégénérescence wallérienne ou par bloc de conduction.

Autres causes de syndrome du tunnel carpien

L'arthrite rhumatoïde est la principale affection systémique entraînant un syndrome du canal carpien qui peut être le premier signe de la maladie; le diagnostic est évoqué cliniquement chez 25 % des patients. Les autres affections systémiques pouvant se compliquer d'un syndrome du tunnel carpien sont l'insuffisance rénale chronique, l'hypothyroïdie et le lupus érythémateux disséminé.

Traitement

Comme pour les sujets jeunes ou d'âge moyen et indépendamment de l'atrophie, la présence de paresthésies douloureuses est une indication à une neurolyse, ce d'autant plus que le nombre de contre-indications opératoires est limité grâce à l'anesthésie loco-régionale.

Nerf cubital [45]

Le nerf cubital peut être comprimé dans la gouttière épitrochléo-olécrânienne, en rapport avec un remaniement ostéofibreux (arthrose, séquelles de fractures) ou une synovite extra-articulaire avec boursite du coude (polyarthrite rhumatoïde). Un alitement prolongé peut favoriser la survenue d'une neuropathie cubitale au coude. Les troubles sont modérés et moins importants que chez le sujet jeune ou que dans le syndrome du tunnel carpien de la sénescence. Une griffe cubitale n'est pas toujours mise en évidence compte tenu de l'hypomyotrophie générale de la musculature intrinsèque de la main du grand âge; les paresthésies manquent souvent et il existe une hypœsthésie modérée du bord cubital de la main.

Cancer

Les compressions tronculaires secondaires aux cancer sont traitées dans le chapitre 9.

Bibliographie

[1] Albers J.W., Nostrant T.T., Riggs J.E. — Neurologic manifestations of gastrointestinal disease. *Neurol. Clin.*, 1989, *7*, 525-547.

[2] Asbury A.K., Cornblath D.R. — Assessment of current diagnostic criteria for Guillain-Barré syndrome. *Ann. Neurol.*, 1990, *27* (suppl), S21-S24.

[3] Beghi E., Delodovici M.L., Bogliun G. *et al.* — Hypothyroidism and polyneuropathy. *J. Neurol. Neurosurg. Psychiatry*, 1989, *52*, 1420-1423.

[4] Beraneck L., Van Reeth C., Crouzet J. — Traitement médical de 40 cas de lomboradiculagies chez des sujets de 65 ans et plus. *Rev. Rhuma. Mal. Osteoartic.*, 1989, *56*, 246.

[5] Bogousslavsky J. — Sciatalgies trompeuses. *Médecine et Hygiène*, 1989, *47*, 2926-2934.

[6] Brick J.E., Brick J.F. — Neurologic manifestations of rheumatologic disease. *Neurol. Clin.*, 1989, *7*, 629-639.

[7] Bundschuh C.V., Modic M.T., Boss J.S. *et al.* — Epidural fibrosis and recurrent disk herniation in the lumbar spine : MR imaging assessment. *Am. J. Neuroradiol.*, 1988, *9*, 169-178.

[8] Case Records of the Massachusetts General Hospital. — Case 50-1991. *N. Engl. J. Med.*, 1991, *325*, 1723-1735.

[9] Castaigne P., Brunet P., Hauw J.J., Leger J.M., Gherardi R., Guillevin L. — Système nerveux périphérique et panartérite noueuse. Revue de 27 cas. *Rev. Neurol., Paris*, 1984, *140*, 343-352.

[10] Chevalley F., de Tribolet N. — Le traitement chirurgical du canal lombaire étroit. *Schweiz. Med. Wochenschr.*, 1989, *119*, 312-317.

[11] Deyo R.A., Diehl A.K., Rosenthal M. — How many days of bed rest for acute low back pain? *N. Engl. J. Med.*, 1986, *315*, 1064-1070.

[12] Deyo R.A., Walsh N.E., Martin D.C. *et al.* — A controlled trial of transcutaneous electrical nerve stimulation (TENS) and exercise for chronic low back pain. *N. Engl. J. Med.*, 1990, *322*, 1627-1634.

[13] Doucet J., Schrub J.C. — Pathogénie de la neuropathie diabétique. *Sem. Hôp. Paris*, 1987, *63*, 83-87.

[14] Dyck P.J., Lais A.C., Ohta M. *et al.* — Chronic inflammatory polyradiculoneuropathies. *Mayo Clin. Proc.*, 1979, *50*, 621-637.

[15] Dyck P.J., Daube J., O'Brien P. *et al.* — Plasma exchange in chronic inflammatory demyelinating polyradiculoneuropathy. *N. Engl. J. Med.*, 1986, *314*, 461-465.

[16] Dyck P.J., Zimmerman B.R., Vilen T.H. *et al.* — Nerve glucose, fructose, sorbitol, myoinositol, and fiber degeneration and regeneration in diabetic neuropathy. *N. Engl. J. Med.*, 1988, *319*, 542-548.

[17] Fankhauser H., de Tribolet N. — Extreme lateral lumbar disc herniation. *Brit. J. Neurosurg.*, 1987, *1*, 111- 129.

[18] Ferrazzini M., Regli F. Le canal lombaire étroit. *Médecine et Hygiène*, 1989, *47*, 2913-2918.

[19] Firvoznia H., Kricheff I., Rafii M. *et al.* — Lumbar spine after surgery : examination with intravenous contrast-enhanced CT. *Radiology*, 1987, *163* , 221-226.

[20] Fritschy D., Werner A. — Cure opératoire de la lombo-sciatique du 3e âge. *Schweiz. Rundsch. Med. Prax.*, 1979, *68*, 319-322.

[21] Gabellon-Bochud I., Gerster J.C. — Lombosciatalgies chez la personne âgée. A propos de 59 cas hospitalisés. *Rev. Méd. Suisse Romande*, 1990, *110*, 355-360.

[22] Gherardi R., Zuber M., Viard J.P. — Les neuropathies dysglobulinémiques. *Rev. Neurol., Paris*, 1988, *144*, 391-408.

[23] Grellier P. — Canaux lombaires étroits. *Neurochirurgie*, 1986, *32*, 471-476.

[24] Haglund M.M., Schumacher J.M., Loeser J.D. —Spinal stenosis : an annotated bibliography. *Pain*, 1988, *35*, 1-37.

[25] Harati Y. — Diabetic peripheral neuropathies. *Curr. Neurol.*, 1987, *7*, 1-30.

[26] Juntunen J. — Alcoholic polyneuropathy. *Acta Med. Scand. Suppl.*, 1985, *703*, 265-272.

[27] Kemppainen R., Juntunen J., Hillbom M. — Drinking habits and peripheral alcoholic neuropathy. *Acta Neurol. Scand.* 1982, *65*, 11-18.

[28] Konig F., Neundorfer B., Kompf D. — Polyneuropathien im höheren Lebensalter. *Dtsch. Med. Wochenschr.*, 1984, *109*, 735-737.

[29] Lee S.H., Coleman P.E., Hahn F.J. — Magnetic resonance imaging of degenerative disk disease of the spine. *Radiol. Clin. North. Am.*, 1988, *26*, 949-964.

[30] Mellgren S.I., Conn D.L., Stevens J.C., Dyck P.J. — Peripheral neuropathy in primary Sjögren's syndrome. *Neurology*, 1989, *39*, 390-394.

[31] Nancoz R., Regli F. — Lombocruralgies d'origine discale : évaluation et bilan. *Médecine et Hygiène*, 1989, *47*, 2920-2925.

[32] Paulson G.W., Martin E.W., Mojzisik C., Carey L.C. — Neurologic complications of gastric partitioning. *Arch. Neurol.*, 1985, *42*, 675-677.

[33] Piton J.L., Vila A., Servais B. *et al.* — Muscle et nerf dans la polyarthrite rhumatoïde. *Rev. Rhuma. Mal. Osteoartic.*, 1983, *50*, 643-651.

[34] POSNER J.B. — Paraneoplastic syndromes. *Curr. Neurol.*, 1989, *9*, 245-278.

[35] RAPHAEL J.C., MASSON C., MORICE V. *et al.* — Le syndrome de Landry-Guillain-Barré. Etude des facteurs pronostiques dans 223 cas. *Rev. Neurol., Paris*, 1986, *142*, 613-624.

[36] REGLI F. — Les polyneuropathies du troisième âge. *Schweiz. Rundsch. Med. Prax.*, 1987, *76*, 270-272.

[37] REGLI F., REEG H.A., ULDRY P.A. — Les sciatiques : causes et diagnostic différentiel. *Médecine et Hygiène*, 1989, *47*, 2904-2906.

[38] RUEFF B. — *Alcoologie clinique*. 1989, Flammarion, Médecine-Sciences.

[39] SAHENK Z. — Toxic neuropathies. *Semin. Neurol.*, 1987, *7*, 9-17.

[40] SAID G., BOUDIER L., SELVA J., ZINGRAFF J., DRUEKE T. — Different patterns of uremic polyneuropathy : a clinicopathologic study. *Neurology*, 1983, *33*, 567-574.

[41] SAID G. — Neuropathies métaboliques. 1. Neuropathies diabétiques. *Rev. Neurol., Paris*, 1985, *141*, 683-693.

[42] SAID G. — Neuropathies métaboliques acquises (2e partie) : insuffisance rénale, hypothyroïdie et hypoglycémie. *Rev. Neurol., Paris*, 1987, *143*, 785-79O.

[43] SCHAUMBURG H.H., BERGER A.R., THOMAS P.K. — Disorders of peripheral nerves. Edition 2. F.A. Davis Company, Philadelphia, 1992.

[44] SEROR P. — Le syndrome du canal carpien chez les sujets de plus de 70 ans. *Sem. Hop. Paris*, 1991, *67*, 1948-1957.

[45] SHUMAN S., OSTERMAN L., BORA F.W. — Compression neuropathies. *Semin. Neurol.*, 1987, *7*, 76-87.

[46] STECK A.J., SCHLUEP M. — Neuromuscular manifestations of plasma cell dyscrasias. *Curr. Neurol.*, 1989, *9*, 219-244.

[47] SWEZEY R.L. — Low back pain in the elderly : practical management concerns. *Geriatrics*, 1988, *43*, 2, 39-44.

[48] TROBE J.D. — Isolated third nerve palsies. *Semin. Neurol.*, 1986, *6*, 135-141.

[49] ULDRY P.A., BOGOUSSLASKY J., REGLI F. — Complications neurologiques de l'alcoolisme. *Encycl. Méd. Chir., Paris, Neurologie*, 1991, 17161 B 10, 13 p.

[50] ULDRY P.A., BOGOUSSLAVSKY J., REGLI F. — Syndrome de Guillain-Barré traité par de hautes doses d'immunoglobulines par voie intra-veineuse : 4 cas. *Rev. Neurol., Paris*, 1991, *147*, 573-576.

[51] ULDRY P.A., BOGOUSSLAVSKY J., REGLI F. — Guillain-Barré syndrome in a 93 year old woman : rapid improvement of neurologic function following intravenous immunoglobulin. *Schweiz. Arch. Neurol. Neurochir. Psychiatr.*, 1991, *142*, 301-305.

[52] VAN DOORN P.A., VERMEULEN M., BRAND A., MULDER P.G.H., BUSCH H.F.M. — Intravenous immunoglobulin treatment in patients with chronic inflammatory demyelinating polyneuropathy. *Arch. Neurol.*, 1991, *48*, 217-220.

15

Myopathies

La sénescence entraîne une hypomyotrophie touchant principalement les cuisses, les mollets et la musculature intrinsèque des mains. Il est important de distinguer une hypomyotrophie modérée, généralisée et normale pour l'âge d'une amyotrophie cachectisante ou d'une atrophie localisée.

ASPECTS GÉNÉRAUX SUR LES MYOPATHIES DE LA SÉNESCENCE

MYALGIES, CRAMPES ET CONTRACTURES [3, 33]

Myalgies

La myalgie est une dénomination générale pour une douleur musculaire et elle n'est pas automatiquement associée à une crampe ou une dystonie; si une crampe s'accompagne toujours d'une myalgie, l'inverse n'est par contre pas vrai. Des douleurs musculaires diffuses sont notées dans plusieurs affections, les plus fréquentes étant les états grippaux. De nombreuses maladies systémiques peuvent se manifester par des myalgies : troubles électrolytiques, polymyalgia rheumatica, polymyosite aiguë.

Crampes

Les crampes résultent d'une contraction involontaire, intense et douloureuse d'une partie ou de tout un muscle, pouvant être précédées de fasciculations. Le début est brutal et l'épisode dure quelques minutes. Une douleur intense est rapportée durant la phase aiguë et un fond douloureux peut persister après la contraction. Les crampes sont la conséquence d'une hyperactivité du motoneurone alpha et des unités motrices. Elles sont fréquentes dans la sénescence, et le vieillard est plus particulièrement atteint par les crampes bénignes nocturnes qui touchent les membres inférieurs (pieds + mollets), surviennent à l'endormissement et peuvent réveiller le patient.

Les crampes sont observées dans de multiples affections, notamment les atteintes du motoneurone inférieur et du système nerveux périphérique : sclérose latérale amyotrophique, syndrome radiculaire (sciatique S1 notamment), séquelles de poliomyélite. De nombreuses maladies de système peuvent s'accompagner de crampes : troubles électrolytiques, vomissements, diarrhées, déshydratation. L'insuffisance rénale et la dialyse sont des causes fréquentes de crampes (30 à 50 % des cas). On estime que 50 à 80 % des cancéreux ont des crampes à un moment de leur maladie. Des médicaments peuvent aussi entraîner des crampes : diurétiques, cyclosporine, clofibrate, nifédipine, terbutaline, labétalol.

Le sulfate de quinine (300 mg PO le soir au coucher) est le meilleur traitement (en l'absence de contre-indication cardiaque) si les crampes sont très douloureuses, notamment celles qui surviennent la nuit et perturbent le sommeil.

Contractures

Les contractures chroniques sous la forme d'une spasticité sont observées dans le syndrome pyramidal dont les formes et l'intensité sont très variées (hémiplégie, paraplégie). Seule la physiothérapie peut améliorer les patients ayant une spasticité autorisant encore certains mouvements mais l'utilisation d'antispastiques par voie générale ou intrathécale est inefficace chez le sujet âgé.

Amyotrophie d'immobilisation [3]

Une cause fréquente d'hypomyotrophie du sujet âgé est l'immobilisation complète ou partielle. Dans le premier cas, il s'agit d'un malade ayant été longtemps alité; l'atrophie prédomine sur les quadriceps et survient rapidement en 7 à 10 jours, la récupération prenant par contre plusieurs semaines. Une autre cause est l'immobilisation d'un membre entraînant une atrophie locale dont la récupération est plus longue que chez le sujet d'âge moyen. Une amyotrophie du membre supérieur avec blocage de l'épaule peut survenir dans un syndrome épaule-main compliquant une hémiplégie. Des déformations suites à des remaniements osseux (ex : polyarthrite rhumatoïde) peuvent favoriser des hypomyotrophies par immobilisation progressive des articulations. Il faut noter que la force est longtemps conservée malgré une atrophie qui est parfois importante.

MYOPATHIES ET AFFECTIONS SYSTÉMIQUES

Affections thyroïdiennes

Chez le vieillard, un désordre thyroïdien, notamment une insuffisance thyroïdienne, doit toujours être suspecté lors d'une atteinte neuro-musculaire d'évolution progressive ou d'installation subaiguë.

Hypothyroïdie [14, 19]

Une hypothyroïde survient chez 1,5 à 2 % des femmes et chez 0,1 à 0,2 % des hommes. La symptomatologie évolue en moyenne pendant 3 à 4 ans avant que le diagnostic soit posé. Les premiers troubles sont non spécifiques : faiblesse généralisée, fatigue, parfois état dépressif.

La fréquence d'une myopathie dans l'hypothyroïdie se situe entre 30 et 80 % des cas. Il existe une parésie proximale à prédominance pelvienne, des douleurs diffuses et des crampes (50 % des cas). Les douleurs et les crampes peuvent être confondues avec une polymyosite ou une sclérose latérale amyotrophique débutante. Un myxœdème est présent chez 30 à 60 % des patients. Un syndrome pseudo-myotonique est mis en évidence dans 55 à 90 % des cas. Une atrophie est constante, étant masquée par une pseudo-hypertrophie et le myxœdème. Dans les formes graves, il existe une parésie des muscles releveurs de la tête, une dyspnée par atteinte diaphragmatique et une constipation due à une atonie intestinale.

Hyperthyroïdie [2, 5, 14]

L'hyperthyroïdie s'accompagne d'une myopathie dans 50 à 80 % des cas; c'est le premier signe de la maladie chez 5 % des patients. Au début, il existe une asthénie qui est déjà présente le matin et s'accentue progressivement. Par la suite, on observe une amyotrophie et une parésie prédominant proximalement et qui est généralisée dans 15 % des cas. Il existe parfois des fasciculations pouvant évoquer une atteinte du motoneurone. Le signe le plus fréquent de l'ophtalmopathie hyperthyroïdienne est une exophtalmie bilatérale avec rétraction palpébrale. Une parésie de l'oculo-motricité, le plus souvent partielle, est fréquemment observée. Les troubles sont secondaires à une myosite et à un infiltrat inflammatoire de l'orbite. Environ 0,1 à 0,35 % des hyperthyroïdiens développent une myasthénie dont la prévalence est 30 fois supérieure à celle d'une population normale. Dans les cas graves, on peut rencontrer des paralysies sévères dues à une hypokaliémie, des atteintes aiguës limitées à la musculature bulbaire, des myokymies ou des fasciculations isolées.

AMYOTROPHIE CACHECTISANTE

• *Généralités.* C'est probalement l'une des myopathies les plus fréquentes de la sénescence. Elle est secondaire à une malnutrition et apparaît parallèlement à une involution générale de l'organisme lors d'une affection systémique grave. La myopathie cachectisante survient lors d'un cancer généralisé en phase terminale ou d'affections inflammatoires chroniques. La pathologie montre tout d'abord une diminution du volume des fibres de type II, puis des fibres de type I qui sont les plus largement atteintes. L'innervation n'est pas touchée, ne montrant que des modifications distales mineures. Cette myopathie est indépendante ou peut accompagner une myopathie carcinomateuse.

• *Myopathie carcinomateuse.* Elle est observée dans 30 à 50 % des patients ayant un cancer généralisé, habituellement d'origine pulmonaire. La pathologie montre une polymyosite et des signes localisés de myopathie nécrosante.

MYOPATHIES IATROGÈNES ET TOXIQUES

Les myopathies médicamenteuses sont rares, d'évolution subaiguë ou chronique; elles se manifestent par une hypomyotrophie avec parésie à prédominance proximale, les muscles distaux étant généralement préservés. L'installation des troubles est insidieuse sur plusieurs semaines ou en quelques mois.

Myopathie cortisonique [21, 32]

L'étiopathogénie de la myopathie cortisonique est inconnue; il pourrait s'agir d'une interaction entre la cortisone et le métabolisme des protéines. Les corticoïdes prescrits sur de longues périodes et les formes fluorées sont les plus toxiques. L'arrêt de la médication entraîne une amélioration en quelques mois mais une récupération complète est impossible lorsque le traitement a duré plusieurs années.

• *Présentation clinique.* Il existe une relation entre la dose, la durée du traitement et l'importance de la myopathie. L'utilisation de la cortisone pour de multiples affections a permis d'observer une myopathie infraclinique qui n'est mise en évidence qu'à l'électromyogramme. L'atteinte prédomine aux membres inférieurs et proximalement; elle est caractérisée par une atrophie des cuisses et une parésie de la ceinture pelvienne, la ceinture scapulaire étant plus rarement touchée. Dans les formes avancées, le patient a des difficultés pour se relever de la position assise ou accroupie, et pour lever les bras. Il existe parfois une fatigabilité diffuse, des myalgies ou des crampes.

• *Examens complémentaires.* Les enzymes musculaires sont normaux ou faiblement élevés. L'histologie montre des variations de calibre des fibres musculaires et des lésions dégénératives associées à une augmentation du tissu fibro-adipeux sans infiltrat inflammatoire.

Autres myopathies médicamenteuses [4, 21]

A l'exception de la myopathie cortisonique, les autres myopathies médicamenteuses sont peu nombreuses. Chez le sujet âgé, c'est surtout la D-pénicillamine qui est responsable d'une atteinte musculaire mais les cas rapportés sont rares; les symptômes apparaissent 1 à 12 mois après le début du traitement (250 à 1200 mg/j) chez un patient souffrant de polyarthrite rhumatoïde. Des atteintes cardiaques et des cas de syndrome myasthéniforme avec anticorps anti-acétylcholino-récepteurs ont été décrits. Les troubles sont réversibles avec l'arrêt du médicament. D'autres myopathies non inflammatoires ont été rapportées avec l'émétine (sirop d'ipeca), la chloroquine et la cimétidine (très rares). Des myosites iatrogènes ont été constatées avec certains médicaments potentiellement allergisants tels que les antibiotiques (pénicilline, sulfamidé), la phénytoïne, l'hydralazine et la procaïnamide.

Myopathie alcoolique [16, 17]

Il s'agit d'alcooliques graves et dénutris. La myopathie est toujours associée à une polyneuropathie chronique. Une atteinte de la musculature proximale est observée lorsque les troubles évoluent depuis longtemps et elle est difficile à différencier de l'involution physiologique de la sénescence; elle est en relation avec une dénervation secondaire à la polyneuropathie bien qu'une myopathie éthylique puisse aussi s'y surajouter.

MYOPATHIES INFLAMMATOIRES

GÉNÉRALITÉS [9, 22, 23, 27]

Les myopathies inflammatoires comprennent 3 affections principales dont les points communs sont une parésie et un infiltrat inflammatoire du muscle strié : les polymyosites, les dermatomyosites et la myosite à inclusions. Ce sont des maladies primitives et idiopathiques du muscle. L'incidence des myosites primitives est de 1/100 000. Les myosites et les dermatomyosites secondaires surviennent parallèlement à une autre pathologie : cancer, infection, consommation médicamenteuse. Les polymyosites «plus» sont associées à d'autres affections immunitaires (ex : connectivites).

Dans la sénescence, ce sont les polymyosites et la myosite à inclusion qui sont plus particulièrement observées, ainsi que les myosites secondaires.

Présentation clinique

Les critères diagnostiques d'une myosite sont présentés dans les tableaux 15-1 A et 15-1 B. Il existe plusieurs classifications des critères de diagnostic d'une polymyosite, et Serratrice et coll. [29] ont proposé d'adjoindre à chaque critère un cœfficient proportionnel à sa spécificité, permettant d'obtenir un score avec un minima de 7. Le diagnostic différentiel avec la polymyalgia rheumatica, qui est décrite dans le chapitre 7, est exposé dans le tableau 15-2.

Tableau 15-1 A. — Critères diagnostiques d'une polymyosite

Le diagnostic de polymyosite est certain lorsque les 4 critères sont réunis et il probable s'il existe 3 critères sur 4.
1. *Critères cliniques* : atteinte musculaire proximale, symétrique, évolutive, avec ou sans myalgies; présence facultative de lésions cutanées.
2. *Critères biochimiques* : augmentation des CPK et plus particulièrement de l'isoenzyme MM; élévation de l'aldolase et de la myoglobine.
3. *Critères électromyographiques* : atteinte de type myogène à distribution multifocale, fréquemment associée à une augmentation de l'activité électrique de repos.
4. *Critères histologiques* : nécrose des fibres musculaires, combinée à des signes de régénérescence musculaire; infiltration cellulaire de type lympho-plasmocytaire à distribution péri- et intrafasciculaire; présence occasionnelle d'une atrophie des fibres musculaires à distribution périfasciculaire.

Polymyosites [9, 27, 29, 30]

L'évolution clinique permet d'individualiser la forme aiguë, qui s'installe rapidement sur un mois et s'accompagne généralement de manifestations cutanées, la forme subaiguë qui se manifeste de façon progressive en quelques mois, et la forme chronique où la parésie survient en plusieurs mois ou années et qui est la variété la plus souvent observée dans la sénescence.

• *Syndrome musculaire*. La parésie est le signe principal; elle prédomine proximalement et de façon symétrique, atteignant surtout la ceinture pelvienne, puis touche les membres supérieurs et le cou. Les patients se plaignent d'une gêne progressive à monter les escaliers, à se relever d'une chaise, à passer d'une position couchée à la station debout, à lever les bras ou à faire leur toilette (rasage, se coiffer). Dans certains cas, les muscles de la nuque sont atteints, entraînant des difficultés à relever la tête. La musculature pharyngée est atteinte dans 30 % des cas mais celle de

TABLEAU 15-1 B. — CRITÈRES DIAGNOSTIQUES D'UNE POLYMYOSITE

Critères diagnostiques avec cotation chiffrée [29] : le diagnostic est positif si le score est supérieur à 7	
Signes cliniques :	
– signes cutanés de dermatomyosite	3
– myalgies	2
– parésie à prédominance proximale	1
Signes biologiques :	
– élévation des enzymes sériques (ou créatinurie)	2
– syndrome inflammatoire	1
Signes électromyographiques :	
– tracé myogène avec activité spontanée	2
– tracé myogène simple	1
Signes histologiques :	
– atrophie périfasciculaire	6
– dégénérescence, nécrose, régénération	1
– infiltrats inflammatoires	1
Test thérapeutique :	
– amélioration rapide et objective de la force sous corticoïdes	2

la mimique est rarement touchée. Les myalgies sont présentes dans les formes aiguës et sont alors au premier plan des manifestations cliniques, mais sont plus discrètes dans les myosites subaiguës ou chroniques où elles peuvent complètement manquer. Dans les formes aiguës, on observe des muscles œdématiés, douloureux à la palpation, une amyotrophie ne survenant généralement que tardivement, de même que des contractures et des rétractions musculo-tendineuses. L'évolution des troubles est fonction de la forme clinique : variété aiguë avec parésie rapidement progressive pouvant rendre le patient grabataire; formes subaiguës et chroniques avec faiblesse modérée évoluant sur plusieurs semaines ou quelques mois et s'accompagnant d'une amyotrophie proximale dont l'installation est toujours plus tardive par rapport à la parésie.

Myosite à inclusion [20, 24]

Dans la myosite à inclusion, la parésie et l'hypomyotrophie sont souvent asymétriques. Les chutes sont fréquentes car il existe une atteinte initiale des quadriceps. D'autre part, il existe souvent une atteinte distale des muscles releveurs du pied ou des fléchisseurs des doigts ainsi qu'une aréflexie des membres inférieurs pouvant évoquer une atteinte neurogène d'un point de vue clinique. Bien que le diagnostic soit basé sur l'histologie, une myosite à inclusion peut être suspectée lorsque les troubles ne répondent pas au traitement habituel (= cortisone) de la polymyosite. La myosite à inclusion est associée à une affection auto-immune ou une connectivite dans 15 % des cas.

TABLEAU 15-2. — DIAGNOSTIC DIFFÉRENTIEL : POLYMYOSITE - POLYMYALGIA RHEUMATICA

Polymyosite	*Polymyalgia rheumatica*
myalgies diffuses, modérées ou souvent absentes	douleurs et courbatures à prédominance rhizomélique avec importante gêne fonctionnelle
parésie symétrique à prédominance proximale	pas de parésie
augmentation des CPK et de la créatinurie	enzymes normaux
électromyogramme : syndrome myogène	normal ou présence de quelques potentiels de basse fréquence
biopsie : pathologique	normale ou montrant quelques lésions non spécifiques des fibres musculaires
pas d'artérite temporale	possibilité d'une artérite temporale associée

Autres signes cliniques [6, 9, 21, 22, 29, 30]

• *Troubles neurologiques.* Il est important de souligner que les muscles oculomoteurs ne sont pas touchés dans les myosites de même que la musculature faciale, et des troubles de l'oculomotricité ou une paralysie du VII doivent faire rediscuter le diagnostic. Les réflexes sont déclenchables bien qu'ils puissent disparaître lorsque la parésie ou l'atrophie sont très importantes. La sensibilité est généralement normale. Dans 30 % à 50 % des cas, il existe une myosite pharyngée avec dysphonie et dysphagie.

• *Troubles généraux.* Une atteinte cardiaque est notée chez 40 % des patients et une insuffisance cardiaque ou une myocardite dans 20 % des cas; ces anomalies sont causées par la maladie elle-même ou par l'hypertension secondaire à une corticothérapie de longue durée. Une atteinte pulmonaire est constatée dans 50 % des cas. Une polyarthrite est notée chez 10 à 25 % des sujets. Des signes digestifs peuvent survenir en rapport à une atonie de la musculature intestinale, qui se complique parfois d'un syndrome de malabsorption.

• *Atteintes cutanées.* Les dermatomyosites sont notées chez l'adulte d'âge moyen et dans les formes paranéoplasiques, mais sont rares dans la sénescence. L'atteinte cutanée précède l'atteinte musculaire d'un point de vue clinique. L'érythème du visage et l'œdème des paupières supérieures sont caractéristiques et favorisés par la lumière. L'évolution des signes dermatologiques se fait par des poussées qui sont entrecoupées de rémission.

• *Cancer.* Chez la personne âgée, l'association d'un cancer à une polymyosite est estimée à 20 %. Cette association est plus fréquente pour les cas de dermatomyosite que pour ceux de polymyosite isolée. Le cancer peut précéder, accompagner ou suivre la myopathie. Les principales tumeurs sont, par ordre de fréquence, celles du sein, du poumon, de l'ovaire, du tube digestif (côlon + estomac), de l'appareil gynécologique, d'origine ORL, de la prostate et les lymphomes.

Examens complémentaires [9]

Le diagnostic de myosite est confirmé par le dosage de la créatine phosphokinase, l'électromyogramme et surtout l'étude histologique et immunocytochimique de la biospie musculaire.

• *Biopsie musculaire*. Elle est pathologique dans 90 % des polymyosites. La nécrose des fibres musculaires est le signe le plus constant mais d'importance variable d'un sujet à un autre et d'une zone à l'autre; il existe parallèlement des fibres en régénérescence. Les infiltrats inflammatoires sont à prédominance de lymphocytes et de plasmocytes, plus rarement de neutrophiles ou d'éosinophiles, et sont proches des zones nécrosées; ils sont bien visibles dans l'endomysium lors de polymyosite et de myosite à inclusion. On observe une atrophie péri-fasciculaire ainsi qu'une prolifération du collagène dans les formes subaiguës et chroniques. Cependant, certaines myosites paranéoplasiques peuvent se présenter sans infiltrat inflammatoire. La myosite à inclusion est caractérisée par une inflammation de l'endomysium et des inclusions granulaires dans des vacuoles intracytoplasmiques. Ces éléments sont pathognomoniques de la myosite à inclusion pour autant qu'il existe un tableau clinique correspondant.

• *Biologie sanguine*. L'élévation de la créatine phosphokinase est le marqueur sérique d'une myosite; elle est généralement de 50 fois la norme dans la polymyosite et de 10 fois dans la myosite à inclusion. Un syndrome inflammatoire est fréquent : vitesse augmentée (60 % des cas), anémie, leucocytose. Des anomalies immunologiques sont présentes dans 15 à 50 % des cas (facteurs rhumatoïdes, anticorps antinucléaires). Une myoglobinémie est inconstante de même qu'une myoglobinurie.

• *Électromyogramme*. L'examen de détection montre un tracé myogène de bas voltage, en relation avec des potentiels d'unité motrice nombreux mais morphologiquement anormaux. Au repos, on observe une activité spontanée sous forme de potentiels de fibrillation et d'ondes lentes de dénervation et, moins souvent, de salves pseudo-myotoniques. Ces activités spontanées sont présentes dans 45 à 60 % des muscles des membres.

Mécanismes étiopathogéniques [4, 34]

Il existe une prédominance des mécanismes immunitaires à médiation cellulaire avec des modifications de nombreux anticorps et la possibilité de lésions tissulaires par l'intermédiaire de dépôts de complexes immuns. Les anticorps antimyosines sont présents dans 90 % des myosites et leurs taux sériques seraient en rapport avec l'évolution de la maladie. Les anticorps antimyoglobines sont augmentés dans 70 % des cas; les anticorps antinucléaires et anti-DNA sont détectés chez 50 % des patients. Les lésions des polymyosites sont principalement en rapport avec un envahissement des muscles par les lymphocytes, dont la majorité est cytotoxique comme cela a été demontré par l'immunocytochimie.

TRAITEMENTS ET PRONOSTIC [8, 9, 27]

La corticothérapie est le traitement de base, quelle que soit la myosite. C'est la prednisone qui est utilisée : 1 mg/kg par jour PO pendant 3 à 4 semaines, parfois plus longtemps (3 à 6 mois). C'est l'amélioration de la force qui est le meilleur critère de réponse au traitement et non pas l'abaissement de la créatine phosphokinase qui peut rester élevée malgré l'amélioration clinique. La médication est ensuite diminuée de façon à obtenir la dose minimale efficace. Un traitement de longue durée peut entraîner la survenue d'une myopathie stéroïdienne. Une aggravation de la parésie survenant après une amélioration initiale peut être due à une myopathie stéroidienne ou une nouvelle poussée de myosite qui nécessite alors une augmentation de la corticothérapie; il est parfois difficile de distinguer les 2 formes, d'autant plus qu'elles peuvent cœxister. L'utilisation d'un autre immunosuppresseur dépend de plusieurs facteurs : effets secondaires de la cortisone, aggravation malgré une corticothérapie à des doses efficaces. C'est l'azathioprine qui est utilisée (1,5 à 2,5 mg/kg par jour PO) pendant 4 à 6 mois, une alternative étant le méthotrexate (15 à 25 mg par semaine PO). Malgré le traitement, le pronostic est réservé. La polymyosite répond mieux à la corticothérapie que la myosite à inclusion, et c'est d'ailleurs un bon test pour le diagnostic différentiel.

MYASTHÉNIE GRAVE

La myasthénie est une affection auto-immune provoquant un dysfonctionnement au niveau de la transmission neuromusculaire; elle est liée à l'existence d'anticorps dirigés contre les récepteurs à l'acétylcholine qui sont diminués au niveau de la membrane post-synaptique.

ÉPIDÉMIOLOGIE ET PRÉSENTATION CLINIQUE

Épidémiologie [10, 15]

Dans les pays occidentaux, la prévalence de la myasthénie varie entre 0,5 et 5 cas pour 100 000 individus et son incidence est de 0,4/100 000. Il existe 2 pics de fréquence maximale : le premier entre 20 et 40 ans où la femme est principalement atteinte (proportion : 2/1), puis un second entre 55 et 75 ans où les hommes et les femmes sont touchés de façon similaire. La fréquence de la myasthénie après 60 ans varie entre 13 et 45 % des cas. Certaines observations concernent des sujets de plus 80 ans. Le grand nombre de cas rapportés ces dernières années chez les sujets âgés est en rapport avec de meilleures méthodes d'investigation, notamment immunologiques, qui permettent un diagnostic dans de nombreuses formes atypiques de myasthénie de la sénescence. Dans la sénescence, la mortalité directement en rapport avec la myasthénie est faible (< 3 %).

Présentation clinique [10, 11, 15]

Une faiblesse d'installation progressive pendant la journée et améliorée par le repos est typique de la maladie. Elle se manifeste initialement au niveau oculaire dans 50 à 65 % des cas (ptose uni- ou bilatérale, diplopie); une atteinte de la musculature pharyngo-laryngée (dysphagie) est fréquente de même qu'une parésie de la ceinture scapulaire. Les patients se plaignent rarement d'une fatigue mais de troubles variés comme une diplopie transitoire survenant en fin de journée, des difficultés à mâcher (sans douleur) ou à avaler, d'une dysarthrie, d'une maladresse des mains ou de chutes, voire d'une dyspnée d'effort. Chez le vieillard, ces symptômes sont trompeurs et attribués à d'autres pathologies neurologiques ou systémiques de la sénescence : insuffisance vertébro-basilaire, myélopathie cervicarthrosique, séquelles d'accidents vasculaires cérébraux (syndrome pseudobulbaire), sclérose latérale amyotrophique, insuffisance cardiaque ou respiratoire, tumeur œsophagienne. Lorsque la myasthénie évolue depuis plusieurs années, une atrophie est observée chez 10 à 20 % des patients, principalement les hommes; elle est difficile à différencier de l'hypomyotrophie physiologique de la sénescence. Le diagnostic est difficile à évoquer lorsque les symptômes sont d'installation rapide en quelques jours, ce qui est souvent le cas chez les personnes âgées; plusieurs patients ont ainsi été soumis à de nombreux examens invasifs (angiographie, œsophagoscopie) avant que le diagnostic exact soit posé.

Diagnostic [15]

Le test à l'édrophonium est intéressant mais souvent difficile d'interprétation, surtout s'il existe une dermatochalasie qui est fréquente chez le vieillard. L'électromyogramme est utile en montrant un décrément typique à la stimulation répétitive. Le diagnostic de certitude repose sur le dosage des anticorps : anticorps anti-acétylcholino-récepteurs, anticorps anti-muscles striés, anticorps anti-DNA. Le scanner X thoracique est systématiquement exécuté lorsque le diagnostic de myasthénie est confirmé. Un bilan endocrinien est aussi effectué car 5 % des myasthéniques ont une hyperthyroïdie.

Mécanismes étiopathogéniques [7]

Les troubles sont la conséquence de l'action des anticorps anti-acétylcholino-récepteurs qui sont notés chez 95 % des malades, tout âge confondu. Un thymome est observé chez 10 à 15 % des patients et une hyperplasie thymique des centres germinatifs dans 75 % des cas. L'alpha 1-thymosine est un facteur facilitant la production de lymphocytes T helper qui sont essentiels pour la sécrétion des anticorps anti-acétylcholino-récepteurs. L'alpha 1-thymosine a été détectée dans le thymome et dans le thymus atrophié des myasthéniques âgés.

Traitements

Il existe 4 principaux traitements : les anticholinostérasiques (traitement symptomatique), la thymectomie, la corticothérapie seule ou en association avec l'azathioprine, et les échanges plasmatiques. Chez le patient âgé, plusieurs facteurs interviennent dans le choix de la thérapeutique : la sévérité de la maladie et l'état général, les risques secondaires à la chirurgie et/ou aux autres traitements (immunosuppresseurs, échanges plasmatiques). Les formes corticorésistantes sont très difficiles à traiter; elles peuvent répondre à de hautes doses de corticoïdes (dexaméthasone : 9 mg/j PO) mais il existe des effets secondaires : ulcères digestifs, diabète, ostéoporose, infections à répétition.

• *Anticholinostérasiques* [1]. Il s'agit du principal traitement symptomatique. Les inhibiteurs de l'acétylcholinestérase, enzyme de dégradation de l'acétylcholine, entraînent une augmentation de la concentration d'acétylcholine. La posologie des anticholinostérasiques est individuelle. La pyridostigmine est prescrite à raison de 60 à 120 mg/j PO au début du traitement pour atteindre une dose de 300 à 400 mg/j PO. La posologie de néostigmine varie entre 7,5 et 45 mg toutes les 2 à 6 heures, la dose quotidienne moyenne étant approximativement de 100 mg PO.

• *Thymectomie* [10, 25]. L'âge est une contre-indication relative à une intervention qui est surtout indiquée lorsque le syndrome myasthéniforme se généralise et que le patient ne répond plus au traitement symptomatique. Étant donné la grande fréquence de thymomes (30 à 50 % des cas) ou de foyers tumoraux mis en évidence chez le myasthénique âgé, une thymectomie est justifiée lorsqu'il existe une masse suspecte à l'imagerie. Une sternotomie exploratrice est aussi indiquée si le scanner X n'a rien montré. Il peut exister des foyers cellulaires dans la glande atrophiée qui sécrétent l'alpha 1-thymosine, et son exérèse a amélioré certains malades. L'amélioration clinique survient dans les 2 à 3 mois suivant l'opération; elle ne se traduit pas toujours par une diminution des anticorps anti-acétylcholino-récepteurs qui peuvent rester longtemps élevés.

• *Corticothérapie* [13, 31]. Une amélioration clinique est notée chez 70 % des patients après 3 à 6 mois de corticothérapie. Il existe parallèlement une baisse des anticorps anti-acétylcholino-récepteurs. C'est la prednisone qui est utilisée : 50 et 100 mg/j PO un jour sur deux, avec 10 mg le second jour. La myasthénie peut s'aggraver notablement lors de l'introduction du traitement qui doit toujours être commençé en milieu hospitalier et introduit progressivement (+ 10 mg/j).

• *Immunosuppresseurs non stéroïdiens* [35]. Ils sont utilisés lorsqu'une immunosuppression de longue durée est nécessaire pour stabiliser la maladie et que la cortisone a trop d'effets secondaires. C'est l'azathioprine qui est prescrite : 1,5 à 2,5 mg/kg/j PO, étant introduite parallèlement à la corticothérapie qui est arrêtée en 2 à 3 mois. L'amélioration est meilleure si le traitement est instauré rapidement après la survenue des premiers troubles.

• *Échanges plasmatiques* [12, 28]. Comme dans le syndrome de Guillain-Barré (cf. chapitre 14), les échanges plasmatiques sont mal supportés par le vieillard (risque d'hypotension artérielle, de troubles électrolytiques ou d'insuffisance cardiaque). Ils sont utilisés de façon occasionnelle dans la myasthénie. Des épisodes de faiblesse aiguë durant les échanges plasmatiques ont été rapportés chez quelques patients et, réciproquement, des crises cholinergiques ont été observées chez des sujets continuant de reçevoir des anticholinestérasiques pendant les plasmaphérèses. La synthèse d'anticorps spécifiques pourraient aussi être stimulées par les échanges plasmatiques avec un effet de rebound et une recrudescence des symptômes. Les seules indications aux échanges plasmatiques chez le vieillard sont les situations où une rapide amélioration de la force est nécessaire :

— crise myasthénique ou aggravation rapide des troubles;

— myasthénie rapidement progressive avec atteinte bulbaire ou insuffisance respiratoire et non-réponse aux immunosuppresseurs;

— préparation à une thymectomie et lors d'aggravation après l'intervention;

— lors de contre-indications aux corticoïdes en attendant l'effet de la thymectomie.

Syndrome myasthéniforme d'origine médicamenteuse

Certains médicaments plus fréquemment prescrits chez le sujet âgé peuvent aggraver la myasthénie : procaïnamide, quinidine, propranolol. Étant donné la grande fréquence d'infections urinaires ou pulmonaires, certains antibiotiques peuvent aussi aggraver le myasthénique âgé et être la cause directe de la mort : streptomycine, ampicilline, triméthoprime-sulfaméthoxazole. La D-pénicillamine peut être responsable d'un syndrome myasthéniforme lors d'un traitement au long cours d'une polyarthrite rhumatoïde et il existe des anticorps anti-acétylcholino-récepteurs; les troubles sont réversibles avec l'arrêt du traitement bien qu'un anticholinestérasique (pyridostigmine) soit nécessaire pendant quelques semaines. Il est important de rappeler que les benzodiazépines peuvent décompenser une myasthénie.

SYNDROME DE LAMBERT-EATON

[18, 26]

C'est un syndrome myasthénique paranéoplasique avec bloc acquis de la transmission neuro-musculaire; c'est une maladie de l'âge moyen et du sujet âgé.

Généralités et présentation clinique

Généralités

Le syndrome myasthéniforme de Lambert-Eaton est rare, environ 1 cas pour 100 myasthénies. C'est une affection à médiation immunitaire en raison de son association occasionnelle avec d'autres maladies auto-immunes (ex : polyarthrite rhumatoïde, psoriasis, syndrome de Sjögren). Dans 80 % des cas, il survient après 40 ans, principalement entre 50 et 70 ans, et plus souvent chez l'homme que chez la femme (rapport : 2/1). Lorsqu'il existe une tumeur, celle-ci est pratiquement toujours à localisation intra-thoracique et le syndrome de Lambert-Eaton est classiquement noté dans le carcinome anaplasique à petites cellules (> 70 % des cas). Souvent, c'est la présence d'une dyspnée qui entraîne des investigations permettant la mise en évidence une tumeur pulmonaire. Les symptômes myasthéniformes précédent habituellement la découverte de la tumeur de 6 mois à 3,5 ans. Le diagnostic de syndrome de Lambert-Eaton doit systématiquement faire rechercher une tumeur sous-jacente, et la répétition des investigations est justifiée par l'antériorité habituelle des symptômes myasthéniformes sur le cancer.

Présentation clinique

Le mode de début est une faiblesse progressive des membres inférieurs (100 % des cas), le patient se plaignant typiquement de difficultés pour monter les escaliers ou passer un obstacle. Une atteinte transitoire des nerfs crâniens avec ptose uni- ou bilatérale, dysphagie ou diplopie est signalée par 30 à 70 % des malades. Une fatigue générale, des myalgies ou des désordres neurovégétatifs peuvent aussi être des symptômes initiaux. Les troubles touchent les membres supérieurs lorsque la maladie s'aggrave et donnent alors un tableau de tétraparésie aréflexique. L'examen trouve une aréflexie généralisée et une parésie des membres inférieurs prédominant proximalement. Un effort de quelques secondes entraîne une réapparition des réflexes et une amélioration de la force, et ce test est pathognomonique de la maladie. Les désordres neurovégétatifs sont présents chez 50 à 75 % des sujets, essentiellement une dysautonomie de type cholinergique : sécheresse buccale (75 % des cas), impuissance (40 %), constipation, kératite, anhidrose. Les troubles de la sensibilité sont par contre exceptionnels.

Mécanismes étiopathogéniques

Le syndrome de Lambert-Eaton est secondaire à l'action d'auto-anticorps IgG dirigés spécifiquement contre les canaux calciques voltage-dépendants des zones actives de la membrane présynaptique. Contrairement à la myasthénie, le dosage des anticorps anti-acétylcholino-récepteurs est négatif. Le test à l'édrophonium n'entraîne pas d'amélioration. L'efficacité des plasmaphérèses est une preuve de la responsabilité d'un facteur humoral à l'origine des troubles; le délai de réponse suggère qu'il existe une fixation stable de ces anticorps aux récepteurs neuro-musculaires et un turn-over plus lent que celui des anticorps anti-acétylcholino-récepteurs de la myasthénie. L'électromyographie confirme les anomalies de la jonction neuro-musculaire au niveau pré-synaptique.

Traitements

L'évolution et le pronostic du syndrome de Lambert-Eaton sont en relation avec la tumeur responsable du tableau clinique. Si le cancer est traité de façon radicale (chirurgie, radiothérapie, chimiothérapie), les troubles s'améliorent rapidement en quelques semaines; le pronostic est par contre réservé en cas de récidive tumorale. Les anticholinestérasiques sont inefficaces. D'autres traitements immuno-régulateurs sont parfois nécessaires mais ils ont une action essentiellement d'un point de vue symptomatique. Les échanges plasmatiques sont utilisés avec de la prednisolone et de l'azathioprine; leur effet maximal ne survient qu'après 2 semaines et ne dure que 4 à 6 semaines, et ils ne sont pas toujours bien supportés par le sujet âgé.

Bibliographie

[1] Aquilonius S.M., Eckernas S.A., Hartvig P. *et al.* — Clinical pharmacology of pyridostigmine and neostigmine in patients with myasthenia gravis. *J. Neurol. Neurosurg. Psychiatry*, 1983, *46*, 929-935.

[2] Auvert L., Bouche P., Bousser M.G., Savoie J.C. — Myopathie subaiguë révélatrice d'une hyperthyroïdie. *Rev. Neurol., Paris*, 1984, *140*, 372-373.

[3] Baker P.C.H. — The aging neuromuscular system. *Semin. Neurol.*, 1989, *9*, 50-59.

[4] Behan W.M.H., Behan P.O. — Immunological features of polymyositis/dermatomyositis. *Springer Semin. Immunopathol.*, 1985, *8*, 267-293.

[5] Bottacchi E., Cornelio F., Camerlingo M. *et al.* — Myopathie aiguë et hyperthyroïdie. *Rev. Neurol., Paris,* 1986, *142*, 926-927.

[6] Caro I. — Dermatomyositis as a systemic disease. *Med. Clin. North. Am.*, 1989, *73*, 1181-1192.

[7] DALAKAS M.C., ENGEL W.K., Mc CLURE J.E. *et al.* — Thymosin alpha-1 in myasthenia gravis. *J. Neurol. Sci.*, 1981, *50*, 239-247.

[8] DALAKAS M.C. — Treatment of polymyositis and dermatomyositis. *Curr. Opin. Rheumatol.*, 1989, *1*, 443-449.

[9] DALAKAS M.C. — Polymyositis, dermatomyositis, and inclusion-body myositis. *N. Engl. J. Med.*, 1991, *325*, 1487-1498.

[10] EVOLI A., TONALI P., SCOPPETTA C., DAVID P. — Myasthenia gravis in the elderly. Report of 37 cases. *J. Am. Geriatr. Soc.*, 1983, *31*, 352-355.

[11] HERISHANU Y., ABRAMSKY O., FELDMAN S. — Myasthenia gravis in the elderly. *J. Am. Geriatr. Soc.*, 1976, *24*, 228-231.

[12] HOWARD J.F. Jr. — Treatment of myasthenia gravis with plasma exchange. *Semin. Neurol.*, 1982, *2*, 273-279.

[13] JOHNS T.R. — Long-term corticosteroid treatment of myasthenia gravis. *Ann. NY Acad. Sci.*, 1987, *505*, 568-583.

[14] JORDAN J.E. — Thyroid disorders. *Semin. Neurol.*, 1985, *5*, 304-312.

[15] JOYNT R.J., JOHNS T.R. — Myasthenia gravis. *Semin. Neurol.*, 1982, *2*, 193-306.

[16] JUNTUNEN J. — Alcoholic polyneuropathy. *Acta Med. Scand. Suppl.*, 1985, *703*, 265-272.

[17] KEMPPAINEN R., JUNTUNEN J., HILLBOM M. — Drinking habits and peripheral alcoholic neuropathy. *Acta Neurol. Scand.* 1982, *65*, 11-18.

[18] KUNTZER T., STECK A.J., FIORINI E., MIRIMANOFF R.O., REGLI F. — Syndrome myasthénique de Lambert-Eaton. Aspects physiopathologiques et modalités thérapeutiques. *Rev. Neurol., Paris*, 1991, *147*, 819-824.

[19] LAYCOCK M.A., PASCUZZI R.M. — The neuromuscular effects of hypothyrodism. *Semin. Neurol.*, 1991, *11*, 288-294.

[20] LOTZ B.P., ENGEL A.G., NISHINO H., STEVENS J.C., LITCY W.J. — Inclusion body myositis. *Brain*, 1989, *112*, 727-742.

[21] MASTAGLIA F.L. — Adverse effects of drugs on muscle. *Drugs*, 1982, *24*, 304-321.

[22] MASTAGLIA F.L., OJEDA V.J. — Inflammatory myopathies : part 1. *Ann. Neurol.*, 1985, *17*, 215-227.

[23] MASTAGLIA F.L., OJEDA V.J. — Inflammatory myopathies : part 2. *Ann. Neurol.*, 1985, *17*, 317-323.

[24] MENDELL J.R., SAHENK Z., PAUL L. — Amyloid filaments in inclusion body myositis. *Arch. Neurol.*, 1991, *48*, 1229-1234.

[25] OLANOW C.W., LANE R.J.M., ROSES A.D. — Thymectomy in late-onset myasthenia gravis. *Arch. Neurol.*, 1982, *39*, 82-83.

[26] O'NEILL J.H., MURRAY N.M.F., NEWSOM-DAVIS J. — The Lambert-Eaton myasthenic syndrome. A review of 50 cases. *Brain*, 1988, *111*, 577-596.

[27] REGLI F., BESSON G., DERUAZ J.P. — Myopathies de l'adulte. 1. Myopathies inflammatoires, toxiques et endocriniennes. *Médecine et Hygiène*, 1991, *49*, 1480-1485.

[28] RODNITZKY R.L., BOSCH E.P. — Chronic long-interval plasma exchange in myasthenia gravis. *Arch. Neurol.*, 1984, *41*, 715-717.

[29] SERRATRICE G., SCHIANO A., PELLISSIER J.F., POUGET J. — Etude de 135 cas de polymyosites. *Rev. Neurol., Paris*, 1986, *142*, 906-917.

[30] SERRATRICE G. — Les polymyosites : conceptions actuelles. *Sem. Hôp. Paris*, 1987, *63*, 343-356.

[31] SGHIRLANZONI A., PELUCHETTI D., MANTEGAZZA R. *et al.* — Myasthenia gravis : prolonged treatment with steroids. *Neurology*, 1984, *34*, 170-174.

[32] SILBERMANN M., LUDATSCHER R., FINKELBRAND S. — Masseter myopathy following systemic corticosteroid administration : an experimental study. *Oral Surg.*, 1980, *50*, 485-495.

[33] SIMCHAK A.C., PASCUZZI R.M. — Muscle cramps. *Semin. Neurol.*, 1991, 11, 281-287.

[34] TARGOFF I.N. — Immune mechanisms of myositis. *Curr. Opin. Rheumatol.*, 1990, *2*, 882-888.

[35] WITTE A.S., CORNBLATH D.R., PARRY G.J. *et al.* — Azathioprine in the treatment of myasthenia gravis. *Ann. Neurol.*, 1984, *15*, 602-605.

16

Infections

Les infections du système nerveux sont fréquentes chez le vieillard, touchant aussi bien le système nerveux central que périphérique. D'un point de vue neurologique, c'est la méningite à Streptococcus pneumoniae qui est l'infection la plus fréquente. La présentation est souvent trompeuse chez le sujet âgé car de nombreux patients n'ont pas de signes méningés francs, retardant le diagnostic et l'instauration d'un traitement adéquat. D'un point de vue général, la pneumonie et les infections à Herpes zoster sont les infections les plus fréquentes de la sénescence (> 50 % des cas).

MÉNINGITES ET MÉNINGO-ENCÉPHALITES BACTÉRIENNES

DONNÉES ÉPIDÉMIOLOGIQUES ET PRINCIPAUX GERMES RESPONSABLES

Données épidémiologiques [24, 37]

Dans les pays occidentaux et en excluant les patients souffrant du syndrome d'immunodéficience acquise, on a constaté une baisse progressive des méningites bactériennes aussi bien chez l'enfant que chez l'adulte jeune ou d'âge moyen depuis 1960. Cette diminution est due à une meilleure hygiène de vie, à des moyens diagnostiques plus performants et à une plus grande efficacité des antibiotiques. Par contre, la proportion de vieillards ayant une méningite a doublé en 20 ans, représentant 9 à 10 % de la totalité des cas. D'autre part, si la mortalité secondaire à une méningite bactérienne traitée varie entre 10 et 20 % pour une population adulte, celle-ci reste très élevée chez les sujets âgés : 44 à 77 % des cas. Ce plus grand nombre de méningites de la sénescence s'explique par l'augmentation progressive de la population âgée avec parallèlement une plus grande morbidité, et de meilleurs techniques de dépistage permettant un diagnostic plus fréquent d'infections du système nerveux. Les méningites bactériennes sont un peu plus souvent observées en hiver, peut-être parce qu'il existe un plus grand nombre de bronchites ou de pneumonies chez la personne âgée.

Principaux germes [18, 24]

Les 3 germes principaux sont Streptococcus pneumoniae, Neisseria meningitidis et Listeria monocytogenes. Streptococcus pneumoniae est le principal responsable d'une méningite bactérienne du vieillard, étant isolé dans 50 % des cas. Les autres germes sont divers : Neisseria meningitidis est retrouvé dans 5 à 7 % des cas et Listeria monocytogenes dans 4 à 5 % des cas. Les méningites provoquées par des germes peu fréquents tels que Klebsiella, Pseudomonas aeruginosa ou Staphylococcus aureus sont plus particulièrement observées chez les vieillards diabétiques ou immunodéprimés. Le staphylocoque est aussi fréquent lorsque la méningite complique un traumatisme crânien ou une intervention chirurgicale de la face ou du cou. La présentation clinique est semblable à celle provoquée par une méningite classique à Streptococcus pneumoniae ou Neisseria meningitidis. D'autres facteurs favorisants sont les manipulations uro-génitales et les problèmes gastro-intestinaux.

PRÉSENTATION CLINIQUE ET DIAGNOSTIC

Présentation clinique habituelle [18, 28]

Les troubles sont souvent non spécifiques chez le sujet âgé et une méningite est à évoquer chez un vieillard confus et fébrile, même s'il n'y a pas de signes neurologiques nets. L'évolution est variable et peut être rapide en 24 à 72 heures, principalement lors d'infections à Streptococcus pneumoniae, ou plus insidieuse et longue avec d'autres germes ou dans la méningite tuberculeuse. Un état fébrile ou sub-fébrile est fréquent. Le tableau 16-1 résume les principaux signes notés lors d'une méningite chez la personne âgée.

TABLEAU 16 -1. — PRINCIPAUX SYMPTÔMES ET SIGNES D'UNE MÉNINGITE DU SUJET AGÉ

Troubles	*Fréquence*	*Remarques*
État confusionnel	60 à 80 % > 90 %	symptôme le plus fréquent méningite à Strept. pneumoniae
Réflexes archaïques	70 %	
Céphalées	40 %	
Raideur méningée	35 %	à différencier de la cervicarthrose
Nausées et vomissements	30 %	
Signe de Kernig	10 à 12 %	
Signe de Brudzinski	5 à 8 %	toujours associé au signe de Kernig et à la raideur méningée
Signes de focalisation	variable	fréquents chez le vieillard évolution et aggravation > 12 heures facteur de mauvais pronostic
Crise d'épilepsie	variable	peut être le premier signe d'une méningite facteur de mauvais pronostic
Rhombencéphalite		particulier à Listeria monocytogenes

• *État confusionnel.* C'est le symptôme le plus souvent observé dans la méningite du sujet âgé (60 à 80 % des cas), prédominant nettement avec Streptococcus pneumoniae (> 90 % des cas). Il existe une obnubilation avec baisse de la vigilance, une lenteur anormale aux réponses et à l'exécution des ordres. Une fluctuation de l'état de conscience est fréquente et caractéristique de la confusion mentale.

• *Syndrome méningé.* Bien qu'elle soit signalée chez 35 % des sujets, la raideur méningée est difficile à apprécier compte tenu de la grande fréquence de cervicarthrose chez les patients âgés. Le signe de Kernig est une résistance douloureuse qui s'oppose à l'extension de la jambe lorsque la cuisse a été préalablement fléchie sur le bassin; il est mis en évidence chez 10 à 12 % des patients. Le signe de Brudzinski est une flexion involontaire des membres inférieurs à la flexion de la nuque; il est observé chez 5 à 8 % des patients, étant toujours associé au signe de Kernig et à la raideur méningée. Les signes d'hypertension intracrânienne sont variables dans leur fréquence : céphalées (40 % des cas), nausées et vomissements (30 %).

• *Autres signes.* Des signes de focalisation sont plus souvent notés que chez les adultes d'âge moyen et évoquent, à tort, un ictus, mais leur aggravation sur plus de 12 heures doit faire suspecter un processus infectieux. Une méningite peut aussi se manifester par une crise d'épilepsie inaugurale. Les réflexes archaïques (cf. chapitre 1) sont plus souvent mis en évidence chez les vieillards souffrant d'une méningite (70 % des cas) comparativement à des sujets de même âge sans infection.

Rhombencéphalite [4, 8, 26, 33]

Des méningo-encéphalites avec maxima d'atteinte au tronc cérébral sont particulières à Listeria monocytogenes : 20 à 40 % des cas surviennent après 60 ans. Le principal facteur favorisant est l'immunodépression. Non traitée, l'évolution est rapidement mortelle.

• *Présentation clinique.* L'évolution se fait classiquement en 2 étapes :

— une phase prodromale de 5 jours environ, qui est caractérisée par des malaises, une fatigue, des nausées et des vomissements, ainsi qu'un état fébrile > 38 C;

— une multinévrite crânienne : paralysie faciale principalement et atteinte des dernières paires.

Une paralysie faciale périphérique associée à un état fébrile (> 38 °C) doit faire évoquer une infection à Listeria monocytogenes, même si le liquide céphalorachidien est peu perturbé. La paralysie faciale est notée dans 85 % des cas, étant fréquemment le premier signe de la maladie. Les autres troubles sont un syndrome cérébelleux et une atteinte cortico-spinale. Malgré le traitement, la mortalité varie entre 20 à 35 %.

• *Diagnostic différentiel.* Des rhombencéphalites sont observées avec d'autres infections : tuberculose, mycoplasmes, herpès simplex, maladie de Lyme. Une méningite carcinomateuse ou inflammatoire peut donner les mêmes symptômes : sarcoïdose, granulomatose de Wegener.

Facteurs favorisants [23, 24]

• *Pneumonie.* Elle est retrouvée dans 45 % des méningites de la sénescence, principalement à Streptococcus pneumoniae. C'est le principal facteur de morbidité et de mortalité de la sénescence. Si la mortalité des pneumonies est de 0,02 ‰ à 35 ans, elle est de 1 ‰ après 65 ans et de 9,3 ‰ après 85 ans.

• *Diabète*. C'est un facteur favorisant classique pour une infection. En plus des germes habituels, le diabète favorise des méningites à Proteus ou Klebsiella. Chez le patient âgé, une méningite peut décompenser un diabète de type 2 en entraînant une altération de la vigilance, des crises épileptiques partielles ou généralisées et des déficits neurologiques focaux évoquant un accident vasculaire cérébral. Les troubles sont secondaires à une hyperglycémie hyperosmolaire avec ou sans acido-cétose.

• *Cancer et immunodépression*. Le cancer et les lymphomes sont des facteurs favorisants principalement pour les méningites à Listeria monocytogenes, de même que la corticothérapie, la malnutrition et l'alcoolisme.

Diagnostic [18, 37]

Les principales investigations associent la ponction lombaire ainsi que les bilans sanguins et infectieux avec hémocultures et cultures du liquide céphalorachidien. Cependant, et surtout s'il existe des signes de focalisation, un scanner X cérébral devrait toujours précéder la ponction lombaire. Dans les rhombencéphalites, le scanner X peut ne pas être suffisant et c'est l'imagerie par résonance magnétique qui permet de localiser la lésion dans la fosse postérieure.

• *Liquide céphalorachidien*. Une pléiocytose est constante et c'est le pourcentage de granulocytes qui est évocateur d'une origine bactérienne. Une pléiocytose à prédominance de lymphocytes est fréquemment observée dans la méningite à Listeria monocytogenes. Une protéinorachie supérieure à 1,7 g/l est évocatrice d'une méningite bactérienne, principalement Streptococcus pneumoniae, mais une protéinorachie normale ou légèrement élevée ne l'exclut pas. Une glycorachie très abaissée (< 1,7 mmol/l) et un rapport glycorachie/glycémie < 0,25 sont des facteurs prédictifs pour une méningite bactérienne; de même, il existe un parallélisme entre une pléiocytose élevée, une protéinorachie très augmentée et une glycorachie effondrée. Le Gram est systématiquement effectué; il montre des germes plus fréquemment lorsque la protéinorachie est très augmentée et la glycorachie basse, alors que le Gram est habituellement sans particularité lorsque la glycorachie est dans les limites de la norme.

• *Bilan sanguin*. Une leucocytose variant entre 5 000 et 20 000 est fréquente dans les méningites bactériennes, alors que les leucocytes sont généralement normaux dans les infections virales. Chez le vieillard, une méningite associée à une leucopénie < 4 000 est toujours de mauvais pronostic, ayant une mortalité de 50 %.

ABCÈS CÉRÉBRAL [9, 15]

Les abcès cérébraux surviennent principalement entre 50 et 70 ans, touchant surtout les hommes (sex ratio : 2/1). C'est Streptococcus pneumoniae qui en est habituellement responsable bien que des germes multiples soient isolés dans 60 % des cas.

• *Présentation clinique*. Il s'agit d'un processus expansif d'installation progressive. Les troubles neurologiques sont variés et dépendent de la localisation de l'abcès : syndrome frontal, hémiparésie, hémianopsie. Des crises épileptiques, partielles ou généralisées, sont fréquentes. Lorsque l'effet de masse est important, il existe des signes d'hypertension intracrânienne : céphalées, nausées, vomissements, diminution de la vigilance. Une raideur de nuque est constatée dans 50 % des cas, étant l'expression de l'hypertension intracrânienne ou d'une méningite associée. Par contre, la fièvre est souvent absente ou modérée mais une leucocytose et une vitesse de sédimentation très élevée sont souvent mises en évidence.

• *Étiologie.* Il existe un point de départ ORL chez 50 % des malades (sinusite, otite chronique, cholestéatome surinfecté). Une endocardite bactérienne est responsable de 25 % des cas et aucune origine n'est mise en évidence chez 25 % des malades. Le bilan d'un abcès cérébral comprend systématiquement un examen ORL et cardiaque (échocardiographie).

• *Diagnostic.* Le scanner X montre une hypodensité mal délimitée prenant le contraste de façon annulaire. Le diagnostic n'est pas toujours possible par l'imagerie et une intervention neurochirurgicale est indiquée, soit par crâniotomie ou biopsie stéréotaxique, permettant un drainage et l'isolement du germe.

Germes particuliers

Tuberculose [1, 3, 6, 24]

• *Généralités.* De façon générale, la tuberculose de la sénescence correspond à l'exacerbation d'anciens foyers tuberculeux suite à une diminution de l'état général (35 % des cas) : diabéte, malnutrition, cancer, alcoolisme. La méningite tuberculeuse représente 2,5 à 3 % des méningites du sujet âgé.

• *Présentation clinique.* La méningite tuberculeuse est la principale manifestation neurologique des infections à Mycobacterium tuberculosis. Le polymorphisme du tableau clinique rend le diagnostic difficile. Chez le vieillard, un état confusionnel, voire un épisode délirant, sont des manifestations inaugurales fréquentes (70 % des cas). Un syndrome méningé latent est souvent noté (90 % des cas) : céphalées plus ou moins importantes, raideur méningée modérée, parfois des signes d'hypertension intracrânienne. Une méningite granulomateuse de la base du crâne est une complication fréquente qui peut se manifester initialement par des paralysies de l'oculo-motricité (III, VI), et une hydrocéphalie peut la compliquer. La tuberculose disséminée du névraxe est rare dans la sénescence et les tuberculomes ont les caractéristiques d'une lésion expansive. Le liquide céphalorachidien est celui d'une méningite à liquide clair. Les signes généraux, bien que non spécifiques, sont importants : altération de l'état général, amaigrissement, adynamie, perte pondérale, fièvre (38 à 39 °C).

• *Mal de Pott.* Il correspond à une atteinte tuberculeuse du rachis avec spondylodiscite. Chez le sujet âgé, ce sont les séquelles d'un mal de Pott survenu dans l'enfance qui sont observées avec une compression médullaire lentement progressive suite aux remaniements osseux (cyphose avec rétrecissement du canal médullaire). De rares cas de survie du bacille de Koch pendant plusieurs décennies au niveau des vertébres remaniées ont été rapportés.

• *Évolution.* Les traitements sont présentés dans le tableau 16-2 et associent isoniazide, rifampicine et éthambutol. La corticothérapie peut être donnée lorsqu'il existe une atteinte du tronc avec des troubles de la vigilance. La récupération est plus longue et moins bonne chez le vieillard, surtout s'il existe une souffrance des nerfs crâniens

TABLEAU 16-2. — MÉNINGITES ET MÉNINGO-ENCÉPHALITES DU VIEILLARD : PRINCIPAUX TRAITEMENTS

Germe	*Antibiotique*	*Posologie*	*Durée*	*Remarques*
Streptococcus pneumoniae	pénicilline G vancomycine chloramphénicol	250 000 U/kg IV 40 mg/kg IV 10 mg/kg IV	10-14 j *idem* *idem*	1er choix lors de résistance à la pénicilline G lors d'allergie à la pénicilline
Neisseria meningitidis	pénicilline G chloramphénicol	250 000 U/kg IV 100 mg/kg IV	10-14 j *idem*	
Listeria monocytogenes	ampicilline gentamicine	12 g/j IV 240 mg/j IV	2 à 6 semaines	antibiotiques donnés en association (effet synergique)
Tuberculose	isoniazide rifampicine étambutol streptomycine	10 mg/kg 10 à 20 mg/kg 15 à 25 mg/kg 1g/j 1g/semaine	18 mois *idem* *idem* 1er mois 2e au 18e mois	IV ou PO + vitamine B6 *idem* PO déconseillée chez le vieillard
Syphilis	pénicilline G chloramphénicol	24 millions d'U/j IV 4 g/j IV	10 jours 14 jours	 lors d'allergie à la pénicilline
Neuroborréliose (maladie de Lyme)	ceftriaxone pénicilline G	2 g/j IV 20 millions d'U/j IV	14 jours 14 jours	1er choix 2e choix
Encéphalite herpétique	acyclovir	15 à 30 mg/kg IV	5 à 20 jours	

ou une atteinte du tronc cérébral, et si le traitement a été débuté plus de 3 semaines après l'apparition des premiers symptômes neurologiques.

Syphilis [35]

La neuropsyphilis est la complication la plus tardive de la syphilis et elle n'est pas rare dans la sénescence. Le diagnostic doit toujours être évoqué lorsqu'il existe une détérioration intellectuelle ou des troubles du comportement avec idées délirantes. Vu le polymorphisme des manifestations, il est recommandé de procéder systématiquement à une sérologie au cours de l'investigation d'une affection neurologique. Cette règle reste valable dans la sénescence, d'autant plus que nombreux patients ont reçu des antibiotiques pour d'autres infections dont les doses ont pu atténuer la virulence du tréponème sans guérir la maladie.

• *Tabès.* C'est la forme la plus fréquente d'atteinte syphilitique du système nerveux et celle dont la latence après la primoinfection est la plus longue (> 20 ans). La symptomatologie associe classiquement la triade névralgies-ataxie-dysurie. Les douleurs en éclair prédominent au niveau du rachis et dans les membres inférieurs. Les réflexes des membres inférieurs sont absents. L'ataxie intéresse surtout les membres inférieurs, étant exagérée à la fermeture des yeux, et témoigne d'importants troubles de la proprioception. Les désordres sphinctériens sont fréquents mais peuvent être confondus avec d'autres causes d'incontinence du vieillard. Le tabès s'inscrit dans l'évolution générale d'une syphilis et il existe souvent d'autres troubles neurologiques (paralysie générale) ou généraux (aortite, maux perforants). Des anomalies pupillaires (signe d'Argyll-Robertson) sont observées dans 70 à 90 % des cas : myosis irrégulier, abolition bilatérale du réflexe photomoteur, conservation de la convergence. Les troubles sont en relation avec une dégénérescence des cordons postérieurs associée à une atrophie radiculaire à prédominance lombo-sacrée.

• *Paralysie générale progressive.* Ce syndrome est l'expression d'une méningoencéphalite diffuse avec vasculite. On observe une détérioration intellectuelle associée à des troubles de la personnalité et à un délire mégalomaniaque. Il existe un tremblement des extrémités et une diminution du tonus facial évoquant à tort un parkinsonisme. La vasculite syphilitique peut provoquer des ictus, et seul l'examen du liquide céphalorachidien et la sérologie permettent de les distinguer d'autres accidents vasculaires de l'âge avancé. Une vasculite syphilitique est à évoquer lors d'atteintes de plusieurs territoires et si les troubles neuropsychologiques ne sont pas explicables seulement par les lésions secondaires à l'accident vasculaire.

• *Diagnostic.* Le scanner X n'est pas spécifique en montrant une atrophie cérébrale, une hydrocéphalie modérée ou des séquelles d'accidents vasculaires. Le liquide céphalorachidien est anormal : hyperprotéinorachie, pléiocytose à prédominance lympho-plasmocytaire. Seuls les tests syphilitiques, dans le sang et le liquide céphalorachidien, permettent d'affirmer le diagnostic. Des résultats faux-positifs sont possibles en cas de maladie de Lyme, de lupus, de cancer ou d'hépatite.

• *Évolution.* Le traitement est similaire à celui proposé chez le jeune (tableau 16-2) mais une régression des troubles n'est pas toujours possible compte tenu de l'âge avancé des malades. Des réactions fibrosantes rendent difficiles l'accès des antibiotiques aux foyers infectieux. Une hydrocéphalie peut compliquer une méningite évoluant depuis plusieurs années. Indépendamment de la sérologie, la diminution de la pléiocytose et de la protéinorachie sont les meilleurs critères de guérison, et une ponction lombaire de contrôle est à effectuer 6 mois après la fin de l'antibiothérapie.

Maladie de Lyme [12, 14, 21, 25, 40]

La maladie de Lyme est une affection plurisystémique secondaire à Borrelia burgdorferi. L'infection est acquise par morsure de tiques infectées, l'homme intervenant en tant qu'hôte accidentel. Les manifestations neurologiques sont les plus connues et peuvent survenir à tout âge : méningite lympho-plasmocytaire, paralysie faciale, polyradiculonévrite sous la forme d'une lombosciatique atypique.

• *Atteintes centrales.* L'encéphalite est observée dans la phase tardive de la maladie. Au début, les troubles sont modérés : céphalées, difficultés à se concentrer. Ils sont parfois plus graves : hémiparésie, aphasie, crises épileptiques. Sans traitement, l'évolution se fait vers des désordres irréversibles : syndrome pyramidal, atteinte cérébelleuse, dégradation mentale. Des démences ont été rapportées, débutant par des modifications de la personnalité ou une décompensation psychotique. Ce sont ces cas de détérioration intellectuelle qui doivent être le plus suspectés chez le vieillard. Des lésions évoquant une atteinte multiple de la substance blanche sont visibles en imagerie médicale. Ces anomalies sont réversibles après traitement et suggèrent un processus actif secondaire à une vasculite à Borrelia burgdorferi.

• *Diagnostic.* Le liquide céphalorachidien est pathologique dans 90 à 95 % des cas : pléiocytose lympho-plasmocytaire, hyperprotéinorachie avec profil gamma-oligoclonal à l'électrophorèse. Les tests sérologiques sont les méthodes de première intention pour le diagnostic. Le taux d'anticorps dans le liquide céphalorachidien est parallèle à la gravité des complications neurologiques. Le problème des faux positifs est complexe car il y a de nombreuses réactions croisées : syphilis, polyarthrite rhumatoïde, connectivites, cancer. L'appréciation des résultats se fait en fonction des manifestations cliniques afin d'éviter les erreurs par excès, et en se souvenant qu'en zone endémique 5 à 25 % de la population ont des anticorps sans trouble clinique. La maladie de Lyme est à évoquer dans les circonstances les plus diverses, même en l'absence d'une anamnèse de morsure de tique, et la neuroborréliose est à considérer comme une « grande simulatrice » de la même façon que la syphilis.

• *Évolution.* Seuls les antibiotiques sont efficaces. La corticothérapie n'est employée que dans certaines complications cardiaques ou d'arthrite mais n'a aucune indication dans la neuroborréliose. L'évolution est généralement favorable, mais une récupération n'est pas toujours possible dans les formes tardives ou lorsqu'il existe des atteintes centrales graves. Comme dans la syphilis, la normalisation progressive du liquide céphalorachidien est le meilleur paramètre de l'efficacité du traitement.

TRAITEMENTS [1, 5, 18]

L'antibiothérapie est choisie en fonction du germe, de la pénétration du médicament dans le système nerveux central, de l'état général, notamment la fonction rénale, et d'une éventuelle allergie. Le tableau 16-2 présente les principaux antibiotiques utilisés dans les méningites du vieillard.

La durée globale d'hospitalisation est plus longue par rapport aux sujets jeunes ou d'âge moyen : 30 jours contre 15 jours en moyenne. Les facteurs de mauvais pronostic sont les troubles importants de la vigilance au moment du diagnostic (état confusionnel grave, stupeur ou coma) et la survenue de complications neurologiques (crises d'épilepsie, déficits focaux, atteintes du tronc cérébral). D'autres foyers infectieux, principalement une pneumonie, ou d'autres affections systémiques (diabète, cancer) sont aussi des facteurs de mauvais pronostic. Malgré les traitements, la méningite du vieillard a une mortalité élevée qui varie entre 44 et 77 %.

ENCÉPHALITES VIRALES

GÉNÉRALITÉS [43]

Chez le sujet âgé, il existe 2 catégories principales d'encéphalites virales :

— l'encéphalite aiguë : habituellement secondaire à une infection à Herpes simplex ou pouvant compliquer un zona (zona ophtalmique notamment);

- l'encéphalite secondaire aux virus lents : maladie de Creutzfeldt-Jakob principalement, qui est abordée avec les démences (cf. chapitre 17).

L'encéphalite virale aiguë est caractérisée par un début brutal avec de la fièvre, des céphalées puis une apathie et une baisse de la vigilance. Au début, les troubles neurologiques sont généralement diffus et les signes de focalisation moins fréquents que dans les méningites bactériennes. Le syndrome méningé est modéré, de même que les signes d'hypertension intracrânienne. Par contre, l'encéphalite à virus lent a un mode de début plus insidieux, non spécifique, principalement caractérisé par des troubles du comportement puis une détérioration intellectuelle rapidement progressive.

Encéphalite herpétique

Aux États-Unis, Herpes simplex type 1 est à l'origine de 5 à 10 % de toutes les encéphalites (20 000 cas/an). C'est le principal responsable d'encéphalites non épidémiques et l'incidence annuelle est estimée à un cas pour 250 000 à 500 000 individus ; 50 % des encéphalites herpétiques surviennent après 50 ans et c'est une urgence neurologique.

Présentation clinique [7, 11, 43]

L'encéphalite herpétique est une affection aiguë, fébrile, s'accompagnant d'une confusion mentale, de crises épileptiques, de déficits focaux et d'une nécrose hémorragique d'un ou des 2 lobes temporaux. De rares cas d'encéphalite herpétique lentement progressive sur 3 à 5 mois ont été rapportés, de même que des formes à rechutes, peut-être en relation avec un traitement insuffisant ou une résistance au médicament, ou la réactivation de virus quiescents. Les séquelles motrices sont rares mais le déficit intellectuel, les troubles du langage et du comportement sont fréquents et sévères. La gravité des séquelles est liée à l'étendue de la nécrose et le caractère bilatéral des lésions qui sont des facteurs de mauvais pronostic. Les déficits neuropsychologiques sont présents chez 50 % des patients, principalement des troubles mnésiques secondaires à une destruction bilatérale et plus ou moins étendue des lobes temporaux et du système limbique.

Diagnostic [34, 43]

Le diagnostic est basé sur l'impression clinique, les résultats du liquide céphalorachidien, notamment l'exclusion d'une méningite bactérienne et, dans une moindre mesure, l'EEG. Étant donné la gravité de l'évolution et des séquelles sans l'introduction rapide d'un traitement, le diagnostic d'encéphalite herpétique doit être retenu jusqu'à preuve du contraire chez un patient souffrant d'une encéphalite aiguë.

• *Liquide céphalorachidien.* Il existe une pléiocytose lymphoplasmocytaire et une hyperprotéinorachie. Le taux des anticorps anti-herpès est mesurable dans le sang et le liquide céphalorachidien, mais c'est une méthode prenant plusieurs jours et des résultats initiaux négatifs n'excluent pas le diagnostic.

• *EEG.* Il montre un ralentissement diffus et non spécifique de l'électrogenèse prédominant dans les régions temporales (effet de l'œdème). Lorsque les lésions sont constituées, il existe une activité épileptique caractérisée par des bouffées lentes delta hypervoltées, répétitives à prédominance temporale ou des pointes à périodicité variable. La diminution des anomalies EEG peuvent correspondre à une amélioration de l'infection par le traitement en montrant une électrogenèse redevenant normale, ou à la constitution d'une nécrose se traduisant par une électrogenèse lente, peu expressive et de bas voltage.

• *Imagerie médicale*. Le scanner X est habituellement normal en début d'évolution, les nécroses hémorragiques fronto-temporales devenant visibles après quelques jours. L'imagerie par résonance magnétique est plus sensible en montrant les lésions parenchymateuses précocément, notamment au niveau limbique, mais il n'a pas encore été démontré qu'une imagerie normale permettait d'éliminer l'hypothèse d'une encéphalite herpétique.

• *Biopsie stéréotaxique*. Elle est parfois effectuée chez le sujet jeune ou d'âge moyen, plus rarement chez la personne âgée compte tenu des risques liés à l'intervention. La pathologie montre des inclusions intranucléaires dans les neurones et certaines cellules gliales, et le virus peut être mis en évidence en microscopie électronique ou par immunofluorescence.

Traitement et évolution [5, 17, 20, 36, 42]

La vidarabine n'est plus utilisée et c'est l'acyclovir qui est le médicament de base de l'encéphalite herpétique. C'est un analogue du nucléoside de l'ADN et il doit être phosphorylé pour être actif, ce qui nécessite la présence de thymidine kinase virale. Seuls les neurones infectés par le virus herpétique sont atteints par l'acyclovir qui inhibe également la polymérase de l'ADN. La posologie est de 15 à 30 mg/kg par jour IV. La durée du traitement varie entre 5 et 20 jours, étant évaluée en fonction de l'évolution clinique. Les effets secondaires sont minimes : augmentation modérée de l'urée, de la créatinine et des transaminases.

Non traitée, la mortalité de l'encéphalite herpétique est de 70 % et seulement 2,5 % des patients récupèrent sans avoir de séquelles. Avec l'acyclovir, la mortalité est inférieure à 20 %. Les facteurs de mauvais pronostic sont une maladie évoluant depuis plus de 4 jours avant l'introduction du traitement et un coma inférieur à 7 à l'échelle de Glasgow.

ENCÉPHALITES À VIRUS LENTS

Elles entraînent des démences et sont décrites dans le chapitre 17.

SYNDROME D'IMMUNODÉFICIENCE ACQUISE (SIDA) [19, 39]

Les cas de SIDA sont rares chez la personne âgée, représentant moins de 5 % des cas déclarés. Les causes de l'atteinte dans la sénescence sont la contamination par transfusion ou l'infection par homosexualité.

Les complications neurologiques du SIDA sont présentes dans 50 à 70 % des cas, étant inaugurales chez 10 % des malades, et une atteinte du système nerveux est constatée dans 90 % des cas autopsiés. L'encéphalite subaiguë est la complication neurologique la plus fréquente du SIDA, étant notée chez 30 à 60 % des patients. Elle est caractérisée par des troubles cognitifs, des déficits moteurs et des troubles du comportement, un ralentissement psychomoteur en étant le premier symptôme. Les infections opportunistes et les tumeurs sont extrêmement courantes. La toxoplasmose cérébrale est l'étiologie la plus fréquente de masses intracrâniennes dans le SIDA, la seconde cause en étant les lymphomes cérébraux. D'autre part, il a été démontré que plusieurs affections peuvent co-exister dans le même cerveau chez 30 % des patients.

Le diagnostic est posé avec retard dans la sénescence car le SIDA n'est pas évoqué en premier chez un sujet âgé. Les troubles sont souvent déroutants chez le vieillard, étant dominés par une baisse de l'état général évoquant un cancer ou une affection systémique grave. Les manifestations neurologiques peuvent être confondues avec une maladie d'Alzheimer débutante. Par rapport aux sujets jeunes, l'évolution du SIDA dans la sénescence est plus rapide compte tenu de la fragilité et du vieillissement du système nerveux.

ZONA

Le zona est une ganglio-radiculite postérieure secondaire à la réactivation du virus varicelleux (Herpes zoster) resté quiescent à ce niveau. Ce sont les douleurs qui font toute la gravité du zona, et qui sont divisées en 3 phases :

— douleurs précédant l'éruption cutanée;

— douleurs aiguës accompagnant les lésions érythémato-vésiculeuses;

— algies post-zostériennes, qui persistent ou surviennent plus de 2 mois après la fin de la phase cutanée.

ÉPIDÉMIOLOGIE [27, 29, 30]

L'incidence varie entre 1,3 et 5 o/oo, et 40 % des cas surviennent entre 50 et 70 ans. La sévérité et la durée d'évolution de la maladie sont plus grandes chez les personnes âgées. Le zona apparaît préférentiellement chez les patients ayant des défenses immunitaires diminuées (lymphome, cancer), mais le risque de développer un cancer n'a par contre pas été démontré chez un sujet ayant un zona sans facteur de risque particulier.

ZONA AIGU [10, 13, 16, 22, 27, 31]

Présentation clinique

• *Zona thoraco-abdominal.* Il représente plus de 50 % des cas. La douleur précédant et accompagnant les lésions cutanées sont caractérisées tout d'abord par des paresthésies puis une sensation de brûlure qui est augmentée lors des mouvements. Le délai entre les premières douleurs et l'érythème varie entre quelques jours et 2 semaines, mais 0,5 à 1 % des patients n'ont jamais de douleurs aussi bien dans la phase aiguë que dans la période post-zostérienne. Des douleurs ont été décrites jusqu'à 100 jours avant le zona, toujours chez des patients fortement immunodéprimés (corticothérapie) ou ayant un cancer. Par contre, des douleurs sans lésions cutanées sont exceptionnelles. L'érythème se complique de lésions vésiculeuses en 24 à 36 heures, la phase croûteuse survenant plus tard. L'éruption s'accompagne d'adénopathies satellites, d'une fièvre modérée et d'une hyperleucocytose. La topographie de l'atteinte cutanée et de la douleur respectent une distribution métamérique. La région thoracique est la plus fréquemment atteinte (50 % des cas), puis viennent les régions lombo-sacrées (10 à 20 %). La douleur est aiguë, constante, décrite comme un broiement qui peut s'accompagner d'accès névralgiques. Un zona bilatéral est noté chez 1 % des patients. Une récidive est constatée chez 5 à 8 % des malades, la moitié étant observée au même niveau que le premier zona.

• *Zona ophtalmique et syndrome de Ramsay-Hunt.* Ils sont décrits dans le Chapitre 7. Le zona ophtalmique est observé dans 3 à 20 % des cas et peut se compliquer d'une méningo-encéphalite plus ou moins prononcée. Des vasculites associées au zona ont été rapportées, étant responsables d'accidents vasculaires cérébraux avec hémiparésie (artérite zostérienne).

• *Paralysies radiculaires.* Elles sont constantes dans le zona aigu mais passent pratiquement inaperçues car ce sont habituellement les dermatomes thoraco-abdominaux qui sont touchés. Dans les atteintes lombo-sacrées, il existe une paralysie de topographie radiculaire au niveau du membre inférieur dont la récupération n'est pas toujours complète. Des cas de polyradiculonévrite ont été rapportés.

• *Myélite zostérienne.* Elle est rare, compliquant 0,1 à 0,8 % des cas de zona, généralement thoraciques. Elle est presque toujours associée à une baisse de l'état général : leucémie, lymphome, maladie de Hodgkin. Les symptômes médullaires débutent dans les semaines suivant l'éruption cutanée et s'installent en quelques jours. Il existe une poliomyélite postérieure segmentaire en relation avec des lésions secondaires à une propagation directe du virus à partir du ganglion rachidien. On observe un syndrome médullaire avec paraparésie, signe de Babinski, troubles sensitifs et incontinence sphinctérienne. L'introduction rapide d'acyclovir IV peut permettre une régression des troubles avant que les lésions soient irréversibles, la pathologie montrant alors une nécrose médullaire extensive. La vidarabine peut aussi être prescrite. D'autres atteintes du système nerveux central peuvent survenir, notamment des rhombencéphalites caractérisées par une multinévrite crânienne.

Diagnostic

Le diagnostic est avant tout clinique : l'éruption cutanée et les douleurs sont typiques et ne posent aucun problème diagnostique. Par contre, les complications médullaires ou radiculaires et la méningo-encéphalite zostérienne peuvent être confondues avec d'autres pathologies, notamment si la phase cutanée a été discrète. La présence d'anticorps anti-varicelle-zona aussi bien dans le liquide céphalorachidien que dans le sang et leur diminution après introduction d'acyclovir est utile au diagnostic.

ALGIES POST-ZOSTÉRIENNES [27, 32]

Elles surviennent progressivement après la fin de la phase cutanée, généralement 2 à 3 mois plus tard, et sont observées chez 30 à 50 % des sujets de plus de 70 ans.

Présentation clinique

Il s'agit d'une douleur constante et insomniante, dont l'intensité est variable. Elle est aggravée par une détérioration intellectuelle pré-existante. De nombreux patients ont en plus des névralgies fulgurantes. L'examen montre une hyperpathie diffuse du dermatome qui présentait l'éruption cutanée, ou une partie centrale d'hypœsthésie entourée d'une zone transitoire ou siège l'hyperalgésie. Il existe de nombreux troubles associés : insomnie, anorexie, dépression.

Physiopathologie

Le zona est une inflammation avec nécrose du ganglion rachidien. Il existe une mononévrite avec leptoméningite et dégénérescence wallérienne. En phase aiguë, le processus infectieux et inflammatoire ainsi que les lésions cutanées permettent d'expliquer les douleurs.

Les algies post-zostériennes appartiennent aux douleurs de déafférentation qui sont secondaires à des lésions particulières du système nerveux périphérique. Il existe un dysfonctionnement du système de contrôle inhibiteur des messages nociceptifs par une atteinte des fibres sensitives de gros diamètre, qui ont une action inhibitrice en diminuant l'activité des neurones des couches I et V de la corne dorsale. La destruction des fibres fait que cette inhibition n'est plus possible. Le zona est l'exemple typique des douleurs de déafférentation qui sont aussi observées dans le diabète et les amputations (membres fantôme). D'autre part, il a été constaté une hyperactivité neuronale au niveau de la corne dorsale avec production de décharges ectopiques expliquant le caractère fulgurant des algies post-zostériennes.

TRAITEMENTS [2, 38, 41]

Les traitements du zona aigu et des algies post-zostériennes sont présentés dans le chapitre 7 et le tableau 7-3. Il semble que l'introduction rapide d'acyclovir (5 à 30 mg /j IV) permette de réduire la phase aiguë et ses complications, notamment le risque de méningo-encéphalite ou de myélite, mais il n'y a pas de diminution de l'incidence des algies post-zostériennes. L'acyclovir n'est prescrit que dans le zona aigu et n'a aucune indication dans les algies post-zostériennes. La prednisone (60 à 80 mg/j PO) en phase aiguë diminue le risque d'algies post-zostériennes. Les algies post-zostériennes sont difficiles à soigner de même que la prise en charge au long cours des malades, ayant comme cause principale l'âge élevé de ces patients. Les douleurs résiduelles après 2 ans d'évolution sont généralement définitives.

BIBLIOGRAPHIE

[1] ALARCON F., ESCALANTE L., PEREZ Y *et al.* — Tuberculous meningitis. *Arch. Neurol.*, 1990, *47*, 1313-1317.

[2] BALFOUR H. — Acyclovir therapy for herpes zoster : advantages and adverse effects. *JAMA*, 1986, *255*, 387-388.

[3] BAZIN C. — Méningite tuberculeuse. *Encycl. Méd. Chir. Paris, Neurologie*, 4-1981, 17160 B10.

[4] BEAL M.F. — Multiple cranial-nerve palsies. A diagnostic challenge. *N. Engl. J. Med.*, 1990, *322*, 461-463.

[5] Bogousslavsky J., Regli F., Schelling J.L. — Pharmacothérapie des affections neurologiques. Payot Ed., Lausanne, 1988.

[6] Bouchez B., Arnott G., Combelles G. — Soixante et un ans de survie d'un bacille de Koch dans un foyer clos. *Rev. Neurol., Paris*, 1985, *141*, 420-422.

[7] Brochet B., Henry P., Piquemal-Baluard A., Dupasquier P. — Encéphalite herpétique à rechutes. *Rev. Neurol., Paris*, 1990, *146*, 450-454.

[8] Choutet P., Besnier J.M., Hurtault S. *et al.* — Listériose neuro-méningée de l'adulte en dehors de la grossesse. Pronostic et évolution des manifestations neurologiques. Etude rétrospective de 63 observations. *Presse Méd.*, 1987, *16*, 885-888.

[9] Delangre T., Hemet C., Tayot J. *et al.* — Dégénérescence maligne d'un kyste épidermoïde de la fosse postérieure. *Rev. Neurol., Paris*, 1992, 148, 55-57.

[10] Devinsky O., Cho E.S., Petito C.K., Price R.W. — Herpes zoster myelitis. *Brain*, 1991, *114*, 1181-1196.

[11] Dubas F., Penisson-Besnier I., Pouplard-Barthelaix A. *et al.* — Un cas clinico-pathologique d'encéphalite herpétique lentement progressive sans nécrose temporale. *Rev. Neurol., Paris*, 1989, *145*, 808-810.

[12] Dupuis M.J.M. — Les multiples manifestations neurologiques des infections à Borrelia burgdorferi. *Rev. Neurol., Paris*, 1988, *144*, 765-775.

[13] Eidelberg D., Sotrel A., Horoupian D.S *et al.* — Thrombotic cerebral vasculopathy associated with Herpes zoster. *Ann. Neurol.*, 1986, *19*, 7-14.

[14] Finkel M.J., Halperin J.J. — Nervous system Lyme borreliosis-revisited. *Arch. Neurol.*, 1992, *49*, 102-107.

[15] Garvey G. — Current concepts of bacterial infections of the central nervous system. *J. Neurosurg.*, 1983, *59*, 735-744.

[16] Gilden D.H., Dueland A.N., Cohrs R. *et al.* — Preherpetic neuralgia. *Neurology*, 1991, *41*, 1215-1218.

[17] Gordon B., Selnes O.A., Hart J. *et al.* — Long-term cognitive sequelae of acyclovir-treated Herpes simplex encephalitis. *Arch. Neurol.*, 1990, *47*, 646-647.

[18] Gorse G.J., Thrupp L.D., Nudleman K.L. *et al.* — Bacterial meningitis in the elderly. *Arch. Intern. Med.*, 1984, *144*, 1603-1607.

[19] Koralnik I.J., Hirschel B. — Complications neurologiques de l'infection par le virus d'immunodéficience humaine. *Presse Méd.*, 1991, *20*, 1129-1135.

[20] Laurent B., Allegri R.F., Michel D. *et al.* — Encéphalites herpétiques à prédominance unilatérale. Etude neuropsychologique au long cours de 9 cas. *Rev. Neurol., Paris*, 1990, *146*, 671-681.

[21] Logigian E.L., Kaplan R.F., Steere A.C. — Chronic neurologic manifestations of Lyme disease. *N. Engl. J. Med.*, 1990, *323*, 1438-1444.

[22] Mas J.L., Lapresle J. — Myélite zostérienne. *Rev. Neurol. Paris*, 1985, 141, 234-236.

[23] Massanari R.M. — Purulent meningitis in the elderly : when to suspect an unusual pathogen. *Geriatrics*, March 1977, 55-59.

[24] Newton J.E., Wilczynski P.J.G. — Meningitis in the elderly. *Lancet*, 1979, *2*, 157-158.

[25] Pachner A.R., Duray P., Steere A.C. — Central nervous system manifestations of Lyme disease. *Arch. Neurol.* 1989, *46*, 790-795.

[26] Petit H., Destee A., Leys D., Warot P. — Volumineux abcès listérien du tronc cérébral. Effet favorable de l'antibiothérapie. *Rev. Neurol., Paris*, 1983, *139*, 149-154.

[27] PORTENOY R.K., DUMA C., FOLEY K.M. — Acute herpetic and postherpetic neuralgia : clinical review and current management. *Ann. Neurol.*, 1986, *20*, 651-664.

[28] PUXTY J.A.H., FOX R.A., HORAN M.A. — The frequency of physical signs usually attributed to meningeal irritation in elderly patients. *J. Am. Geriatr. Soc.*, 1983, *31*, 590-592.

[29] RAGOZZINO M.W., MELTON L.J., KURLAND L.T. *et al.* — Population based study of herpes zoster and its sequelae. *Medicine*, 1982, *61*, 310-316.

[30] RAGOZZINO M.W., MELTON L.J., KURLAND L.T. *et al.* — Risk of cancer after herpes zoster : a population based study. *N. Engl. J. Med.*, 1982, *307*, 393-397.

[31] RIBOT C., FLOCARD F., ESCARMENT J. *et al.* — Polyradiculonévrite secondaire à un zona lombo-sacré avec adénome cortico-surrénalien. *Rev. Neurol., Paris*, 1991, *147*, 164-166.

[32] RICHTER H.P., SEITZ K. — Dorsal root entry zone lesions for the control of deafferentation pain : experience in ten patients. *Neurosurgery*, 1984, *15*, 956-959.

[33] RIMAILHO A., GEORGES J.L., VASSAL T. *et al.* — Rhombencéphalite listérienne avec liquide céphalorachidien initial normal. *Presse Méd.*, 1988, *17*, 949-951.

[34] RUMBACH L., TRANCHANT C., KIESSMANN M. *et al.* — Imagerie par résonance magnétique et encéphalite herpétique. *Rev. Neurol., Paris*, 1988, *144*, 125-126.

[35] SIMON R.P. — Neurosyphilis. *Arch. Neurol.*, 1985, *42*, 606-613.

[36] SKOLDENBERG B., FORSGREN M., ALESTIG K. *et al.* — Acyclovir versus vidarabine in herpes simplex encephalitis : randomised multicentre study in consecutive Swedish patients. *Lancet*, 1984, *2*, 707-711.

[37] SPANOS A., HARRELL F.E., DURACK D.T. — Differential diagnosis of acute meningitis. *JAMA*, 1989, *262*, 2700-2707.

[38] ULDRY P.A., REGLI F. — Zona et algies post-zostériennes : approche thérapeutique. *Rev. Med. Suisse Romande*, 1988, *108*, 41-45.

[39] VESPIGNANI H., DEFER G., GRAY F. — Vertiges, dysarthrie, hémiparésie chez une femme de 71 ans. *Rev. Neurol., Paris*, 1991, *147*, 752-758.

[40] VIADER F., PONCELET A.M., CHAPON F. *et al.* — Les formes neurologiques de la maladie de Lyme : 12 cas. *Rev. Neurol., Paris*, 1989, *145*, 362-368.

[41] WATSON C.P.N., EVANS R.J. — Treatment of postherpetic neuralgia. *Clin. Neuropharmacol.*, 1986, *9*, 533-541.

[42] WHITLEY R.J., ALFORD C.A., HIRSH M.S. *et al.* — Vidarabine versus acyclovir therapy in herpes simplex encephalitis. *N. Engl. J. Med.*, 1986, *314*, 144-149.

[43] WHITLEY R.J. — Viral encephalitis. *N. Engl. J. Med.*, 1990, *323*, 242- 250.

17

Démences

La démence est une déchéance progressive, et habituellement irréversible, des activités psychiques et mentales, qui touche une des possibilités fondamentales de l'Homme : la connaissance. Les démences surviennent à tout âge mais sont extrêmement fréquentes chez le sujet âgé et le grand vieillard (> 85 ans). Le terme de démence est une entité anatomo-clinique regroupant des syndromes dont les limites restent mal définies, et dont l'approche physiopathologique fait l'objet de nombreuses études. Il existe 5 groupes principaux de démences dans la sénescence :

— la démence de type Alzheimer : 60 à 80 % des cas ;
— les démences sous corticales (y compris les démences vasculaires) ;
— les démences mixtes ;
— la maladie de Pick ;
— les démences secondaires aux encéphalopathies à virus lents.

DÉMENCE DE TYPE ALZHEIMER

C'est l'une des affections les plus sévères du système nerveux. La topographie des lésions reflète en partie l'atteinte des projections ascendantes du noyau de Meynert dont la majorité des neurones sont cholinergiques, ainsi que d'autres structures cholinergiques comme le noyau septal médian dont les terminaisons nerveuses sont situées dans l'hippocampe. Il n'y a actuellement aucun traitement efficace pour cette maladie.

DÉFINITION

Le terme de « maladie d'Alzheimer » définit un processus démentiel pouvant survenir avant ou après 65 ans, et la « démence de type Alzheimer » correspond plus particulièrement à la forme de la sénescence. En effet, on observe un tableau clinique qui est différent selon l'âge d'apparition des premiers symptômes, notamment dans le présenium (< 65 ans).

• *Démence* [1]. La définition de la démence est basée sur les critères du Manuel diagnostique et statistique des désordres mentaux (DSM-III R). C'est un syndrome caractérisé par une altération de la mémoire à court et à long terme, une dégradation de la pensée abstraite, du jugement et d'autres perturbations des fonctions corticales supérieures, ainsi que des modifications de la personnalité. Le diagnostic ne peut pas être

TABLEAU 17-1. — DÉMENCE : CRITÈRES DIAGNOSTIQUES DU DSM-III R [1]

1. Mémoire : altération de la mémoire à court terme et à long terme.

2. Au moins un des troubles suivants :
   – 1.1 altération de la pensée abstraite
   – 1.2 altération du jugement
   – 1.3 perturbations des fonctions supérieures : aphasie, apraxie, agnosie
   – 1.4 altération de la personnalité

3. Les troubles en 1 et 2 interfèrent de façon significative avec la vie sociale ou professionnelles, ou avec les relations avec autrui.

4. Ne survient pas de façon exclusive au cours de l'évolution d'un état confusionnel.

5. Soit 5.1. ou 5.2 :
   – 5.1 Présence de troubles organiques spécifiquement liés à l'origine des troubles.
   – 5.2 en l'absence de la mise en évidence de troubles organiques, ceux-ci peuvent être à l'origine de la démence s'il n'existe aucun trouble mental à l'origine des symptômes.

6. Début insidieux avec évolution progressive vers une détérioration intellectuelle grave.

7. Exclusion d'une autre cause de démence.

retenu s'il existe un état confusionnel avec l'impossibilité de maintenir et de focaliser l'attention (tableau 17-1).

• *Maladie d'Alzheimer* [42, 56]. Les troubles cliniques sont l'expression d'une atteinte préférentielle des régions pariéto-occipitales et des parties internes des lobes temporaux. Lorsque l'affection est installée, il existe un syndrome aphaso-apraxo-agnosique avec désorientation temporo-spatiale et amnésie antérograde. L'évolution se fait vers une perte de l'autonomie, un état grabataire puis le décès. Plusieurs travaux ont essayé de mieux spécifier les critères diagnostiques de la maladie d'Alzheimer, notamment ceux de Mc Khann *et al.* [42] qui sont plus spécifiques que ceux du DSM-III R en incluant les résultats des examens paracliniques (tableau 17-2). Cependant, il est important de souligner que le diagnostic de démence de type Alzheimer est un diagnostic d'exclusion. De nombreux états confusionnels ou des dépression peuvent être confondus avec une démence débutante (cf. chapitre 11), et il existe plusieurs situations correspondant à des pseudo-démences (cf. infra).

DONNÉES ÉPIDÉMIOLOGIQUES [22, 36, 38, 57, 61]

La démence de type Alzheimer est la cause la plus fréquente de syndrome démentiel dans la sénescence : 40 à 80 % des cas, les écarts importants étant en relation avec l'absence de critères diagnostiques uniformément acceptés. D'autre part, un diagnostic par excès est fait chez 10 à 50 % des patients lorsque ceux-ci sont examinés pour

TABLEAU 17-2. — DÉMENCE SÉNILE DE TYPE ALZHEIMER : CRITÈRES DIAGNOSTIQUES [42, 56]

1. Diagnostic probable

1A

- Début après 40 ans, habituellement après 65 ans.
- Détérioration progressive de la mémoire et d'au moins 2 fonctions cognitives.
- Syndrome démentiel établi cliniquement et par des tests neuropsychologiques.
- Pas de troubles de la vigilance.
- Pas d'affections systémiques ou cérébrales entraînant des troubles mnésiques ou cognitifs.

1B

- Perte des gestes nécessaires aux activités quotidiennes.
- Présence d'une aphasie, d'une apraxie ou d'une agnosie.
- Possibilité d'une anamnèse familiale positive.
- Examens complémentaires :
  - scanner X : atrophie cortico-sous-corticale
  - liquide céphalorachidien : normal
  - EEG : normal ou ralentissement diffus non spécifique

1C

Autres troubles compatibles avec une maladie d'Alzheimer probable après exclusion d'autres causes de démence :

- Présence de plateaux dans la progression de la maladie ou évolution par à-coup
- Dépression, troubles du sommeil, incontinence, perte pondérale
- Présence de myoclonies ou de crises épileptiques pouvant survenir en fin d'évolution
- Scanner X normal

3. Diagnostic possible

- Présence d'un syndrome démentiel, en l'absence d'autres étiologies reconnues de démence et en présence de formes atypiques dans leur mode de début.
- En présence d'une 2e affection générale ou neurologique qui peut entraîner une démence mais qui n'est pas considérée comme actuellement et dans le cas considéré responsable de cette démence.
- Déficit cognitif isolé et s'aggravant progressivement en l'absence d'autre cause identifiable.

4. Diagnostic certain

- Critères cliniques pour un diagnostic probable.
- Anomalies histologiques caractéristiques sur un échantillon obtenu par biopsie ou après autopsie.

5. Critères d'exclusion

- Début brutal.
- Signes de focalisation à l'examen neurologique (ex : hémiplégie).
- Troubles de la marche ou crises épileptiques en début d'évolution des troubles.
- Présence d'une autre maladie neurologique (ex : maladie de Parkinson).

la première fois. Par contre, la précision du diagnostic est de 80 à 90 % selon le stade lorsque les malades sont vus par une équipe spécialisée. La plupart des cas surviennent de façon sporadique mais il existe un risque particulier lors d'antécédents familiaux de démence, et le principal élément de mauvais pronostic est un âge précoce de début de l'affection. Des antécédents de traumatismes crânio-cérébraux ont été notés chez 15 à 20 % des malades jusqu'à 35 ans avant le début des troubles. D'autre part, les lésions de la maladie d'Alzheimer se rapprochent de celles observées dans la démence pugilistique des boxeurs.

L'incidence de la maladie d'Alzheimer augmente de façon exponentielle avec l'âge : 0,001 % entre 40 et 60 ans, 0,1 % entre 65 et 74 ans et 1 % après 75 ans. La prévalence de la démence sénile de type Alzheimer après 65 ans varie entre 1 et 6 %; elle augmente de façon considérable avec l'âge : 0,1 % entre 55 et 64 ans, 1 % entre 65 et 74 ans, 10 % après 85 ans. La prévalence est également plus importante chez la femme que chez l'homme. La probabilité d'être atteint d'une démence sénile de type Alzheimer est de 3 % à 70 ans, de 7 % à 75 ans, de 17 % à 80 ans et de 30 % après 85 ans. La médiane de survie des patients est de 8 ans environ, soit 50 % de moins comparativement à une population non démente de même âge. L'augmentation de la prévalence est en rapport avec l'élévation de l'espérance de vie dans les pays occidentaux qui s'accompagne d'un nombre croissant de sujets âgés de plus de 75 ans.

Les causes du décès sont non spécifiques et non liées à la maladie de base : infections et pneumonies, complications d'escarres, traumatismes, corps étrangers pharyngés.

PRÉSENTATION CLINIQUE [22, 26, 28, 58]

Il existe 3 stades principaux dans l'évolution de la maladie :

1. Début : baisse de l'activité spontanée, troubles mnésiques, désorientation temporo-spatiale.

2. Phase d'état : syndrome aphaso-apraxo-agnosique, signes extra-pyramidaux, syndrome de Klüver-Bucy : hyperphagie, hypersexualité, perte de l'aggressivité.

3 Stade terminal : démence grave avec état grabataire, myoclonies, crises épileptiques.

Mode de début

Il s'agit de troubles secondaires à une détérioration intellectuelle globale avec une symptomatologie de type pré-frontal : apathie, persévération, modifications de la personnalité, manque de jugement, perte des conventions sociales. Au début, les désordres sont similaires à ceux de l'affaiblissement intellectuel global de la sénescence et c'est leur rapide aggravation qui en fait la différence (cf. chapitre 2).

• *Troubles du comportement*. Ils sont d'apparition insidieuse, se manifestant par un désintérêt pour les activités quotidiennes, un repli sur soi et une exagération des traits pré-morbides. Il existe une négligence des tâches routinières, une apathie, une irritabilité, parfois des persévérations. Les patients sont facilement distraits et ont des difficultés à résoudre des problèmes simples. Ces symptômes peuvent en imposer pour une dépression involutive. Un début « aigu » peut survenir; il s'agit généralement d'un vieillard confronté à des événements précipitants (deuil, maladie, déménagement) qui font prendre conscience à l'entourage de l'importance des troubles qui étaient déjà présents mais plus ou moins bien tolérés et compensés. Contrairement à la maladie d'Alzheimer débutant dans le pré-senium, la conscience des troubles fait souvent défaut chez le sujet âgé.

• *Troubles mnésiques.* Ils dominent la séméiologie de la maladie d'Alzheimer. Les troubles de la concentration sont constants avec perte de l'attention soutenue et contrôlée. Il existe des oublis concernant la vie quotidienne (achats, rendez-vous), puis en rapport avec les personnes de l'entourage et les noms propres. Les troubles mnésiques sont d'emblée mis en évidence lors de l'anamnèse qui est difficile, le patient étant imprécis dans ses informations. Les oublis concernent principalement les faits récents, nettement moins les faits anciens. Au début, on note une désorientation dans l'espace, moins dans le temps. Les déficits mnésiques peuvent prendre l'aspect d'un syndrome korsakovien avec désorientation, fausses reconnaissances et confabulation.

• *Troubles du langage.* On observe principalement une aphasie amnésique caractérisée par un manque du mot. Les paraphasies sont rares, habituellement sémantiques et sous la forme d'une simplification (ex : crayon pour stylo, horloge pour montre, habit pour veste). Le test de l'écriture est intéressant car il peut montrer des signes d'un syndrome démentiel débutant : perte de la ponctuation et des accents (i, j, é, ê). Ces anomalies sont d'autant plus pathognomoniques qu'elles touchent des sujets ayant eu une bonne scolarisation. L'écriture peut montrer des signes d'apraxie constructive qui est caractérisée par des déformations des lettres et des mots. Le calcul est perturbé, tant en modalité verbale qu'écrite, le patient effectuant mal des opérations élémentaires d'addition ou de soustraction.

• *Troubles praxiques.* La capacité d'agir par des gestes anticipés ou automatiques est perturbée de façon précoce et caractérisée au début par des difficultés à effectuer des gestes sans signification (ex : test de l'anneau avec l'index et le pouce des 2 mains). Une confusion entre la droite et la gauche est aussi fréquemment observée. L'apraxie constructive peut être constatée au dessin du cube (spontanément ou sur imitation); l'épreuve est cependant très sensible au vieillissement et n'a pas de valeur diagnostique si cette apraxie est constatée isolément.

• *Troubles gnosiques.* Ce sont les gnosies visuelles qui sont atteintes en premier, étant mises en évidence au test de Poppelreuter (enchevêtrement d'images d'objets familiers). Les gnosies spatiales sont aussi perturbées, et il existe une non reconnaissance de la carte d'un pays et d'une région, ou l'impossibilité d'y localiser les villes importantes.

Phase d'état

• *Troubles mnésiques.* Toutes les modalités mnésiques sont perturbées : mémoires sensorielle, primaire, secondaire et personnelle. Les souvenirs concernent des faits très anciens de l'existence.

• *Troubles du langage.* Les signes évoquent une aphasie transcorticale avec d'importants troubles de la dénomination et de la lecture. Le discours est incohérent, les phrases sont courtes et inachevées, et il existe une palilalie ou une écholalie dans 27 à 30 % des cas. L'écriture montre une déstructuration et devient finalement illisible.

• *Troubles praxiques.* L'apraxie à l'habillage est présente dans 45 % des cas. Il existe une apraxie idéomotrice, le patient utilisant le corps comme objet pour imiter un geste avec un objet (ex : se laver les dents, planter un clou). L'apraxie idéatoire est plus tardive, survenant dans 35 à 40 % des cas, et toujours associée à l'apraxie idéomotrice : le malade n'arrive pas à allumer une bougie, ne parvient plus à plier correctement une feuille pour la mettre dans une enveloppe ; l'épreuve est effectuée de façon grossière, sans soins et lentement.

• *Troubles gnosiques.* Une agnosie des visages familiers est constante, et le patient ne reconnaît parfois plus sa propre image sur une photographie ou lorsqu'il se regarde dans un miroir. L'agnosie de l'heure est fréquente, caractérisée par l'impossibilité d'utiliser une montre, et traduisant la perte de la notion du temps.

• *Troubles sensoriels complexes.* Une baisse de l'olfaction est notée chez 75 % des patients, en relation avec une dégénérescence du bulbe olfactif. La vision est aussi perturbée : diminution de la discrimination des couleurs (bleu notamment) et de la sensibilité aux contrastes. Ce sont des troubles visuels complexes intéressant surtout la voie striato pariétale (intégration de l'information visuo-spatiale et du mouvement) que la région striato-temporale (interprétation des couleurs et des formes).

Stade terminal

• *Fonctions supérieures.* Le syndrome aphaso-apraxo-agnosique est franc. Les troubles du langage montrent une désintégration phonologique complète avec un marmonnement inintelligible à la fin, précédant le mutisme. Il existe une apraxie complète, y compris des gestes les plus élémentaires, et certains patients n'arrivent plus à se positionner correctement sur une chaise (apraxie tronculaire), entraînant progressivement l'alitement continu avec état grabataire et une attitude en triple flexion.

• *Autres signes neurologiques.* Les myoclonies apparaissent progressivement au cours de la 2e ou de la 3e année d'évolution, touchant 10 à 15 % des patients. Les myoclonies surviennent aux membres, sont favorisées par le repos et sont non répétitives, ne gênant que rarement les mouvements. Leur présence n'est pas permanente et nécessite rarement un traitement. C'est un signe tardif bien qu'elles puissent parfois être présentes dès le début. Le diagnostic différentiel se fait avec les myoclonies de la maladie de Creutzfeldt-Jakob qui apparaissent plus tôt. Les réflexes archaïques sont notés chez pratiquement tous les patients, le plus fréquent étant le réflexe de préhension (grasping). Un syndrome extra-pyramidal à type de parkinsonisme est fréquent (20 à 80 % des patients), à prédominance d'akinésie (80 % des cas) et de rigidité (65 %). Ce parkinsonisme peut être aggravé ou révélé par les neuroleptiques qui sont parfois nécessaires en cas d'agitation importante. Un tremblement est plus rare, de même que des dyskinésies oro-faciales (15 %). Des crises épileptiques généralisées tonico-cloniques surviennent dans 10 à 15 % des cas, à tous les stades de la maladie et généralement en fin d'évolution, étant favorisées par des troubles métaboliques, une infection ou la fièvre.

Syndromes lobaires atrophiants

Les formes initiales et le mode de début de la maladie d'Alzheimer ont souvent une hétérogénéité symptomatologique. On peut observer des tableaux neurologiques variés et relativement électifs qui précédent de plusieurs mois ou de quelques années l'installation du syndrome démentiel. Le déficit focalisé est d'installation progressive, évoquant d'abord un processus expansif qui est infirmé par l'imagerie médicale. La tomographie par émission de positrons peut montrer une diminution du métabolisme au niveau de la région concernée. La biopsie est une aide précieuse en affirmant le diagnostic mais les anomalies mises en évidence sont parfois non spécifiques. Ces différentes présentations permettent d'individualiser des sous-groupes de maladie d'Alzheimer en fonction de la prédominance d'un symptôme.

• *Aphasie progressive* [4, 18, 43]. C'est la survenue progressive d'une aphasie dont la présentation clinique est variée : manque du mot, troubles de l'articulation, agrammatisme. L'aphasie est longtemps isolée de toute autre atteinte cognitive ou comportementale. La majorité des aphasies progressives apparaissent dans le présenium ou entre 65 et 70 ans. Plusieurs patients sont remarquablement indemnes de détérioration générale; ils peuvent rester longtemps autonomes et poursuivre leur activité professionnelle malgré une aphasie sévère.

• *Agnosie visuelle progressive* [6, 21]. Les symptômes consistent en troubles électifs de la reconnaissance visuelle qui évoluent sur plusieurs mois. Il existe une perte de la reconnaissance des objets, des visages ou des lieux, ainsi qu'une alexie. Les difficultés à la lecture, à la perception et à l'orientation dans l'espace dominent par leur précocité et leur sévérité. Un syndrome de Balint (abolition de la poursuite oculaire + perte de l'attention visuelle) et de Gerstman (perte de la connaissance différenciée des doigts, indistinction gauche droite, agraphie, alexie) peuvent être présents. Il existe une dégénérescence du cortex visuel associatif, mais des cas d'atteinte primaire des voies optiques avec amblyopie compliquant une maladie d'Alzheimer ont été rapportés.

• *Autres formes progressives* [24, 33]. Plusieurs cas à mode de début particulier ont été décrits : pleurs incœrcibles à la stimulation sonore précédant la survenue d'une démence, hémiparésie progressive avec aphasie puis démence.

Examens complémentaires

Imagerie médicale [23, 41]

• *Scanner X*. Il est effectué systématiquement car sa négativité est nécessaire au diagnostic. Il permet d'éliminer d'autres causes pouvant donner un tableau clinique similaire, notamment en début d'évolution : état lacunaire, hématome sous-dural chronique, hydrocéphalie à pression normale, tumeur frontale. La répétition du scanner X montre une progression de l'atrophie cérébrale avec un élargissement des sillons corticaux et une dilatation ventriculaire secondaire. L'atrophie n'est cependant pas spécifique de la maladie d'Alzheimer et peut être mise en évidence dans de nombreuses affections. D'autre part, le scanner X est normal dans 40 % des cas en début d'évolution.

• *Imagerie par résonance magnétique*. Elle n'apporte pas d'éléments positifs au diagnostic mais permet de mieux différencier les atteintes de la substance blanche de celles de la substance grise. En plus de l'atrophie cortico-sous-corticale, il existe fréquemment une hétérogénéité marquée du signal dans le parenchyme cérébral, plus particulièrement dans une bande traversant les régions temporo-pariétales. Des lésions ischémiques ont été constatées dans les noyaux gris et le thalamus chez 10 % des patients, de même que des anomalies de la substance blanche, laissant suspecter une origine mixte (maladie d'Alzheimer + démence vasculaire) dans 15 à 40 % des cas.

• *Tomographie par émission de positrons.* C'est une technique intéressante et qui montre des troubles avant qu'une atrophie soit visible au scanner X. Classiquement, il existe un hypométabolisme qui prédomine au niveau pariéto-temporal par rapport aux régions préfrontales et occipitales, les anomalies étant parfois asymétriques.

EEG [17, 48, 52]

Il est sans particularité au début mais montre par la suite un ralentissement anormal et diffus de l'électrogenèse. En fin d'évolution, l'EEG peut mettre en évidence des éléments pointus répétitifs sur un mode périodique ou pseudo-périodique. Ces complexes n'ont pas la même morphologie ni le caractère très stéréotypé que ceux de la maladie de Creutzfeldt-Jakob. Ils peuvent prédominer postérieurement ou dans les régions fronto-temporales. La cartographie EEG est plus intéressante car elle montre des anomalies dans les régions postérieures.

Biopsie cérébrale [32]

C'est le seul examen permettant d'affirmer le diagnostic du vivant du patient, bien qu'un résultat négatif n'infirme nullement la maladie. Dans 75 % des cas, la biopsie cérébrale permet de poser un diagnostic lorsque ces résultats sont comparés à ceux des autres examens. Une biopsie est proposée quand l'affection n'est pas trop évoluée, que le diagnostic de maladie d'Alzheimer est probable mais qu'un doute persiste. Cependant, la biopsie cérébrale est un examen qui n'est pas effectué de routine; elle n'est souvent pas nécessaire pour affirmer le diagnostic et n'est proposée que si les bilans neuropsychologique, d'imagerie médicale et métabolique ne permettent pas de conclure à telle ou telle affection, et pour autant qu'il n'existe pas un risque opératoire trop grand compte tenu de l'âge.

ÉLÉMENTS DE PATHOLOGIE [25, 32, 36, 49]

Macroscopie

La démence de type Alzheimer entraîne une involution diffuse de l'encéphale, mais des zones sont parfois un peu plus atteintes (lobes frontaux ou temporaux). Par contre, les formes débutant dans le pré-senium montrent une atrophie plus importante intéressant l'ensemble des circonvolutions et prédominant dans les régions pariéto-occipitales et temporales.

Microscopie

Les lésions microscopiques prédominent dans les régions pariéto-occipitales, rendant compte de la symptomatologie aphaso-apraxo-agnosique. Les plaques séniles, la dégénérescence neurofibrillaire, l'angiopathie amyloïde et la perte neuronale sont les 4 lésions histologiques principalement observées dans la maladie d'Alzheimer. Leurs caractéristiques sont présentées dans le chapitre 3. Il faut souligner que ces modifications sont observées normalement avec le vieillissement du cerveau, mais ce sont leur nombre et leur diffusion à certaines régions cérébrales qui font la différence avec la

TABLEAU 17-3. — ÉCHELLE DE DÉTÉRIORATION GLOBALE

Stade 1 : Peu ou aucune plainte subjective de troubles mnésiques, ni d'anomalies aux examens spécifiques.
Stade 2 : Plaintes de troubles de la mémoire, sans interférence avec la vie sociale ; oubli bénin de la sénescence.
Stade 3 : Troubles mnésiques nets aux examens spécifiques, avec répercussion au niveau social et de la vie quotidienne mais sans perte de l'autonomie personnelle.
Stade 4 : Présence de perturbations concernant la vie quotidienne et troubles mnésiques en rapport avec des événements récents. Difficultés à pouvoir se concentrer (soustraction). Difficultés à effectuer des tâches quotidiennes (préparer un repas, faire des payements à la poste).
Stade 5 : Troubles mnésiques suffisament importants pour rendre impossible une vie autonome, avec impossibilité de se souvenir de renseignements personnels majeurs de la vie courante (adresse, numéro de téléphone, noms des membres de la famille).
Stade 6 : Déficits importants avec difficultés ou impossibilités à pouvoir faire sa toilette ou s'habiller seul, et indifférence pour l'entourage et la vie en général. Difficultés importantes à pouvoir donner des renseignements anamnestiques corrects.
Stade 7 : Dépendance totale : habillement, toilette, déplacement ; incontinence sphinctérienne.

maladie d'Alzheimer. D'un point de vue pathologique, les critères pour affirmer une maladie d'Alzheimer sont :

— présence de plus de 5 plaques séniles par mm^2 dans l'hippocampe et dans au moins 3 territoires du néo-cortex, quelque soit la densité des dégénérescences neurofibrillaires ;

— absence de lésion parenchymateuse, de nature ischémique en particulier, à l'exception de lésions récentes qui ne sont cependant pas à l'origine de la démence.

Dans la maladie d'Alzheimer, le processus primitif est secondaire au dépôt d'amyloïde et à la constitution de plaques séniles, la dégénérescence neurofibrillaire et la perte cellulaire ne survenant que dans un second temps et habituellement en fin d'évolution. Ce sont surtout les plaques séniles qui sont caractéristiques de la maladie d'Alzheimer. Elles sont constituées d'un dépôt central d'une protéine anormale, β-amyloïde ou protéine A4, qui résulte du clivage anormal d'une glycoprotéine membranaire (Aging-Alzheimer Amyloid Protein). Celle-ci est particulièrement retrouvée dans le syndrome de Down, en rapport avec une anomalie située sur le chromosome 21. Les plaques séniles sont principalement observées dans la corne d'Ammon et les couches superficielles du cortex (II et III), et leur densité serait plus grande dans les régions associatives. Les lésions sont aussi notées dans les petits noyaux sous-corticaux, notamment le noyau basal de Meynert qui est riche en acétylcholine, ou le locus cœruleus (noradrénaline). Ces noyaux présentent aussi de nombreuses lésions de dégénérescence neurofibrillaire qui ont fréquemment un aspect en boule.

TABLEAU 17-4. — CRIGHTON ROYAL BEHAVIORAL ASSESSMENT FORM

1. *Mobilité* : 5. normale 4. déplacement généralement sans aide 3. possibilité de se déplacer avec une aide minime 2. déplacement uniquement lorsqu'il existe une aide extérieure 1. impossibilité de se déplacer : patient confiné au lit ou en chaise roulante Score :	......
2. *Orientation* : 5. complète 4. orientation correcte sur soi-même et identification normale des gens 3. mauvaise identification des gens, mais orientation spatiale conservée 2. désorientation spatiale avec impossibilité de retrouver la chambre ou le lit 1. désorientation complète Score :	......
3. *Communication* : 5. normale 4. possibilité d'exprimer des besoins élémentaires et compréhension de renseignements simples 3. impossibilité d'exprimer des besoins mais exécution des ordres simples 2. possibilité de manifester quelques sentiments mais pas les besoins, et aucun ordre exécuté 1. aucune communication Score :	......
4. *Coopération* : 5. normale 4. collaboration de façon passive 3. patient coopérant que s'il est encouragé 2. patient ne collaborant pas 1. oppositionisme complet Score :	......
5. *Agitation* : 5. aucune 4. fortuite 3. généralement diurne 2. diurne avec occasionnellement des épisodes nocturnes 1. constante Score :	......

TABLEAU 17-4. — CRIGHTON ROYAL BEHAVIORAL ASSESSMENT FORM

6. *Habillement* : 5. correct 4. imparfait mais encore normal 3. nécessité d'une aide occasionnelle 2. nécessité d'une aide permanente 1. impossibilité de s'habiller et de garder des habits Score :	......
7. *Alimentation* : 5. normale 4. nécessité d'une aide occasionelle 3. nécessité d'une aide fréquente 2. impossible sans aide 1. doit être entièrement nourri Score :	......
8. *Continence sphinctérienne* : 5. normale 4. pertes occasionelles 3. continence diurne si le patient va régulièrement aux toilettes 2. incontinence malgré le fait d'aller régulièrement aux toilettes 1. incontinence complète Score :	......
TOTAL :	......

DIAGNOSTIC ET APPRÉCIATION DE L'ÉVOLUTION

L'affirmation du diagnostic nécessite une grande prudence compte tenu de la gravité du pronostic et, d'autre part, il n'existe aucun argument définitif, à l'exception de la biopsie cérébrale, pour poser le diagnostic de façon certaine du vivant du malade. En plus des critères diagnostiques (tableaux 17-1 et 17-2), les échelles présentées dans les tableaux 17-3 et 17-4 permettent d'évaluer le retentissement de la détérioration intellectuelle sur la vie quotidienne du patient.

• *Échelle de détérioration globale* [26, 54]. Elle précise l'importance de la détérioration intellectuelle en fonction des déficits cognitifs et mnésiques, et du degré de dépendance du patient par rapport à l'entourage (tableau 17-3). Cette échelle est divisée en 7 stades. Stade 1 : normal; stade 2 : affaiblissement intellectuel très léger, correspondant à l'oubli bénin de la sénescence; stade 3 : affaiblissement intellectuel modéré; stade 4 : détérioration intellectuelle avec autonomie conservée; stade 5 : détérioration intellectuelle grave = démence débutante; stade 6 : démence avérée; stade 7 : démence profonde avec dépendance totale.

• *Crighton Royal Behavioral Assessment Form* [51]. Cette échelle comporte 8 items notés de 1 à 5 : mobilité, orientation, communication, coopération, agitation, habillement, alimentation, continence (tableau 17-4). Le score maximal de 40 correspond à un examen normal.

PHYSIOPATHOLOGIE [3, 36, 40, 53, 55, 62]

Seules sont abordées les hypothèses principales concernant le mécanisme étiopathogénique de la maladie d'Alzheimer, surtout la déficience cholinergique, les anomalies du métabolisme cérébral et les modifications du cytosquelette neuronal.

Hypothèse cholinergique

Les principales voies cholinergiques atteintes dans la maladie d'Alzheimer sont le système cholinergique ascendant se projetant dans certaines aires corticales comme les régions fronto-orbitaire, insulaire, pariétale, occipitale ainsi que l'hippocampe, et dont les neurones sont situés dans les noyaux de la base du cerveau. Le noyau basal de Meynert joue un rôle dans la régulation des flux d'informations entre les systèmes sensori-moteurs et le système limbique. Il peut induire une facilitation à court et à long terme des réponses corticales dans les situations d'éveil et d'apprentissage et intervient dans la synchronisation des rythmes EEG. Les lésions du noyau basal de Meynert provoquent chez le rat des troubles cognitifs qui font intervenir un déficit mnésique et des troubles attentionnels en rapport avec des altérations neurochimiques complexes aussi bien au niveau limbique que néocortical. Les travaux expérimentaux ont montré un retentissement majeur de la déafférentation cholinergique sur l'activité de certaines populations de neurones peptidergiques et glutamatergiques au niveau des régions cérébrales cibles.

Les études sur la démence de type Alzheimer ont montré qu'il existe une relation directe entre la gravité de la maladie et la diminution de l'acétylcholine, la diminution des performances intellectuelles étant parallèle à l'intensité du déficit cholinergique. Celui-ci est en rapport avec une baisse de l'activité de l'acétylcholinetransférase, qui est parfois diminuée de 90 % dans certaines régions du cerveau, la simple raréfaction neuronale liée à l'âge ne pouvant expliquer l'importance du déficit. Il y a aussi une perte de l'activité cholinergique dans la détérioration intellectuelle de l'âge avancé, mais d'autres systèmes de neurotransmission sont altérés, notamment les catécholamines, ces anomalies étant constatées aussi bien chez l'homme que chez le singe. Le déficit en catécholamines du vieillard ayant des troubles cognitifs est similaire à celui du sujet jeune souffrant d'un syndrome de Korsakoff. Les taux de norépinéphrine et de dopamine ainsi que leurs métabolites, respectivement le méthoxyhydroxyphénylglycol et l'acide homovanillique, sont diminués. Des valeurs abaissées de méthoxyhydroxyphénylglycol sont le plus souvent notées chez des patients ayant des troubles mnésiques, alors que le taux d'acide homovanillique est plus en parallèle avec les performances aux tests psychométriques et à l'apprentissage moteur.

Troubles du métabolisme cérébral

La maladie d'Alzheimer n'est pas une démence d'origine vasculaire, c'est-à-dire d'étiologie artériosclérotique. Par contre, la tomographie par émission de positrons a montré qu'il existe une réduction du débit sanguin cérébral, de la quantité d'oxygène et de glucose extraits du sang, et une diminution du métabolisme cérébral, les différences étant nettes comparativement aux témoins âgés non déments. La zone la plus atteinte est la région pariéto-temporale.

Anomalies du cytosquelette neuronal

Les plaques séniles et la dégénérescence neurofibrillaire sont les 2 principales lésions de la maladie d'Alzheimer. Ces lésions sont constituées de neurones dont le cytoplasme est rempli de neurofibrilles qui correspondent à des paires de filaments enroulés l'un autour de l'autre. Ces paires hélicoïdales de filaments ont un aspect torsadé avec des ventres et des nœuds périodiques. Ces filaments pourraient être en relation avec l'accumulation de matériel pathologique dont l'origine est inconnue.

DÉMENCES SOUS-CORTICALES

[2, 19, 20, 30]

Définition

La démence sous-corticale correspond essentiellement à un tableau clinique qui décrit des troubles symptomatiques de lésions touchant des structures sous-corticales. Elle survient dans les affections intéressant d'abord, mais non essentiellement, la substance grise sous-corticale : noyaux de la base, thalamus, noyaux du tronc cérébral. Cependant, des modifications sont présentes dans la substance blanche et le cortex mais ne sont pas aussi importantes que celles des structures profondes. La terminologie de démence sous-corticale correspond donc à une entité clinique et non anatomique.

Chez le sujet âgé, les principales pathologies entraînant une démence sous-corticale sont l'état lacunaire et la maladie de Binswanger, la maladie de Steele-Richardson-Olszewski ainsi que la maladie de Parkinson. Les autres maladies sont la chorée de Huntington, la dégénérescence spino-cérébelleuse, le syndrome de Fahr et, plus rarement, le dégénérescence corticodentonigrale et la maladie d'Hallervorden-Spatz.

Présentation clinique

La démence sous-corticale est caractérisée par une altération des fonctions fondamentales (éveil, activation, attention, motivation) avec préservation relative des fonctions cognitives (mémoire, langage, praxies, gnosies), ce qui la différencie de la maladie d'Alzheimer. Le diagnostic différentiel est présenté dans le tableau 17-5.

• *Troubles moteurs.* Il existe un ralentissement moteur qui est caractéristique. Indépendamment des mouvements anormaux qui sont fréquents (tremblements, chorée), l'initiation et l'exécution des gestes sont lents. La parole est ralentie et dysarthrique. Le tonus est perturbé sous la forme d'une rigidité ou d'une hypotonie.

• *Processus cognitifs.* La bradyphrénie est constante correspondant à un ralentissement des processus cognitifs. Il existe des troubles mnésiques avec des difficultés du rappel mais sans aphasie, agnosie ou apraxie. Les troubles mnésiques concernent

TABLEAU 17-5. — DÉMENCES SOUS-CORTICALES ET MALADIE D'ALZHEIMER : DIAGNOSTIC DIFFÉRENTIEL

Caractéristiques	*Démences sous-corticales*	*Maladie d'Alzheimer*
1. Troubles moteurs		
Mouvements anormaux	fréquents : tremblement, ataxie, chorée	rares (myoclonies)
Initiation du mouvement	ralentie	normale (sauf en fin d'évolution)
Marche	anormale et lente	normale (+ idem)
Tonus	rigidité ou hypotonie	normal (+ idem)
Parole	lente, ralentie dysarthrie fréquente	normale
2. Processus cognitifs		
Attention	ralentie, perturbée	normale
Motivation	ralentie, absente	peu perturbée
Bradyphrénie	constante	absente
Aphasie, agnosie, apraxie	absents ou modérés	présents
Possibilités cognitives	conservées mais difficultés à les utiliser	sévèrement perturbées
3. Troubles de la personnalité		
Fréquence	constant	rare
Humeur	apathie parfois agitation ou manie	euphorie, indifférence
4. Dépression	fréquente et parallèle aux troubles moteurs	en début d'évolution
5. Localisations des lésions		
Cortex	habituellement épargné	principalement atteint
Structures sous-corticales	principalements touchées	peu atteintes

la mémoire d'apprentissage alors que les processus globaux (intelligence, résolution de problèmes) sont relativement préservés. D'autre part, on observe une dissociation entre les possibilités cognitives qui sont bonnes et un défaut d'utilisation des capacités qui montre une performance globale médiocre : le langage élémentaire ou la possibilité d'effectuer des calculs sont conservés mais le patient à des difficultés à les utiliser.

• *Troubles de la personnalité.* Ils sont fréquents et nets, survenant précocément alors que la détérioration intellectuelle est peu marquée. Ils sont caractérisés par une indifférence affective, une perte d'intérêt pour les activités quotidiennes, des troubles de la motivation et de l'action. L'apathie peut alterner avec des accès d'irritabilité et d'agressivité. Des hallucinations ou des troubles psychotiques peuvent survenir.

• *Dépression.* Elle est fréquente, souvent méconnue et ayant une évolution parallèle au déficit moteur. Elle survient surtout dans la maladie de Parkinson et la chorée de Huntington.

PRINCIPALES DÉMENCES SOUS-CORTICALES DE LA SÉNESCENCE

État lacunaire et maladie de Binswanger

L'état lacunaire multiple et la maladie de Binswanger appartiennent à la démence vasculaire. La présentation clinique associe d'abord des épisodes déficitaires partiellement régressifs mais ayant tendance à récidiver, puis une démence progressive (cf. chapitre 8 et tableau 8-3). On distingue 3 groupes d'accidents vasculaires à l'origine d'une démence :

— l'état lacunaire et la maladie de Binswanger;

— les démences secondaires à des accidents vasculaires de grande taille (ramollissements ou hémorragies);

— les démences d'origine hémodynamique, dont l'entité est controversée.

La démence vasculaire résulte de la survenue, à des périodes différentes, de plusieurs accidents vasculaires cérébraux. Indépendamment de la maladie de Binswanger, les accidents vasculaires cérébraux, aussi bien ischémiques qu'hémorragiques, augmentent le risque d'une évolution vers une détérioration intellectuelle sévère. Les démences vasculaires représentent 10 à 20 % des démences et leur incidence annuelle augmente nettement avec l'âge, les chiffres variant entre 10 et 500 pour 100 000 individus âgés entre 60 et 85 ans. La survie après la survenue des premiers symptômes (6,5 ans) est inférieure à celle de la maladie d'Alzheimer. La fréquence des accidents vasculaires terminaux atteindraient 20 % dans les démences vasculaires contre 2 % pour la démence sénile de type Alzheimer.

Plus que le volume de l'accident vasculaire cérébral, c'est la quantité des lésions (état multilacunaire) ou leur localisation qui expliquent la sévérité de la détérioration intellectuelle. Chaque ramollissement provoque des déficits neuropsychologiques correspondant au territoire atteint : troubles phasiques et praxiques dans l'hémisphère gauche, représentation spatiale et du schéma corporel dans l'hémisphère droit, indifférence et perte de l'initiative dans les lobes frontaux, troubles mnésiques dans les structures hippocampo-mamillo-thalamiques. La démence par infarctus multiples a une évolution qui se fait typiquement par paliers et non pas de façon uniformément progressive comme dans la maladie d'Alzheimer.

Chez des patients déments, une origine vasculaire seule est mise en évidence à l'examen pathologique dans 17 à 29 % des cas et les mêmes anomalies associées à des éléments d'une maladie d'Alzheimer dans 10 à 23 % des cas, une étiologie vasculaire étant retrouvée au total chez 28 à 52 % des sujets.

Maladie de Steele-Richardson-Olszewski

La démence fait partie de façon intégrale au tableau clinique et les troubles du comportement d'allure psychiatrique sont un mode de début fréquent. Il existe une atteinte du système dopaminergique nigrostrial. La dégénérescence neurofibrillaire est importante, intéressant surtout les colliculi supérieurs, l'aire prétectale, la substance grise périaqueducale et les corps de Luys. Les critères diagnostiques de la maladie de Steele-Richardson-Olszewski sont présentés dans le chapitre 12 (+ tableau 12-4).

Maladie de Parkinson

Une détérioration intellectuelle et une évolution démentielle sont observées dans 30 % des cas, plus fréquemment lorsque le syndrome extra-pyramidal a débuté après 65 ans. La bradyphrénie est constante, un état dépressif fréquent et il existe des troubles évoquant un syndrome frontal. Cependant et compte tenu du grand âge, on note souvent des signes d'une maladie d'Alzheimer et la différence entre les 2 affections est parfois impossible (cf. chapitre 12). Des maladies de Parkinson peuvent commencer par un syndrome démentiel.

Autres démences sous-corticales

• *Démence thalamique.* Elle est secondaire à des ramollissements bilatéraux internes du thalamus dont la présentation clinique comprend une apathie, une amnésie grave ainsi que des troubles affectifs et du comportement. Contrairement aux autres démences sous-corticales, l'installation des symptômes est généralement brutale, pouvant être précédée d'un coma de quelques heures ou de plusieurs jours.

• *Dégénérescence olivo-ponto-cérébelleuse.* C'est la forme sporadique de Dejerine-Thomas qui est notée chez le sujet âgé. Les symptômes débutent après 50 ans et l'évolution se fait vers un état grabataire avec décès en 10 à 15 ans. On constate un syndrome cérébelleux associé à des troubles extra-pyramidaux de type parkinsonien. La démence est fréquente. Il existe une atrophie cérébelleuse et de nombreuses structures sous-corticales : olives bulbaires, noyaux du pont.

• *Syndrome de Fahr.* Il associe des troubles neuro-psychiatriques (démence progressive), un syndrome extra-pyramidal de type parkinsonien ou choréo-athétosique, et des calcifications des noyaux gris centraux. L'affection est isolée ou en rapport avec une maladie de système (troubles du métabolisme phospho-calcique, séquelles d'encéphalopathie anoxique). Ce syndrome ne doit pas être confondu avec les calcifications bénignes des noyaux gris centraux qui sont fréquemment et fortuitement observées au scanner X.

• *Dégénérescence striatonigrique.* C'est une maladie rare survenant à l'âge avancé et ressemblant d'un point de vue clinique à la maladie de Parkinson. Une hypotension orthostatique ou un syndrome cérébelleux (ataxie progressive) peuvent y être associés. La perte neuronale siège principalement dans le striatum et le locus niger. La sévérité des troubles parkinsoniens dépend de la répartition des lésions entre le locus niger et le cervelet et ses connexions.

• *Maladie d'Hallervorden-Spatz.* C'est une démence familiale du pré-senium débutant dans l'enfance ou l'adolescence, mais quelques cas ont été décrits après 50 ans. Il existe des mouvements involontaires choréo-athétosiques ou un syndrome parkinsonien qui prédomine dans les formes tardives. Les troubles sont dûs à un désordre métabolique avec accumulation de grande quantité de matériel ferrugineux dans le pallidium et le locus niger.

• *Chorée de Huntington*. Elle est rare après 65 ans (< 5 % des cas). L'évolution des mouvements anormaux et de la démence est plus lente que dans les formes débutant chez le jeune.

Mécanismes étiopathogéniques

Dans la démence thalamique, il existe une perte des projections de certains noyaux thalamiques et des structures mésencéphaliques voisines sur le cortex frontal. Dans les autres démences vasculaires, les symptômes sont secondaires à l'interruption des connexions entre les ganglions de la base et le cortex frontal. Lors de lésions des noyaux caudés, on observe une perte de l'intérêt et de l'affectivité alors que les capacités intellectuelles sont conservées mais non utilisées spontanément.

Dans la maladie de Steele-Richardson-Olszewski, il existe une atteinte précoce et sévère de la formation réticulée du tronc cérébral, qui est beaucoup plus importante que dans le parkinsonisme sénile. La détérioration intellectuelle et les troubles neuropsychologiques de type frontal pourraient être le résultat d'une atteinte des structures cortico-sous-corticales, notamment les projections corticales des noyaux thalamiques et du pallidum, ainsi que les lésions de la réticulée mésencéphalique. Des altérations corticales semblables à celles de la maladie d'Alzheimer sont mises en évidence chez 10 à 30 % des parkinsoniens déments, principalement dans le cortex frontal et l'hippocampe. Il n'y a pas toujours de corrélations anatomo-cliniques entre l'intensité des lésions neuropathologiques et les symptômes. Les altérations du noyau de Meynert et des anomalies de l'innervation cholinergique du cortex sont plus souvent notées chez des parkinsoniens déments que chez des sujets normaux. Un déficit dopaminergique nigro-striatal faciliterait un dysfonctionnement thalamique et cortico-frontal, pré-frontal et pré-moteur. Une atteinte de la substance réticulée activatrice ascendante du tronc cérébral aurait aussi un rôle dans la démentification progressive des parkinsoniens.

Pseudo-démence des déprimés [5, 27, 30]

Ce tableau clinique particulier touche des personnes de plus de 65 ans qui ont des symptômes évoquant une démence sous-corticale : troubles du comportement, perte de l'adaptation au milieu environnant, apathie, importants déficits aux tests neuropsychologiques. On note une discordance entre la gravité des plaintes du patient et des scores honorables aux tests neuropsychologiques. L'installation des symptômes est brutale. La tristesse et la dépression précèdent la survenue de la pseudo-détérioration. Il s'agit d'une dépression qui est réversible avec des antidépresseurs. L'étiopathogénie serait une perturbation des systèmes dopaminergiques. Ce syndrome est à rapprocher de la dépression d'involution (cf. chapitre 2 et tableaux 2-1 et 2-4).

DÉMENCES MIXTES

[20, 25]

Il apparaît qu'entre les formes nettes de maladie d'Alzheimer et de démences vasculaires, on peut observer un syndrome démentiel particulier associant des lésions corticales et sous-corticales d'étiologie à la fois sénile et vasculaire. La démence mixte correspond à une entité qui se définit essentiellement par des critères anatomiques, et associe à des degrés divers des lésions caractéristiques d'une maladie d'Alzheimer ainsi que des lésions d'origine ischémique. Le rôle de l'angiopathie amyloïde, qui est retrouvé dans 80 à 90 % des cas de maladie d'Alzheimer, est aussi pris en considération dans l'origine des troubles d'une démence mixte. Cette pathologie représente 10 à 35 % des démences, la fréquence étant d'autant plus grande que l'âge des malades est plus avancé (> 85 ans). Le diagnostic différentiel est difficile à faire d'un point de vue clinique essentiellement car il existe à la fois des éléments évoquant une maladie d'Alzheimer et une évolution avec aggravation par à-coups typique d'accidents vasculaires à répétition. L'imagerie médicale est une aide précieuse au diagnostic.

Deux types de démence mixte sont distingués :

— l'une où les lésions de chaque catégorie, d'origine sénile et vasculaire, sont par elles-mêmes à l'origine du syndrome démentiel;

— autre où la démence est la conséquence de l'association des 2 types de lésions.

MALADIE DE PICK

C'est une démence du pré-senium qui débute habituellement entre 40 et 50 ans, mais plusieurs cas ont été rapportés après 65 ans. Elle est 20 fois moins fréquente que la maladie d'Alzheimer. Il existe une longue épargne de la mémoire, et la présentation clinique est différente de celle de la maladie d'Alzheimer, correspondant bien aux modifications de l'encéphale mises en évidence à l'autopsie : atrophie circonscrite à la région fronto-temporale, atrophie des noyaux caudés (contrastant cependant avec la discrétion des signes extra-pyramidaux). Les phénomènes de persévération et d'itérations verbales forment le syndrome PEMA de Guiraud (palilalie, écholalie, mutisme, amimie) qui est franc à la phase d'état de la maladie de Pick.

PRÉSENTATION CLINIQUE [9, 29, 45, 47]

Mode de début

Le début est marqué par un déficit atteignant successivement l'attention, la mémoire et le jugement. Il existe un désintérêt progressif pour les activités habituelles avec une apathie pouvant évoquer une dépression. Des comportements inadéquats, des actes byzarres et une humeur plutôt joviale sont fréquents, et le patient n'est pas conscient de ses troubles. Des stéréotypies surviennent plus tard, le malade pouvant répéter inlassablement les mêmes propos ou effectuer la même activité. Des troubles du comportement alimentaire sont fréquents : gloutonnerie, absence de propreté. Ces symptômes d'oralité sont aussi caractérisés par une tendance à porter à la bouche ou à flairer tout objet que prend par le malade.

Phase d'état

Les troubles du comportement et de la personnalité permettent de classer la maladie de Pick en 3 catégories :

— la forme où prédomine l'inertie : apathie, troubles de l'humeur (dépression), indifférence;

— la forme à prédominance d'un comportement désinhibé : moria avec désinhibition, état puéril et impulsif;

— la forme mixte : association d'une apathie et d'une moria.

L'affaiblissement intellectuel progressif aboutit à une importante réducation de toute activité psychomotrice avec mutisme. Cependant, les stéréotypies persistent, le patient ne conservant que 2 ou 3 occupations sur lesquelles il revient sans cesse. Les troubles du langage sont constants et le vocabulaire s'appauvrit progressivement, et le patient tend vers un mutisme complet. L'écholalie et la palilalie sont souvent observées. L'écholalie correspond à la répétition automatique et en écho de certains mots ou sons entendus, et la palilalie est le répétition spontanée (et souvent incœrcible) d'un ou de plusieurs mots, généralement la fin d'une phrase. L'examen du langage montre une aphasie nominale qui est caractérisée par une perte de la dénomination des objets. Des paraphasies verbales ou sémantiques sont fréquentes, correspondant à la substitution d'un mot par un autre. Les praxies sont conservées et les troubles ne surviennent qu'en fin d'évolution, notamment une apraxie idéo-motrice. Paradoxalement, il n'y a pas de désorientation temporo-spatiale.

Le reste de l'examen neurologique montre un visage amimique mais sans syndrome extra-pyramidal. Des réflexes archaïques peuvent être mis en évidence. Une rigidité survient tardivement et reste modérée malgré une atteinte sévère du noyau caudé. Contrairement à la maladie d'Alzheimer, il n'y a pas de tableau délirant ou d'idées psychotiques. On n'observe pas de myoclonies, ni de crises épileptiques.

Phase terminale

L'évolution varie entre 2 et 15 ans, étant habituellement inférieure à 10 ans. Le malade présente un apragmatisme frontal complet avec mutisme et les troubles du comportement peuvent être à l'origine d'accidents mortels. La mort survient dans un état grabataire complet et sévère, fréquemment par broncho-aspiration.

EXAMENS COMPLÉMENTAIRES [8, 35]

• *EEG*. Il est normal ou peu perturbé, ce qui contraste avec les modifications observées dans la maladie d'Alzheimer ou dans d'autres démences (ex : maladie de Creutzfeldt-Jakob).

• *Imagerie*. Le scanner X et l'imagerie par résonance magnétique montrent une atrophie cortico-sous-corticale des lobes frontaux et temporaux, à nette prédominance antérieure, et une atrophie du noyau caudé. Ces modifications entraînent un aspect globuleux des cornes ventriculaires frontales.

• *Débit sanguin cérébral*. Les études du débit sanguin cérébral ont montré l'existence d'une hypoperfusion fronto-temporale et un hypométabolisme de même topographie. Ces anomalies sont différentes de celles constatées dans la maladie d'Alzheimer où les troubles prédominent postérieurement. L'étude du débit sanguin cérébral par tomographie par émission de positrons est utile pour le diagnostic différentiel entre une démence de type Alzheimer et d'une maladie de Pick.

ÉLÉMENTS DE PATHOLOGIE [9, 14, 15]

Si l'entité clinique de la maladie de Pick est bien établie et les lésions typiques, la physiopathologie de l'affection est par contre totalement inconnue.

• *Macroscopie.* A la phase d'état et en fin d'évolution, l'aspect du cerveau est caractéristique en montrant une importante atrophie fronto-temporale à prédominance pré-frontale avec respect du cortex moteur. C'est surtout le pôle du lobe temporal qui est atrophié. Les lésions sont asymétriques chez 50 % des patients. Le lobe pariétal peut être atteint (20 à 30 % des cas) mais rarement de façon sévère alors que la région occipitale est normale. Le noyau caudé est constamment atteint et montre un aspect rétracté et concave.

• *Microscopie.* Les lésions prédominent dans les régions atrophiques. Il existe une importante perte neuronale avec une gliose astrocytaire et une spongiose qui sont parallèles à la diminution des cellules. Les neurones restants ont fréquemment des ballonements cellulaires ou une inclusion intracytoplasmique de matériel argyrophile (corps de Pick). Il existe des éléments négatifs : absence de plaques séniles et de dégénérescence neurofibrillaire. Les modifications sont typiques de la maladie de Pick mais absentes dans 30 % des cas. Ces lésions sont retrouvées dans la corne d'Ammon mais de façon plus modérée; le noyau caudé et le noyau amygdalien sont également touchés. L'immunocytochimie a montré des similitudes entre les filaments droits des corps de Pick et les paires de filaments hélicoïdales de la maladie d'Alzheimer évoquant des composants altérés du cytosquelette normal.

DIAGNOSTIC ET DIAGNOSTIC DIFFÉRENTIEL [29, 47]

Le tableau 17-6 résume les principaux éléments de la maladie de Pick et leur différence avec la maladie d'Alzheimer. Une cotation chiffrée a été proposée pour certains signes et un score > 5 est en faveur d'une maladie de Pick. S'il y a un doute sur le diagnostic, une biopsie stéréotaxique (région frontale droite) peut être proposée.

• *Démence de type Neumann* [37]. C'est une démence particulière qui se rapproche de la maladie de Pick par une atrophie cérébrale diffuse parfois focalisée aux régions frontales ou fronto-temporales. D'un point de vue clinique, cette démence se différencie de la maladie de Pick par des épisodes de désorientation spatiale et, d'autre part, par la présence d'anomalies à l'EEG. La pathologie montre une gliose astrocytaire importante de la substance blanche avec épargne relative du cortex, ce qui pourrait faire entrer cette affection dans le groupe des démences sous-corticales.

DÉMENCES DUES AUX ENCÉPHALITES À VIRUS LENTS

Les encéphalites à virus lents concernent principalement chez le vieillard la leucœncéphalopathie multifocale progressive, la maladie de Creutzfeldt-Jakob et la maladie de Gerstmann-Sträussler-Scheinker, qui sont caractérisées par :

— une incubation longue (> 15 ans) et silencieuse;

— une localisation à un seul organe : le système nerveux central;

TABLEAU 17-6. — MALADIE DE PICK : CRITÈRES DIAGNOSTIQUES ET ÉCHELLE DE COTATION

Éléments cliniques	*Maladie de Pick*	*Maladie d'Alzheimer*
Mode de début		
Troubles de la personnalité et signes précoces de désinhibition	+ 2	0
Anamnèse familiale de démence	0	+ 1
Perte précoce de l'autocritique	+ 2	+ 1
Mémoire d'apprentissage perturbée	0	+ 2
Phase d'état		
Irratibilité, dysphorie, moria	+ 1	0
Diminution du langage spontané	+ 1	+ 1
Palilalie, écholalie	+ 2	0
Aphasie, apraxie, agnosie	0	+ 2
Désorientation temporo-spatiale	0	+ 2
Troubles de l'oralité	+ 2	0
Amimie	+ 1	0
Rigidité	0	+ 2
Réflexes archaïques	+ 1	+ 1
Stade terminal		
Mutisme	+ 2	+ 1
Myoclonies	0	+ 1
Épilepsie	0	+ 1

— une présentation clinique d'apparition rapide et une évolution d'un seul tenant vers la mort ;

— l'absence de signes inflammatoires ;

— la possibilité d'une transmission de l'infection à certaines espèces animales.

MALADIE DE CREUTZFELDT-JAKOB

C'est une encéphalopathie spongiforme due à des virus lents (prions) qui est caractérisée par une démence rapidement progressive, des myoclonies et une activité paroxystique périodique à l'EEG.

La maladie présente 3 stades classiques d'évolution : une phase prodromale avec asthénie et amaigrissement, une période d'état caractérisée par une démence rapidement progressive et des myoclonies, et un stade terminal avec un état grabataire. L'examen clinique et les anomalies EEG sont suffisantes pour affirmer le diagnostic du vivant du malade. Il n'existe actuellement aucun traitement et l'affection est mortelle en quelques mois bien que des évolutions sur 2 ou 10 ans ont été exceptionnellement rapportées. Le tableau 17-7 récapitule les critères diagnostiques de la maladie.

TABLEAU 17-7. — TABLEAU RÉCAPITULATIF ET CRITÈRES DIAGNOSTIQUES DE LA MALADIE DE CREUTZFELDT-JAKOB (d'après BROWN *et al.*, 1986)

Diagnostic	*Détérioration intellectuelle*		*Myoclonies*		*EEG: activité paroxystique périodique*		*Autres mouvements anormaux*	*Durée d'évolution*
Certain	+	et	+	et	+			< 12 mois
Probable	+	et	+	ou	+			12-18 mois
Possible	+					et	+	24 mois

Épidémiologie [10, 11, 31]

L'incidence de la maladie varie entre 0,8 et 3 cas par million d'habitants : 77 % des cas surviennent entre 55 et 75 ans, la majorité entre 60 et 65 ans, soit une incidence de 3,1 cas par million dans ce groupe d'âge. Peu de cas sont observés après 74 ans, mais la maladie ne serait pas diagnostiquée compte tenu de son évolution rapide et que des investigations spécialisées ne sont pas toujours effectuées vu l'âge avancé. Il existe une légère prépondérance féminine (sex ratio : 1,56/1). Des cas familiaux ont été rapportés (< 10 % des cas). La durée moyenne de la maladie est de 3 à 5 mois, étant inférieure à un an chez 90 % des patients et à 6 mois dans 70 % des cas. La mort résulte habituellement de la cachexie globale, d'infections ou d'un arrêt cardio-respiratoire.

Mode de début [10, 11, 13]

Des prodromes sont notés chez 40 % des patients : asthénie sévère, perte pondérale (généralement sans anorexie), troubles du sommeil (insomnie ou hypersomnie). Des troubles neurologiques comme premiers symptômes de la maladie surviennent chez la moitié des patients et sont caractérisés par un état confusionnel. Un début aigu est constaté chez moins de 10 % des malades : brusque épisode vertigineux, cécité corticale, aphasie. Lorsque le patient est examiné en début d'évolution, les principales anomalies neurologiques sont une détérioration intellectuelle (60 % des cas), un syndrome cérébelleux (30 %) et une atteinte des fonctions supérieures comme une aphasie ou une apraxie (15 à 18 %) ou des troubles visuels. Par contre, une atteinte pyramidale, un syndrome extra-pyramidal ou des mouvements anormaux sont rares au début de la maladie (< 9 %). Le diagnostic différentiel se fait avec des troubles métaboliques, une encéphalopathie toxique, une méningite carcinomateuse, une maladie d'Alzheimer débutante ou une maladie de Steele-Richardson-Olzewski.

Période d'état [10, 11, 13]

La détérioration mentale évolue rapidement vers une démence (100 % des cas) avec un mutisme complet. Les mouvements anormaux sont mis en évidence chez 90 % des patients. Ce sont principalement des myoclonies, qui sont franches en fin d'évolution mais qui sont initialement discrètes, étant facilitées par le bruit. D'autres mouvements anormaux (tremblement, chorée, mouvements complexes) peuvent être notés, étant présents sans myoclonie chez 6 % des malades. Un syndrome extra-pyramidal akinéto-rigide, un syndrome cérébelleux ainsi que des fasciculations accompagnent fréquemment les autres signes habituels, étant plus fréquents dans la phase terminale de la maladie, ainsi qu'une ataxie et des troubles de la statique. Des crises épileptiques surviennent dans 9 % des cas, habituellement des crises de grand mal. En phase terminale, il existe un état grabataire, un mutisme, des troubles de la déglutition et de la phonation ainsi qu'une intense rigidité axiale.

Examens complémentaires [11, 13, 44]

Classiquement, le scanner X cérébral et le liquide céphalorachidien sont normaux. L'EEG est pathognomonique de la maladie de Creutzfeldt-Jakob, mais les anomalies typiques ne sont constatées que chez 40 % des patients à la phase d'état. Il s'agit d'une activité paroxystique caractérisée par un complexe (pointe ou pointe lente bi- ou triphasique) répétitif, simple et de brève durée (< 250 ms), l'intervalle entre les complexes étant inférieur à 1 s. Au début, il existe cependant une dysrythmie non spécifique qui est faite d'éléments théta ou delta diffusément répartis, prenant parfois un aspect épileptique. La rapide aggravation des anomalies EEG rend compte de l'extension progressive du processus pathologique à l'ensemble du cerveau, et à la fin les complexes sont visibles de façon synchrone sur tous les montages. Cette activité périodique cesse généralement à la phase ultime de la maladie.

Pathologie [60]

L'association d'une spongiose franche, d'une gliose astrocytaire et d'une raréfaction neuronale est typique de l'encéphalite de Creutzfeldt-Jakob. La perte neuronale touche surtout le cortex, ainsi que les noyaux gris et le cervelet, principalement la couche des grains alors que les cellules de Purkinje sont relativement conservées. La diffusion particulière des lésions qui touchent les hémisphères, le tronc cérébral et le cervelet rendent compte de la riche séméiologie clinique. Le système nerveux périphérique est par contre rarement atteint, à l'exception d'une perte neuronale modérée dans les cornes antérieures.

Mécanismes étiopathogéniques [11, 16, 34, 44, 50]

Des similitudes ont été observées avec l'encéphalopathie spongiforme bovine, la Tremblante (Scrapie) des ovins et caprins ainsi que le Kuru de Nouvelle-Guinée. Ces affections seraient dues au même agent infectieux désigné sous le terme de prion (PROteinaceous INfectious particle), une protéine virale qui est résistante à l'inactivation par la plupart des techniques modifiant les acides nucléiques. Les prions sont considérés comme un nouveau type d'agent infectieux, plus petit qu'un virus et existant sous plusieurs formes moléculaires. Les dépôts d'amyloïde mis en évidence dans le cerveau de patients souffrant d'une encéphalite de Creutzfeldt-Jakob sont constitués par des protéines de prions, mais pas l'amyloïdose de la maladie d'Alzheimer. Il semble que durée d'incubation de la maladie soit longue, de 15 à 30 ans, et que des facteurs génétiques (% à 10 % des cas, selon un mode autosomique dominant) pourraient aussi jouer un rôle.

Leucœncéphalopathie multifocale progressive [46]

C'est une encéphalite secondaire à une infection à Papovavirus (JC ou SV 40) qui survient généralement chez un malade immunodéprimé. L'évolution est lentement progressive, aboutissant à un état grabataire avec démence. Des cas ont été décrits chez le sujet âgé, toujours en parallèle avec une immunité diminuée : cancer, lymphome, leucémie. Le virus a aussi été isolé dans le cerveau de vieillards décédés d'une autre maladie et n'ayant jamais présenté de symptômes neurologiques. Le papovavirus pourrait rester quiescent après une primoinfection dans la jeunesse (70 % de la population), et se réactiver lors d'une diminution de l'immunité avec prolifération et lésions au niveau cérébral.

Le plus souvent les lésions prédominent dans les régions postérieures mais peuvent être situées n'importe où avec des zones de démyélinisation. Les signes cliniques sont variés : monoparésie, hémiparésie, troubles de la personnalité, déficits intellectuels, aphasie, cécité corticale. L'EEG est ralenti de façon non spécifique et ne montre pas les anomalies typiques de l'encéphalite de Creutzfeldt-Jakob. Le liquide céphalorachidien est normal. Le scanner peut montrer des hypodensités mal délimitées de la substance blanche. Les troubles évoluent en quelques mois, 20 au maximum. L'affection peut être associée au SIDA (cf. chapitre 16).

Maladie de Gerstmann-Sträussler-Scheinker [12, 15, 34, 39]

C'est une forme de démence familiale débutant chez l'adulte jeune ou plus tard vers 60 ans. La présentation clinique est caractérisée par un syndrome cérébelleux sévère avec ataxie, tremblement intentionnel, dysdiadococinésie, dysarthrie et rapidement une impossibilité à pouvoir se déplacer. Il existe aussi un syndrome pyramidal, un nystagmus puis une détérioration intellectuelle évoluant vers une démence. L'évolution est fatale en 2 à 4 ans. La maladie de Gerstmann-Sträussler-Scheinker se distingue de la maladie de Creutzfeldt-Jakob par l'absence de crises épileptiques, un EEG normal et une plus longue survie. Seule la pathologie permet le diagnostic définitif en mettant en évidence dans le cortex, les ganglions de la base et le cervelet de nombreuses plaques amyloïdes qui réagissent avec les anticorps de la protéine des prions. Cette affection pourrait être une maladie intermédiaire entre les maladies d'Alzheimer et de Creutzfeldt-Jakob.

DÉMENCES « TRAITABLES »

[7, 59]

Le développement d'une détérioration intellectuelle progressive ne correspond pas toujours à une démence stricto sensu. Plusieurs affections peuvent se manifester chez le vieillard par une démence et, d'autre part, des états confusionnels d'origine multiple peuvent se présenter initialement comme un processus démentiel, bien que les troubles de la vigilance ne soient pas présents dans la démence (cf. chapitre 11). Le diagnostic d'une pseudo-démence est donc important car de nombreuses pathologies à l'origine des troubles sont réversibles avec un traitement adéquat.

Il faut effectuer systématiquement un bilan général afin de ne pas manquer une affection traitable :

— scanner X cérébral;
— EEG;
— bilan sanguin : hémogramme, ionogramme, vitesse de sédimentation, glycémie;
— radiographie du thorax;
— tests thyroïdiens;
— exclusion d'une syphilis ou d'une maladie de Lyme;
— dosage des vitamines (vitamine B12);
— analyse du liquide céphalorachidien.

Processus expansifs intracrâniens

• *Tumeurs intracrâniennes*. Ce sont principalement les tumeurs à localisation antérieure qui peuvent donner lieu à une atteinte démentielle, et c'est le syndrome frontal qui en est l'expression la plus courante : dysphorie ou apathie, troubles de l'attention, perservération, inadéquation, comportement d'imitation, réflexes archaïques. Il peut exister des signes de latéralisation (discrète hémiparésie, exagération des réflexes sur un hémicorps, signe de Babinski). Les principales tumeurs sont le méningiome de la gouttière olfactive, les métastases, le gliome frontal ou du corps calleux. Dans la mesure où la tumeur peut être enlevée, les symptômes sont réversibles en partie ou dans leur totalité.

• *Hydrocéphalie*. Elle est décrite dans le chapitre 5. Chez le vieillard, il s'agit habituellement de l'hydrocéphalie dite à pression normale qui correspond à une obstruction de l'écoulement du liquide céphalorachidien dans l'espace sous-arachnoïdien. La détérioration intellectuelle évoque une démence de type sous-cortical et précéde les troubles de la marche et l'incontinence sphinctérienne (triade d'Adams). Le scanner X permet d'affirmer le diagnostic en montrant une dilatation marquée des ventricules associée à des hypodensités périventriculaires correspondant à des signes de résorption du liquide céphalorachidien. La dérivation ventriculo-cardiaque peut faire régresser les troubles pour autant que le patient ne soit pas trop âgé et que les symptômes évoluent depuis moins de 2 ans.

• *Hématome sous-dural*. Il se manifeste plutôt par un état confusionnel que par un syndrome démentiel d'installation progressive, les fluctuations de la vigilance étant typiques du diagnostic. Les troubles sont réversibles avec l'évacuation de l'hématome.

Affections toxico-métaboliques

Plus qu'un syndrome démentiel, il s'agit habituellement de troubles confusionnels ou d'allure psychiatrique (dépression, psychose). Quelques affections peuvent cependant se manifester par une détérioration intellectuelle : démence des dialysés, hypothyroïdie, hypoparathyroïdie, troubles électrolytiques variés. Comme dans les états confusionnels, leur correction entraîne une amélioration rapide de la symptomatologie. Quelques situations plus particulières à la sénescence sont présentées :

• *Intoxications médicamenteuses.* Les personnes âgées sont très sensibles aux effets secondaires des traitements et ce sont surtout des états confusionnels qui sont observés. Les médicaments peuvent aussi aggraver une démence pré-existante : anticholinergiques, psychotropes, antidépresseurs, anti-épileptiques (phénytoïne, phénobarbital), antihypertenseurs (clonidine, propanolol), digoxine, disulfiram.

• *Démence des dialysés.* Indépendamment de l'encéphalopathie des dialysés, certains malades en insuffisance rénale depuis plusieurs années ont une démence progressive dont l'origine est inconnue et qui n'est pas réversible par une greffe. Il existe des myoclonies et des crises épileptiques qui peuvent évoquer une maladie d'Alzheimer ou une maladie de Creutzfeldt-Jakob. Le diazépam améliore les troubles, ce qui n'est pas le cas dans l'encéphalopathie urémique ou la démence de type Alzheimer.

• *Hypovitaminose B12.* Des cas de détérioration intellectuelle sévère ont été rapportés chez des vieillards en état de dénutrition ou souffrant d'un syndrome de malabsorption. Les troubles du comportement et l'état confusionnel précède la démence, la symptomatologie étant réversible par une vitaminothérapie.

Infections (cf. chapitre 16)

• *Syphilis.* La paralysie générale est le dernier stade de la détérioration intellectuelle induite par l'infection. La démence simple en est une forme mineure qui peut être confondue avec une maladie d'Alzheimer débutante. Le diagnostic est posé par les tests sérologiques, et 25 à 50 % des patients sont améliorés par l'antibiothérapie pour autant que la détérioration intellectuelle ne soit pas trop avancée.

• *Maladie de Lyme.* Plusieurs cas de détérioration intellectuelle progressive ont été rapportés aussi bien chez des sujets d'âge moyen que chez des vieillards souffrant d'une infection à Borrelia burgdorferi. La présentation clinique est celle d'une détérioration intellectuelle ou d'un état confusionnel s'aggravant rapidement pour aboutir à une démence. Les symptômes sont secondaires à une encéphalite sur vasculite. Comme pour la syphilis, les troubles sont réversibles avec une antibiothérapie, bien que partiellement si ceux-ci évoluent depuis plusieurs années.

Bibliographie

[1] American Psychiatric Association. — *DSM-III-R, Manuel diagnostique et statistique des troubles mentaux.* Masson Paris, 1989.

[2] Albert M.L., Feldman R.G., Willis A.L. — The «subcortical dementia» of progressive supranuclear palsy. *J. Neurol. Neurosurg. Psychiatry*, 1974, 37, 121-130.

[3] Arnsten A.F.T., Goldman-Rakic P.S. — Catecholamines and cognitive decline in aged nonhuman primates. *Ann. NY Acad. Sci.*, 1985, *444*, 218-234.

[4] Assal G., Favre C., Regli F. — Aphasie dégénérative. *Rev. Neurol., Paris*, 1985, *141*, 245-247.

[5] Azorin J.M., Mattei J.P. — Les pseudo-démences. *Encéphale*, 1983, *9*, 175-191.

[6] Benson D.F., Davis R.J., Snyder B.D. — Posterior cortical atrophy. *Arch. Neurol.*, 1988, *45*, 789-793.

[7] Bogousslavsky J. — Les démences «traitables». *Médecine et Hygiène*, 1986, *44*, 2710-2725.

[8] Brion S., Mikol J., Baron J.C. *et al.* — Neuroimaging in Pick's disease with histological date. *J. Neurol.* (suppl. 1), 1988, *235*, S1-4.

[9] Brion S., Plas J., Jeanneau A. — Maladie de Pick. Point de vue anatomo-clinique. *Rev. Neurol., Paris*, 1991, *147*, 693-704.

[10] Brown P., Cathala F., Sadowsky D., Gajdusek D.C. — Creutzfeld-Jakob disease in France : II. Clinical characteristics of 124 consecutive verified cases during the decade 1968-1977. *Ann. Neurol.*, 1979, *6*, 430-437.

[11] Brown P., Cathala F., Castaigne P., Gajdusek D.C. — Creutzfeldt-Jakob disease : clinical analysis of a consecutive series of 230 neuropathologically verified cases. *Ann. Neurol.*, 1986, *20*, 597-602.

[12] Brown P., Goldfarb L.G., Brown W.T. *et al.* — Clinical and molecular genetic study of a large German kindred with Gerstmann-Sträussler-Scheinker syndrome. *Neurology*, 1991, *41*, 375-379.

[13] Brunet P., Viader F., Henin D. — Encéphalopathie d'évolution rapide avec ophtalmoplégie supranucléaire et neuropathie périphérique. *Rev. Neurol., Paris*, 1986, *142*, 159-166.

[14] Cambier J., Masson M., Dairou R., Henin D. — Etude anatomo-clinique d'une forme pariétale de maladie de Pick. *Rev. Neurol., Paris*, 1981, 137, 33-38.

[15] Case records of the Massachusetts General Hospital — Case 6-1992. *N. Engl. J. Med.*, 1992, *326*, 397-405.

[16] Cathala F., Brown P., Lecanuet P. *et al.* — Maladie de Creutzfeldt-Jakob dans l'agglomération parisienne : origine ethnique des patients. *Rev. Neurol., Paris*, 1986, *142*, 145-150.

[17] Coben L.A., Danziger W., Storandt M. — A longitudinal EEG study of mild senile dementia of Alzheimer type : changes at 1 year and at 2,5 years. *Electrœncephalogr. Clin. Neurophysiol.*, 1985, *61*, 101-112.

[18] Croisile B., Laurent B., Michel D. *et al.* — Différentes modalités cliniques des aphasies dégénératives. *Rev. Neurol. Paris*, 1991, *147*, 192-199.

[19] Cummings J.L., Benson F. — Subcortical dementia. Review of an emerging concept. *Arch. Neurol.*, 1984, 41, 874-879.

[20] Davous P. — Les démences vasculaires. *Ann. Méd. Interne*, 1991, *142*, 353-370.

[21] De la Sayette V., Bouvier F., Eustache F. *et al.* — Amblyopie sévère et maladie d'Alzheimer. *Rev. Neurol., Paris*, 1991, *147*, 747-751.

[22] Derouesne C. — Maladie d'Alzheimer. *Presse Med.*, 1992, *21*, 13-15.

[23] Duara R., Grady C., HaxbY J. *et al.* — Positron emission tomography in Alzheimer's disease : local cortical changes shown by positron emission tomography. *Neurology*, 1986, *36*, 879-887.

[24] Eustache F., Lechevalier B., Viader F. *et al.* — Pleurs déclenchés par des stimulations sonores dans un cas de démence de type Alzheimer probable. *Rev. Neurol., Paris*, 1988, 144, 826-828.

[25] Fallet-Bianco C., Roudier M., Lamour Y., Davous P. — Etude neuropathologique de 50 cas de démence sénile. *Rev. Neurol., Paris*, 1990, *146*, 687-696.

[26] Franssen E.H., Reisberg B., Kluger A. *et al.* — Cognition-independent neurologic symptoms in normal aging and probable Alzheimer's disease. *Arch. Neurol.*, 1991, *48*, 148-154.

[27] Freeman R.L., Galaburda A.M., Diaz Cabal R., Geschwind N. — The neurology of depression. Cognitive and behavioral deficits with focal findings in depression and resolution after electroconvulsive therapy. *Arch. Neurol.*, 1985, *42*, 289-291.

[28] Guard O., Michel B. — *La maladie d'Alzheimer.* MEDSi-McGraw-Hill, Paris, 1989.

[29] Gustafson L., Nilsson L. — Differential diagnosis of presenile dementia on clinical grounds. *Acta Psychiat. Scand.*, 1982, *65*, 194-209.

[30] Habib M., Donnet A., Ceccaldi M., Poncet M. — Syndrome de démence sous-corticale. *Presse Med.*, 1989, *18*, 719-724.

[31] Harries-Jones R., Knight R., Will R.G. *et al.* — Creutzfeldt-Jakob disease in England and Wales, 1980-1984 : a case-control study of potential risk factors. *J. Neurol. Neurosurg. Psychiatry*, 1988, *51*, 1113-1119.

[32] Hulette C.M., Earl N.L., Crain B.J. — Evaluation of cerebral biopsies for the diagnosis of dementia. *Arch. Neurol.*, 1992, *46*, 28-31.

[33] Jagust W.J., Davies P., Tiller-Borcich J.K., Reed B.R. — Focal Alzheimer's disease. *Neurology*, 1990, *40*, 14-19.

[34] Johnson R.T. — Prion disease. *N. Engl. J. Med.*, 1992, *326*, 486-487.

[35] Kamo H., Mc Geer P.L., Harrop R. *et al.* — Positron emission tomography and histopathology in Pick's disease. *Neurology*, 1987, *37*, 439-445.

[36] Katzman R. — Alzheimer's disease. *N. Engl. J. Med.*, 1986, *314*, 964-973.

[37] Khoubesserian P., Davous P., Bianco C. *et al.* — Démence familiale de type Neumann. *Rev. Neurol., Paris*, 1985, *141*, 706-712.

[38] Mas J.L., Alperovitch A., Derouesne C. — Epidémiologie de la démence de type Alzheimer. *Rev. Neurol., Paris*, 1987, *143*, 161-171.

[39] Masters C.L., Carleton Gajdusek D., Gibbs C.J. — Creutzfeldt-Jakob disease virus isolations from the Gerstmann-Sträussler syndrome. *Brain*, 1981, *104*, 559-588.

[40] Mc Entee W.J., Crook T.H. — Age-associated memory impairment : a role for catecholamines. *Neurology*, 1990, *40*, 526-530.

[41] Mc Geer P.L., Kamo H., Harrop R. *et al.* — Comparison of PET, MRI and CT with pathology of a proven case of Alzheimer's disease. *Neurology*, 1986, *36*, 1569-1574.

[42] Mc Khann G., Drachman D., Folstein M. *et al.* — Clinical diagnosis of Alzheimer's disease. Report of the NINCDS-ADRDA work group under the auspices of Department of Health and Human Services Task Force on Alzheimer's Disease. *Neurology*, 1984, *34*, 939-944.

[43] Mesulam M.M. — Slowly progressive aphasia without generalized dementia. *Ann. Neurol.*, 1982, *11*, 592-598.

[44] Michel B. — Les encéphalopathies dues aux prions. *Rev. Neurol., Paris*, 1990, *146*, 1-11.

[45] Miller B.L., Cummings J.L., Villanueva-Meyer J. *et al.* — Frontal lobe degeneration. *Neurology*, 1991, *41*, 1374-1382.

[46] Mori M., Kurata H., Tajima M., Shimada H. JC — virus detection by *in situ* hybridization in brain tissue from elderly patients. *Ann. Neurol.*, 1991, *29*, 428-432.

[47] Neary D., Snowden J.S., Northen B., Goulding P. — Dementia of frontal lobe type. *J. Neurol. Neurosurg. Psychiatry*, 1988, *51*, 353-361.

[48] Penttila M., Partanen J.V., Soininen H., Riekkinen P.J. — Quantitative analysis of occipital EEG different stages of Alzheimer's disease. *Electrœncephalogr. Clin. Neurophysiol.*, 1985, *60*, 1-6.

[49] POIRIER J., GRAY F., ESCOUROLLE R. — *Manuel de neuropathologie*. 3e éd., Masson, Paris, 1989.

[50] PRUSINER S.B. — Molecular biology of prion diseases. *Science*, 1991, *252*, 1515-1522.

[51] PRYSE-PHILLIPS W. — Examination of the highest cerebral functions in the elderly. *Semin. Neurol.*, 1989, *9*, 8-19.

[52] RAE-GRANT A., BLUME W., LAU C. *et al.* — The electrœncephalogram in Alzheimer-type dementia. *Arch. Neurol.*, 1987, *44*, 50-54.

[53] REINE G., NIEOULLON A. — Neurobiochimie des lésions expérimentales du noyau basal de Meynert. *Rev. Neurol., Paris*, 1992, *148*, 24-38.

[54] REISBERG B., FERRIS S.H., DE LEON M.J., CROOK T. — The global deterioration scale for assessment of primary degenerative dementia. *Am. J. Psychiatry*, 1982, *139*, 1136-1139.

[55] STECK A.J. — La maladie d'Alzheimer. Perspective neurobiologique. *Médecine et Hygiène*, 1986, *44*, 2705-2709.

[56] SWASH M., BROOKS D.N., DAY N.E. *et al.*. — Clinical trials in Alzheimer's disease. *J. Neurol. Neurosurg. Psychiatry*, 1991, *54*, 178-181.

[57] TERRY R.D., KATZMAN R. — Senile dementia of the Alzheimer type. *Ann. Neurol.*, 1983, *14*, 497-506.

[58] WADE J.P.H., MIRSEN T.R., HACHINSKI V.C. *et al.* — The clinical diagnosis of Alzheimer's disease. *Arch. Neurol.*, 1987, *44*, 24-29.

[59] WELLS C.E. — Pseudodementia. *Am. J. Psychiatr.*, 1979, *136*, 895-900.

[60] WELLS G.A.H., WILESMITH J.W., MC GILL I.S. — Bovine spongiform encephalopathy : a neuropathological perspective. *Brain Pathology*, 1991, *1*, 69-78.

[61] WERTHEIMER J. — L'épidémiologie de la maladie d'Alzheimer ou la chasse d'un concept nosologique. *Médecine et Hygiène*, 1986, *44*, 2689-2696.

[62] YANKNER B.A., MESULAM M.M. — β-amyloid and the pathogenesis of Alzheimer's disease. *N. Engl. J. Med.*, 1991, *325*, 1849-1857.

INDEX

E, F

G, H

I, J, L

M

N, O

P

R

S

T

V, Z

MASSON Éditeur
120, boulevard Saint-Germain
75280 Paris Cedex 06
Dépôt légal : novembre 1992

Société des Nouvelles Éditions Liégeoise, S.A.
Rue Saint-Vincent 12 - 4020 Liège
octobre1992